U0112917

全国名中医林天东诊疗思想集萃

·主 编 卓进盛 邢益涛 刘洋洋 刘志龙

全国百佳图书出版单位
中国中医药出版社
·北 京·

图书在版编目（CIP）数据

全国名中医林天东诊疗思想集萃 / 卓进盛等主编 .—

北京：中国中医药出版社，2023.1

ISBN 978-7-5132-5417-5

Ⅰ . ①全… Ⅱ . ①卓… Ⅲ . ①中医临床—经验—中国—

现代 Ⅳ . ① R249.7

中国版本图书馆 CIP 数据核字（2018）第 292768 号

中国中医药出版社出版

北京经济技术开发区科创十三街 31 号院二区 8 号楼

邮政编码 100176

传真 010-64405721

保定市西城胶印有限公司印刷

各地新华书店经销

开本 710×1000 1/16 印张 17 字数 229 千字

2023 年 1 月第 1 版 2023 年 1 月第 1 次印刷

书号 ISBN 978-7-5132-5417-5

定价 69.00 元

网址 www.cptcm.com

服 务 热 线 010-64405510

购 书 热 线 010-89535836

维 权 打 假 010-64405753

微信服务号 zgzyycbs

微商城网址 https://kdt.im/LIdUGr

官 方 微 博 http://e.weibo.com/cptcm

天猫旗舰店网址 https://zgzyycbs.tmall.com

如有印装质量问题请与本社出版部联系（010-64405510）

《全国名中医林天东诊疗思想集萃》编委会

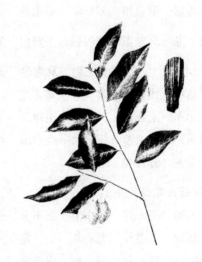

林天东简介

　　林天东，字世光（1947—），主任中医师，海南省中医院原院长，享受国务院政府特殊津贴专家，第四届国医大师，首届全国名中医，全国百名优秀院长，第三、第六批全国老中医药专家学术经验继承工作指导老师，全国中医临床优秀人才研修项目导师，联合国医疗产业专家委员会主管专家，全国老年病、不孕不育、黎医药学科学术带头人，海南省中医院首席中医专家，广州中医药大学教授，海南医学院教授，珠海市中西医结合医院高级顾问，博鳌超级医院特聘专家；曾任中华中医药学会常务理事，中华中医药学会老年病分会副主任委员，中华中医药学会民间特色诊疗技术研究会副会长，中国民族医药学会黎医药学会会长，海南省医学会秘书长，海南省中医药学会秘书长，《海南医学》杂志常务副主编，《中国热带医学》杂志副主编。

　　荣获全国中医药杰出贡献奖、中国民族医药学会突出贡献奖、中国民族医药学会学术著作奖、中华中医药学会学术著作奖、海南省有突出贡献优秀专家、海南省首届中青年科技奖、海南省优秀党员、海南省劳动模范等殊荣。

　　林天东教授是海南省乃至全国的优秀中医学者，从事中医临床近60年，临证善用经方，擅长内科、男科、妇科疾病诊治，尤其擅治老年病、不育症、不孕症、呼吸系统疾病、肝病、肿瘤等疑难杂症。他一直致力于临床科研及执教工作，为国家培养了大批中医药专业人才，年过七旬仍坚持每周出诊6天，求医者众，每天门诊量在150多人次；多次为菲律宾前总统拉莫斯、澳大利亚前总理霍克和哈萨克斯坦前总统纳扎尔巴耶夫等人进行保健诊疗，获得高度肯定。其学术思想在国内外中医界影响极大，首创琼州经方流派，并首次提出"南方以阳虚、寒病者多，宜用伤寒方"等观点，打破"南不用麻桂，北不用石膏知母"的禁锢，独创性地提出"南方宜用麻桂，因温散之性可疗南方寒凉体质；北方宜用石膏知母，其清热之性可去北方之内燥"等论述；构建海南地区不孕不育症中医诊疗体系，提出"男方女用，女方男用"等临证思想；整合构建了以因"毒"致病理论与解"毒"治病理论为核心的黎医药学理论体系。1987 年撰写《中医肝病与病毒性肝炎》，之后分别担任 63 部著作的主编、副主编，荣获国家专利 10 项。林教授担任海南省政协委员期间，多次提案发展民族医药和中医药，并奋力挖掘发展海南黎医黎药，建立了中国黎医药学的医学理论体系，填补了中国黎医药学理论的空白，是海南挖掘和传承发展黎医药的第一人，为黎医药和中医药的发展做出了不可磨灭的贡献！

韩序

中医学是一门植根于中华传统文化、具有深厚东方文化底蕴的传统科学，有其独特的理论体系和确切的临床疗效，是具有中国特色的生命科学，是科学与人文交融的学科。古往今来，中医治学当溯本求源，当认真继承中医名家的经典理论与临床诊疗经验。贤哲名医均熟谙经典，勤于临证，发遑古义，融汇新知，著书立说。

今喜闻林天东教授学术经验集萃及黎族医药的研究成果专著即将面世，吾甚感欣慰。学术思想是高层次的成就，是锲而不舍长期坚持而得来的若干鲜活的诊疗经验，是学术闪光点凝聚提炼的精华。今刊出必深受广大中医爱好者的喜爱，对海南中医的发展也必将产生深远影响。

林天东教授自20世纪末至21世纪初便一直致力于发展和引领海南中医，几十年如一日，扎根临床，深研岐黄之术，临证辨证精准，理法方药开严有度，遣方用药，经验独到，自成琼州经方派，尤擅内科、男科、妇科，精于不孕不育症，其医道医德在海内外均享有盛名，深受海南百姓喜爱。如今高龄仍经常坐诊到深夜，忘我的工作状态令人十分敬佩。2017年荣获首届全国名中医称号，这对于林天东教授而言，既是肯定，也是激励。作为海南中医的领军人物，他一直在前进的道路上奉献自我，为推动海南中医药事业的发展作出了无法比拟的贡献。

现林天东教授门下弟子集众人之力，将老师毕生所悟、所得纳于本书之中，全书内容丰富，涉及学科众多，面面俱到，常见病临床诊治经验、理法方药等尽在其中。书中还系统总结了海南黎医黎药长期以来诊治疾病的经验，可谓扛鼎之作，值得中医爱好者精读以习之。今为此作序，望后辈以此为基础，继续传承和发扬名老中医学术思想及经验，弘扬中医文化。

2022年8月

（海南省卫生健康委员会原主任、党组书记）

周序

黎医药是黎族宝贵的医药学文化遗产，是我国医学的重要组成部分，至今在海南黎族地区仍发挥着治病救人的重要作用。黎族传统用药经验丰富、诊疗技术独特，在治疗骨伤、关节炎及毒蛇咬伤等常见疾病和疑难杂症方面有着独特的疗效。

近几年，随着社会各界对民族医药文化的重视，苗医药、藏医药、蒙医药等都得到了较好的发展，它们各自都有了享誉海内外的医药品牌，但有着数千年悠久历史的黎医药却还是"藏在深闺人未识"，黎医药的传承与发展裹足不前。

因黎族没有本民族文字，其医药知识的传授主要靠口传身授，师徒传教，代代相传。正是这种口头传授的方式，使得黎医药知识在传承过程中容易产生误传和失传的现象，在很大程度上制约着黎医药知识的传承和发展。此外，各级政府尚未大规模地组织对黎族医药资源、民间医药处方、医药理论进行系统的整理和挖掘。与苗医药相比，黎医药理论体系和黎药品种标准匮乏，因而严重制约了黎族医药的传承与发展。

为加快推进黎医药文化挖掘与传承、鼓励大力发展黎医药产业，海南省人民政府于 2010 年发布《海南省人民政府关于扶持和促进中医药事业发展的意见》（琼府〔2010〕67 号）提出，加大对黎族等传统民族医药遗产挖掘与保护力度，弘扬传承黎族医药文化；并力争将黎医黎药纳入国家民族医药管理审批范畴，鼓励医药企业和科研院所大力开发黎药；加大对黎族医药的科研投入，组织专门的科技攻关小组，开发有重要临床治疗意义的黎药产品，促进黎族医药的产业化步伐。近年来，海南省通过科研项目支持黎药资源保护、规范化种植、产品开发，组织成立"黎族医药产业发展促进会""南药黎药产业技术创新战略联盟"等，加大了对传统黎医药文化的保护，积极促进独具特色的黎医药的发展。由于黎医药尚未纳入国家民族医药管理范畴，使得其发展仍面临诸多现实问题。

海南省人民政府发布的《海南省健康产业发展规划（2019—2025 年）》（琼府〔2019〕1 号）中明确指出，海南要发展多样化康复疗养服务业。依托独特的气候条件和资源，以及南药、黎药和海洋药物等特色，通过药浴、针灸、中药、民族药药疗等多样化服务形式，面向国内外市场提供高品质健康疗养、慢性病疗养、职业病疗养、运动康复、老年病疗养等健康产品和服务，打造具有海南特色的气候治疗服务业态，面向儿童、老年人等重点人群开展全球领先的气候治疗服务项目。

为挖掘黎医药瑰宝，传承黎医药文化，在中国民族医药学会和海南省卫生健康委员会的支持和指导下，2015 年 5 月 10 日中国民族医药学会黎医药分会在五指山成立，并由全国名中医、海南省中医院原院长林天东教授担任首任会长。黎医药分会成立至今，积极调动各界力量开展黎族医药的整理调查，研究黎族及黎族医药的发展历史、整理黎族医药理论和诊疗技术、开展黎族药用植物资源调查与保护、制定黎族药材标准，确保黎族医药的传承与发展，并先后召开了四届黎医药学术年会。更令人欣慰的是，黎医药分会收集、整理了近年来黎医药理论和实践方面的工作成果，编成《黎族医药概论》《黎族医药理论与实践》《全国名中医林天东诊疗思想集萃》等专著，这对促进黎族医药事业的传承与创新发展，弘扬黎族医药文化将起到重要推动作用。发展黎族医药产业，是依托海南特色优势资源，发展地方和民族经济的需要，也是保护和传承黎族文化的需要，更是海南发展大健康产业的需要。

周国明

2022 年 7 月

（海南省卫生健康委员会原副主任、党组成员）

雷序

黄帝著《内经》，其忧天下后世。仲景著《伤寒杂病论》，成万世法。刘完素倡六气皆从火化，创脏腑六气病机、玄府气液等理论，著《素问玄机原病式》，今仍能指导温热病、瘟疫的防治。从古至今，中医大家皆著书立说，各抒己见，流传于世，这种模式沿袭至今，对后世医者影响深远。从中医学2000多年的发展史来看，中医得以不断创新和完善，是无数医家在继承前贤理论、经验乃至教训的前提下，再结合自身的医疗实践得来的，因此通过继承中医大家宝贵的诊疗理论和丰富的临床经验，是历代提高临床疗效的不二捷径。现正值国家大力支持发展中医药事业的大好时机，做好中医药文化传承是每一个中医人的莫大责任。与林天东教授每每见面相聚之时，二人总是自感身上担子和责任巨大，总是想着如何更好地发挥自身的余热，为祖国医学的传承和发展再奉献一次热血。

林天东教授自20世纪末便致力于发展和引领海南中医事业，经多年不懈努力，首创"琼州经方流派"，推崇仲景经方学说，结合临床经验与南方人的体质，首次提出"南方以阳虚、寒病者多，宜用伤寒方"等观点，打破"南不用麻桂，北不用石膏知母"的禁锢，独创性提出"南方宜用麻桂，因温散之性可疗南方寒凉体质；北方宜用石膏知母，其清热之性可去北方之内燥"等论述，极大地促进琼州中医经方的应用发展。不仅如此，21世纪初还构建了海南地区不孕不育症中医诊疗体系，创造性提出"男方女用，女方男用"等临证思想，其处方用药提倡以经方联用、方证相应为主，契合当前日益复杂的病症，在临床上取得了显著的疗效，被当地民间及相关传媒冠以"男观音"的美誉。

今欣闻林天东教授及门下弟子合力编撰的《黎族医药概论》《黎族医药理论与实践》《全国名中医林天东诊疗思想集萃》等著作即将出版，求序于余。拜读书稿，实乃黎族医药研究之宏伟大著，对黎族医药之研究具有学科建设之基础。书中系统梳理了林天东教授如何从普通的青年医生一步步成为全国名中医的心路历程，不仅毫无保留地将自己从医近 60 年的所感、所悟及所擅长诊治疾病的临床经验贡献出来，内、外、妇、儿、疑难杂病等均有涉及，内容充实丰富，还对海南少数民族黎医黎药理论及临床运用方面进行了非常详细的论述，具有较高的学术性和实用性，尤其是在经方的运用经验及技巧上，弥足珍贵。本书对于指导中医临床实践及提高临床水平具有较大的价值，实为临床参考之佳作，后学之津梁也，故欣然作序。

雷忠义

2022 年 9 月

（国医大师，主任医师，陕西省中医医院奠基人之一，陕西省中医医院心病学科创始人，全国老中医药专家学术经验继承工作指导老师）

沈序

　　海南省的黎族百姓，在长年的生活劳动实践中积累了和疾病抗争的丰富经验，逐步形成了黎族医学的学术体系，它也是我国传统医药学的一个组成部分。黎族医药学为海南人民的身体健康和黎族人民的繁衍昌盛做出了重大贡献。由于历史条件等原因，如黎族人民没有自己的文字，影响了黎族医药学的传承和发展。

　　习近平总书记指示："我们要继承好、发展好、利用好传统医学，用开放包容的心态促进传统医学和现代医学更好融合。"第三、六批全国老中医药专家学术经验继承工作指导老师、首届全国名中医——林天东教授的黎族医药研究成果及临床学术思想集萃即将付梓，这是落实习近平总书记上述指示的相关举措。

　　该书首次系统总结了黎族医药的发展历程，提出了因"毒"致病与解"毒"治病理论以及立道保健理论是黎医药理论的核心，并对黎族医药学术语进行了归纳和整理，为黎族医药传承与创新发展奠定了基础，为抢救中国少数民族医药文化做出了突出的贡献。

沈宝藩

2022 年 3 月

（国医大师，新疆维吾尔自治区中医医院首席专家，教授，主任医师，全国老中医药专家学术经验继承工作指导老师，全国中医药传承博士后合作导师）

王序

黎族是我国五十六个民族大家庭的一员，是海南岛最早的居民。千百年来，在封建统治阶级实行的民族歧视和民族压迫政策影响下，黎族等少数民族被挤压到岛的中部、南部和周边的小岛。正如《岭外代答》（宋代周去非）所云："海南有黎母山（五指山），内有生黎，去州县远，不供赋役，外为熟黎，供赋役。"这种人文分布格局，对黎族社会经济和历史文化发展产生了重大影响。尽管黎族医药没有形成完整的医学体系，但它经历了千百年的医疗实践，在民间流传并广泛应用，具有突出的民族性和区域性特点。但是由于没有文字，只能通过口头传授的方式，再加上它的封闭性，使黎族医药知识在传承过程中容易产生误传、讹传和失传的现象，在很大程度上制约着黎族医药文化、医药知识的传承和发展。

今有林天东教授及门下弟子合力撰写的《黎族医药概论》《黎族医药理论与实践》《全国名中医林天东诊疗思想集萃》等著作即将刊出，求序于余。《全国名中医林天东诊疗思想集萃》总结了林天东教授毕生的医学经验，是不可多得的学术经验传承优秀专著。本书首次对黎族医药文化进行了系统梳理，总结出了"以巫师为医，以牛为药""以巫医为医，以草为药""以草医为医，以百草为药"的三个阶段，并向我们展现了各个阶段黎族医药文化的特点，同时也首次提出黎族医药文化的精髓是因症"解毒"，即各种"毒"是产生疾病的主要根源，并用丰富的"解毒"方法让黎族人民在历史长河中繁衍生息。该书对黎族医药术语也进行了归纳和总结，规范了常用的民间诊疗技法，对黎族医药的传承与发展创新、弘扬黎族医药文化，均有深远的意义，谨为之序。

2022 年 6 月

（国医大师，山西中医药大学原副校长，主任医师，第六批全国老中医药专家学术经验继承工作指导老师）

徐序

　　黎族是一个朴实而充满智慧的民族，翻开黎族发展的历史记载，充满了对封建王朝的抵抗和斗争历程，以及对恶劣自然环境的改造过程。正因为这种不屈不挠的精神，造就了丰富多彩的黎族文化。黎族医药文化是黎族文化的一个重要组成部分，是黎族人民得以繁衍生息的关键所在。对外界来说，它充满了神秘与神奇。中华人民共和国成立后，特别是海南省人民政府成立以来，随着政府对黎族文化特别是黎族医药文化的发掘与整理工作的支持，人们逐步对黎族医药有所了解，黎族医药也向世人展现了它朴素与实用的特征，在黎族民间乃至其他地区都发挥着重要作用。

　　林天东教授的门下弟子，不仅整理编撰了其诊疗思想，将其毕生宝贵的医学经验进行总结传承，尤其难得的是还根据历代史料的记载并结合对当前黎族民间医者和药者的走访总结，梳理了黎族医药文化的发展历程，首次将黎族医药分为"以巫师为医，以牛为药""以巫医为医，以草为药""以草医为医，以百草为药"三个阶段，向我们呈现了黎族医者角色中巫师、巫医和草医在不同历史时期的地位与演变过程。同时向我们展现了黎族草医的诊疗技法，特别是黎族草医丰富多彩的草药应用经验，是我们学习和深入了解黎族医药不可多得的专著。

徐雁宁

2022 年 6 月

（海南省中医药管理局局长）

前言

　　林天东，男，字世光，海南省万宁市人，1947年12月出生于中医世家。联合国医疗产业专家委员会主管专家，第四届国医大师，首届全国名中医，第三批、第六批全国老中医药专家学术经验继承工作指导老师，享受国务院政府特殊津贴专家，海南省有突出贡献优秀专家。

　　林天东从医近60年，临证善用经方、时方、自拟方，不拘一格，临证辨证精准，理法方药开严有度，遣方用药，经验独到。尤擅内科、男科、妇科，精于不孕不育症，特别是在男性少弱精子症、免疫性不育、性功能障碍，女性月经病、带下病、输卵管堵塞性疾病、排卵障碍、原发性不孕、习惯性流产、试管失败后中医调理等方面疗效显著，求医者众。中国香港、澳门、台湾地区，以及新加坡、马来西亚等国家的患者常来函求医问药，或登门求诊。他曾为菲律宾前总统拉莫斯、澳大利亚前总理霍克和哈萨克斯坦前总统纳扎尔巴耶夫等国家领导人进行保健诊疗，其医道医德在海内外均享有盛名。每天的专家门诊量在150人次以上，是深受国内外广大患者尊敬和爱戴的名老中医之一。

　　林天东教授始终坚持"读经典、上临床、做科研"，累计主持课题12项，发表学术论文58篇，主编、合编出版中医著作63部。研发院内制剂9种，其中6种获得国家批文，并荣获10项国家专利。针对不孕不育方面研制的"强精胶囊""精子抗体消胶囊""宫肌瘤消胶囊""振萎胶囊""促液化胶囊""加味颠倒膏""疏肝化瘀通管方"等中药制剂，临床应用广泛。其一生都在临床一线奋力拼搏，为中医事业振臂疾呼，为振兴中医药做出了杰出的贡献。为更好地传承林天东教授的学术经验，现将其临证思想汇集整理，研究集萃，汇集成册。

　　本书包括名医之路、学术思想、女科病、男科病、肝系病证、肿瘤、肺系病证、心系病证、疑难杂病、海南黎医药、论文精选，以及附篇等内容，较全面地反映了林天东教授的学术思想和临证经验，该书是在林天东教授的指导下，由传承弟子收集整理而成。

编写本书旨在能更好地传承名老中医的学术思想和临床经验，继承和发扬中医药事业。本书对林天东教授临床治疗常见病及疑难杂症的学术思想、辨证经验、方药应用等方面进行了总结，对林天东教授的成才之路和学术渊源进行了梳理，希望能对临床医生、中医同道、广大中医爱好者有所帮助，为中医学的继承和发展略尽绵薄之力。

由于学识所限，不足之处，请同行和读者指正，以便再版时修订提高。

编委会

2022 年 8 月

目录

第一章　名医之路

一、琼州中医泰斗

海南岛，是镶嵌在我国南海上的一颗明珠，四季如春，人杰地灵，自古便是英才辈出之地。忽如一夜春风来，海南岛迎来建省办经济大特区的天大喜讯，一批批优秀的共产党员以高尚的情怀，默默奉献，甘洒热血献宝岛，谱写了一曲曲壮丽的凯歌。海南省中医院原院长林天东就是其中的一位。他将自己融入时代改革的洪流，脚踏实地，一路执着走来；他16岁入行，秉承医者仁心，济世为怀，至今行医五十六载，从一名普通医生到享誉中华的铁杆中医，一步一个脚印，留下了一串串闪光的足迹。

他曾任中华中医药学会常务理事、中华中医药学会老年病分会副主任委员、中华中医药学会民间特色诊疗技术研究会副会长、中国民族医药学会常务理事、中国民族医药学会黎医药分会会长、中国民族医药学会标准化技术委员会委员、中国民族医药学会黎医药分会标准化技术委员会主任、中国民族医药学会黎医药标准研究推广基地工作委员会主任、中华中医药学会男科学会性障碍专家委员会副主任兼秘书长、中华中医药学会临床药物评价专家委员会委员、中国性学会中医性学委员会主任、亚太地区中医男科学会副会长、香港国际中医研究会副会长、珠海市中西结合医院高级学术顾问、广州中医药大学教授、海南医学院教授、三亚学院时尚健康产业学院客座教授、海南省中医院首席中医专家、海南中医研究所所长、海南省政协委员、海南省历届政协委员联谊会常务理事、海口市美兰区人大代表常务委员会委员、海南省医院管理学会副会长、海南省中医药学会秘书长、海南省老教授协会副会长。

荣获建国70周年全国中医药杰出贡献奖、首届全国名中医、华夏医魂、全国百名优秀医院院长、中国民族医药学会突出贡献奖、海南省首届中青年科技奖等殊荣，并且连续几年被评为省优秀处级干部、海南省优秀党员、海南省劳动模范，为享受国务院政府特殊津贴专家、海南省委省政府直接联系重点专家、海南省有突出贡献优秀专家、世界无边界生殖咨询专家、联合国医疗产业专业委员会主管专家。国庆56周年国家邮政局出版的第二套邮票上，林天东获选为"世界杰出人士"，其肖像被印在"世界杰出人士纪念"邮票上。琳琅满目的荣誉与头衔彰显着，他为中医事业做出的突出贡献，以及对他德艺双馨的医术的高度认可。

林天东不仅享有无上殊荣，而且临床经验丰富，擅长内科、男科、妇科，尤精治老年病、肝病、不孕不育症等疑难杂症，临证善用经方，在海内外均享有盛名。

大庙有大神，大医院有大专家。但林天东这位名中医"大神"，却常常到"小庙"里悬壶济世。他来自农民家庭，深知底层民众疾患痛苦。因此，虽年近古稀，却总不忘深入底层，为普通百姓诊病。在便民的小医院、社区诊所，经常可以看到他携徒坐诊的身影，其日均诊疗患者150～200人次，居全省之首。常常因病号众聚，直至晚上七八点，才得以诊完疲惫归家。故有诗赞曰：悬壶洒德静悄悄，济世药心两妙疗；高处回尘知民苦，患者认神不认庙。

二、农家子弟，立志成才

腊月暖如春，寒门出贵子。丙戌之年，琼州中医泰斗——林天东，字世光，出生在海南省万宁市大茂镇一个穷乡僻壤的小村庄"村仔村"，这里土地贫脊，资源匮乏，村民们世世代代以种田或外出收鹅毛、废金属为生，勤耕力作，繁衍生息；而林天东穷且益坚，不坠青云之志。

童子本无忧，却遭灾荒年。童年的林天东在连年灾荒中度过，深感百姓疾苦，食不果腹、缺医少药、疾病横行的惨象，在他幼小的心灵里刻下了深深的烙印。其父林盛森继承祖业，幼而执医，善治疑难杂症，屡屡救人于危难之中，闻名于当地，且为人乐施好善，仁爱助人；严于律己，宽于待人的他对子女严加管教，经常教育子女要胸怀大志，奋斗成才，多行善举。在父亲的影响下，童蒙初识的林天东，便立志学医，如仲景进则兼济天下，退则利己而安民。如遇其父坐诊施治，他必学于旁，默默观看琢磨冥思，其父见他好学于医，便倾囊相授，传祖之验方。林天东天资聪慧，熟读经典，朗朗上口，过目成诵，渐渐成为父亲临床诊治的得力助手。时遇其父外出远门行医，若有急病求医者，林天东便毛遂自荐。胆大心细的他详察四诊，"望、闻、问、切"合参，知医理而晓病机，断病如信手拈来，有理有据，使初涉临床的他便得到乡亲们的信赖。

有志不在年高。随着岁月的流逝，高尚的涵养和强烈的进取心驱使着林天东渴望求知的欲望，他不甘只限于父亲相传授的医学知识。他倍崇张仲景，小小的年纪，便爱书如命，一至周末或假期，便沿着崎岖的小道，徒步至县城新华书店，经常苦于没钱买书，一个人便在书架旁认真阅读做笔记。家中厚厚的医学经典，在他日以继夜地翻阅下逐渐泛黄，经过日积月累的熟读，对于《黄帝内经》《伤寒论》《金匮要略》《傅青主女科》等，早已倒背如流，村里人为之赞叹不已。

1963 年，对学医如饥似渴的林天东，入选了卫生部的"师带徒"研修项目，师从父亲及当地名医杨美卿。他专心勤学，医术精进，成为父亲及杨美卿的得意门生。1968 年，林天东喜获广州中医学院"中医学徒大专学历证书"。

因资质聪慧，医道渐精，加上他的古道热肠。1972 年林天东光荣加入了中国共产党，并被推选为大队党支部副书记、公社共青团委副书记等职。

在大茂，无论是行医，还是组织各种活动，林天东都能搞得有声有色，红红火火，显露出他卓越的领导才能和医疗技术。公社书记慧眼识英才，每次召开工作汇报大会，都爱点名让他发言，有意培养，大胆让他施展才华。然而，志存高远的林天东心存行医济世之志，矢志未改。为了实现自己的人生理想，他白天行医、工作，晚上在昏黄的煤油灯下奋斗苦读。

1965 年，年轻的林天东以数、理、化满分，全省第一名的成绩考取海南医学专科学校，后因"文革"而未能入学。

"天将降大任于斯人也，必先苦其心志，劳其筋骨，饿其体肤，空乏其身，行拂乱其所为……"面对人生的第一次挫折，林天东没有一蹶不振，而是从痛苦到慢慢平静，他相信"天生我材必有用"，积极进取，勇往直前。

1973年，富有上进心的林天东又以全省第一的优异成绩，报考海南中医院中医班，却因某些原因未被录取，求学若渴的林天东给中央领导写了信。功夫不负有心人，当时的中央领导果真给他回了信，并派人为他解决了录取问题，他这一举动在当地引起了巨大轰动。在海南中医院中医班学习期间，由于他天资聪明，好读善读，过目成诵，从小深受其父行医影响，几乎每夜挑灯苦读，背汤头歌诀，很快便掌握了中医的基本知识，成绩出类拔萃。在校期间，便被学校发现他的才华，以学生身份兼职任教师授课及临床指导，被传为佳话。他同时还担任了中医班党支部书记、班主任，全面负责中医教学工作，成为主要的授课教师。

1978年，从乡间小郎中走进中医界的林天东年至三旬，其医道医德已经声明远扬，政界、教育界、艺术界、华侨界，各界人士慕名前来求治者甚多。凡前来求治者，无不被林天东的人格魅力所折服，久而久之本是医患关系的他们却成为亲密的朋友。但林天东并不因此而沉醉，此时的他以鹏程万里之势，展翅高飞横跨琼州海峡，渡海北上求学，就读于广州中医学院（现广州中医药大学）进修班。他拥有丰富的临床经验，经常进行有胆有识的辨证论治，往往语出惊人，见解精当，深得教授们赞许。由于他医学素养超凡，故被国医大师邓铁涛收为门下弟子，并得其真传。

苍山千仞，不辞其高；沧海万顷，不厌其深。1984年秋，林天东又开始在中国中医研究院（现中国中医科学院）攻读研究生。薪俸微薄的林天东辞别妻儿，读研两年，青灯黄卷，潜心苦读中医经典，并有幸得到国医大师陈可冀院士的赏识，拜入其门下。经陈老悉心指导，大有所获。他的第一部中医专著

《中医肝病与病毒性肝炎》便是此时著成，由海南人民出版社出版发行，开创了海南岛医务人员撰写中医专著的先河。

此外，林天东在攻读中国中医科学院研究生班期间，还师从国医大师王琦教授，得其亲自传授生殖与体质医学知识，继承了国医大师王琦教授对于治疗男科、不孕不育症的相关学术思想，为其今后诊治男科、不孕不育症奠定了基础。

学无止境，唯有活到老，学到老，才不失丰富。林天东穷其半生，致力于游学四方跟师求学，通过不断吸收中医界各大家的学术思想及临床经验，经归纳总结，反复用于临床之后，逐渐形成了自己的一些心得体会，其经方运用渐入化境，临床疗效稳步提升。由此，他荣获首届中国百名杰出青年中医、首届海南省中青年科技奖、海南省劳动模范等多项殊荣和奖励。

此刻，已行医四十多载的林天东，虽拥有丰富的临床经验及宝贵的学术思想，但他虚心进取，满而不溢，凭着坚韧不拔、艰苦奋斗的革命精神，刻苦学习，深得国内中医精英的教诲和熏陶，一次又一次实现了人生的大跨越。在不断地学习和数十载的实践积累过程中，他深知中医传承的特色在于传统的"师带徒"模式，而环顾全海岛，倍感海南中医发展的不足与人才培养的稀缺，培养海南中医人才已迫在眉睫。因此，在2002年他毅然申报"全国老中医药专家学术经验继承工作指导老师"，决心将师承延续下去，将毕生所学的经验，倾囊相授于有志中医的学生，期望能培养出更多更优秀的后来者，让更多的患者受益于中医。

三、锐意改革，管理有方

椰城海口，车水马龙。海南省中医院就位于这座现代化滨海城市的和平北路。在局外人眼中，海南省中医院有太多的光环，在经过几代人的艰苦创业，特别是建省办大特区以来，经过不断的深化改革，医院获得了长足的发展，通过了三级甲等中医医院评审，先后荣获全国卫生系统先进集体、全省环境优美十佳医院、爱婴医院并获准作为广州中医药大学教学医院、原卫生部临床药理基地。

1995 年，海南省率先在全国实施"社会医疗保障"，由于保障医疗病种和药品目录的限制（后又改为定额预付制），一些中医项目不属于医保的范畴，海南省中医院住院率由原来的 100%～110% 骤然降到 30% 左右，且一直无法提高，业务收入税减。加上历史原因，政府对中医院和西医院投入不对等，导致中医院与西医院距离拉大，又由于医疗市场激烈的竞争等诸多因素的影响，海南省中医院就像在沼泽地里面前行的马车，举步维艰。

1997 年 7 月，林天东于危难之时受命，被海南省卫生厅任命为海南省中医院院长。担任院长后，他感到身上担子沉重，面对着中医院的一揽子问题，他与医院领导班子成员从医院实际情况出发，实地调查研究，找出影响中医院发展问题的症结。上任之初，他"对症下药"提出了"改革是动力，管理是保证，发展是目的"的治院思想，积极带领全院干部职工大胆改革，首先紧紧抓住医院被省卫生厅确定为全省人事制度改革试点医院的历史机遇。一方面，他积极稳妥地推进医院内部人事制度的改革，秉承"能者上，庸者下"的用人原则，医院严把人事"进口"关，出台了人事制度改革的 18 项实施细则，实行竞争上岗。2000 年，医院辞退临时工人和分流人员 80 人，通过竞聘，聘任了新一届中层干部 65 名，让一批德才兼备的同志走上部门领导岗位，加快了医院干部队伍年轻化、知识化、专业化进程。由于此次人事制度改革公平、公正、合理，善后辞退和分流的人员，无一闹情绪，人事制度改革平稳推进。

另一方面，他强化和完善分配制度改革，全面引入竞争激励机制。这项改革坚持以人为本的精神（重实绩、重贡献），坚持向知识密集、高风险、高责任、优秀人才、关键岗位倾斜的政策导向，将全部津贴工资（全部工资构成的40%）作为浮动部分，完善了分配方案。同时，又对该院口腔科人员工资全部实行全额浮动核算发放试点。分配制度改革是在海南省三级医院改革中，率先实行的一项新举措，真正调动了省中医院职工的工作积极性，科室各项工作走向了良性循环。

此外，为优化医院良好的管理体制，林天东精心部署，强化改革，按照精简、高效、统一的原则，对医院的科室职能进行了合理调整，从原来的9个科减至5个，把相同或邻近的职能科室归入一个部门，解决了个别科室职能交叉重复的问题。同时，实行后勤社会化改革，创办6个社区门诊和联营科技合作项目，使医院的剩余人员得到合理的分流。

诚然，人事、分配制度与机构改革的强力推行，为海南省中医院的发展创造了良好的环境，增强了医院凝聚力，使职工工作潜能得到有效的激发，但林天东与领导班子成员并没有因此而懈怠。他深知医院要真正走出低谷，就必须做好经营管理这篇大文章，要有自己的品牌特色。经过深思熟虑，林天东又大胆提出对中医院的经营模式进行创新：首先，在医疗服务上由传统单一型向现代复合型转变。既坚持中医特色，发展中医优势，又积极运用先进的科学技术手段，努力提高医院高危重病症救治能力和综合服务水平。其次，在医院建设与发展上则由保守向开放搞活转变，在加强医院内部管理与内涵建设的同时，积极对外合作交流。第三，在医院服务模式上则切实由诊治疾病为中心转向以患者为中心。

按照这一经营模式，海南省中医院在加大力量改善就医环境的同时，充分发挥中医药特色，更加注重内涵建设，全力提升医院整体医疗水平。为此，医院以科技为先导，加强专科建设，组织了骨伤科、中风康复中心、男科申报国家级重点项目，其中骨伤科首次被列为国家中医药管理局重点建设专科，实现了海南省国家重点专科"零"的突破。在此基础上，又创建了肝胆专科病区和独立儿科病区，还引进了技术含量高的合作项目，如螺旋CT机、外科肿瘤介入治疗等项目，扩大了医院的服务范围。

作为一名医院的领导者与济世的医者，林天东更深刻地体验到"医者父母心"这句话的内涵，他常说："医生的天职是治病救人，对待患者应该要像对待自己的亲人一般，要尽心尽责。"为了让患者来医院享受到更为优质的服务，真正把以患者为上这一宗旨落到实处，他狠抓医德医风建设，落实三级医生查房制度，积极参加"明明白白看病"和争创"百姓放心医院活动"，实行住院患者"一日清单"，让患者看病放心，交明白钱。从 2000 年开始，医院在门诊和部分病区开展了"患者选择医生"的试点工作，取得经验后，在全院全面开展，并将该项工作与医务人员考评和效绩工资挂钩，拉开医生与医生之间的收入差距。其目的就是通过患者选医生，改善医务人员的服务态度，提高医疗质量，让更多的患者选择医生，最终选择海南省中医院。

"好雨知时节，当春乃发生"。如同一场及时的春雨，在海南省中医院，以林天东为院长的新一任领导班子所推行的一系列改革举措，全面而有效地遏制了医院不断下滑的效益危机。林天东上任四年多，医院门诊量以每年 15% 的速度递增，住院人数则以每年 30% ～ 40% 的速度递增，实现了年业务总收入、职工年收入、就诊人数、住院人数年翻番的目标。更值得一提的是，经过引进及争取政府采购和筹集资金相结合，医疗设备得到前所未有的改善，奠定了海南省中医院长足发展的基础。

"发展是硬道理"。为适应新世纪医院的发展要求，提高海南省中医院的竞争力，林天东与班子领导成员又对医院的发展进行了认真思考和长远规划。他们积极想办法，找出路，多渠道筹集资金改善医院的就医环境。争取到国家拨款，对内外科住院楼、中山路门诊进行维修、重建。还认真运作门诊病房综合大楼的设计、报建、落实资金等工作。此外，积极寻找新址与美国客商合作新建医院，拟在美兰新市区滨海旅游区沙头村附近征地约 300 亩，也得到市政府、美兰区政府的大力支持，有关工作正在进行中。相信不久的将来，在最佳选址后，一座现代化的新型医院会矗立在世人面前。

纵观海南省中医院的发展史，从当初一穷二白简陋的中医院，到现今引领全海南岛中医发展的三级甲等中医院，离不开林天东做出的贡献，而他从一名普通的医生到院长，却能把医院管理得井井有条，令众人百思不得其解。其实，做人做事千变万变不离其宗，就一个理，"脚踏实地干实事，心存仁义行善举"的思维转换。他热衷于中医事业，沉迷于悬壶济世；他把医院的管理当作治病救人，辨证论治，对症下药，医院的关系犹如中医方剂的"麻黄汤"君臣佐使俱全，各司其职，分工合作，"君药"统筹，"臣药"辅助，"佐使药"调和。如此协调的关系，医院的规章制度上行下效，上通下达，何言医院的管理不好，为人处世亦是如此。

四、学追经典，杏林圣手

中医学国之瑰宝，源远流长，它蕴含哲学、天文、地理历法、医学等丰富的内容。其精髓集中体现在《黄帝内经》《易经》《伤寒论》《金匮要略》等经典名著中。

林天东既是一位医院的领导者，又是一位治学严谨的学者，他学无止境，案头上的格言是："学追经典，百法归原于道，道法自然；治参中西，万病追形于精，精益求精。"他涉猎广泛，上至《黄帝内经》《伤寒论》《金匮要略》，下及傅青主、金元四大家等诸子百家，中融现代医学，传统方法与现代方法相结合，辨病与辨证相结合，理论上独树一帜，形成了一整套个人独特的学术治疗方法，临证善于经方，擅内科，在治疗冠心病、老年病、泌尿系和胆系结石、癫痫、肝病、男科、女科、不孕不育症、三叉神经痛等疑难杂症方面，有独特建树，素有"男观音""肝炎克星"的美称。

海南岛，是中国的健康岛、阳光岛，医学界有一种观点却比较盛行，即以为海南天气炎热，当是阳盛阴衰，故温病学派居多。然而，林天东却不赞同这种看法。他分析说：医圣张仲景于湖南时任太守，上居治国之庙堂、下思百姓之疾苦，济世施治，由此可见这不是偶然，《伤寒杂病论》的经典理论形成于南方，而后辗转流传于世。因此，林天东认为南方暑热，世人食凉喜冷易伤脾阳，暑易伤气，雨多湿重易伤阳气，所以"南方阳虚、寒病者多，宜用伤寒方"。

正是基于这种认识，一首麻黄汤，在林天东的手中变化无穷，广泛用于治疗呼吸系咳喘病变。寒者加细辛、干姜；热者加黄芩、石膏；虚者加人参、五味子；实者加厚朴、大黄。经过林天东巧妙的灵活运用，不知治愈了多少苦于气管病变的患者。同样，一首小柴胡汤，亦为林天东加减随心应手，以治外感内伤杂病及妇疾男病。治疗消化道疾病，林天东更是善师张仲景，巧以柔肝通络之法，用乌梅丸治疗各种肠胃疾患。一患者术后粘连，长期腹痛不止，上了好几家医院都不能治愈，几欲轻生，最后辗转求治于林天东门诊，林天东只用乌梅丸原方投治，便药到病除，患者将其视之为救命恩人。

林天东在治疗性病及不育不孕症方面更是药到病除。他治疗不孕症始于1980年，其治愈率高达90%以上，被誉为"送子观音"。患者从省内外到我国港、澳、台地区，甚至东南亚都有。1990年，林天东作为海南省中医男科学科带头人，率先创建了海南省中医男科病研究治疗中心，被中华中医药学会男科分会指定为性功能障碍委员会的唯一挂靠单位。

林天东喜读《傅青主女科》，善取傅氏之方，治男女难言之患，他立言："男女异，异在经带胎产，而藏象一致；女疾男病，同属阴阳八纲，而治法则一。"他善用易黄汤治疗男女生殖系感染，取得了较好疗效，奠定了其在杏林的地位。

1999年底在东南亚召开的国际男性病医药大会上，林天东作为我国的专家代表主持了大会，并被大会推举为会议组委会副主席，时任全国人大常委会副委员长吴阶平、卫生部部长张文康特别关注本次大会，专发电文以示祝贺。

林天东喜爱读书，熟记经典验方，有"电子脑"的美称，也爱在诊治之暇笔耕不辍，著述甚丰。曾在国内外多家学术杂志上发表论文百余篇。1987

年，编著出版《中医肝病与病毒性肝炎》一书，开海南岛医务人员撰写中医专著之先河，之后编著出版《兴奋剂、毒药、性药》《中华全科医学》《老年医学新进展》《男科基础与临床》《当代中医学临床效方应用》《中国医药文化遗产考论》，以及新世纪全国高等中医药院校创新教材《伤寒论思维与辨析》《外感病误治析因与病案分析》等 10 余部著作；编辑《中医个体开业医生业务考试复习题解》《高黏血栓研究新进展》等 13 部内部发行刊物；自 2015 年以来，在林天东的带领下陆续出版了《海南黎药》共三册，《黎医药理论与实践》和《黎族医药概论》，其中《海南黎药》2016 年被国家新闻出版广电总局列为"十三五"国家重点图书出版规划，并于 2017 年 3 月获得国家出版基金资助。截至目前，林天东分别担任主编、副主编的著作累计 63 部。

林天东论著见解独到，多次荣获海南省科协、海南省中医药学会"优秀科技论文奖"。他还是 1982 年卫生部"振兴中医读书知识竞赛奖"的海南唯一得主；1993 年荣获"首届海南省中青年科技奖"；2019 年建国 70 周年荣获"全国中医药杰出贡献奖"，是海南省中医药界唯一获此殊荣者。

林天东不仅学术见解过人，其悉心研究的科研项目更是硕果累累，他主持"加味颠倒散外敷治疗尖锐湿疣的临床研究""复方丹参注射液治疗登革热的临床研究""北芪三七汤治疗气虚血瘀型心律失常 268 例" 3 项科研项目，均获全国医药卫生优秀成果二等奖；"促液化丸临床研究""乙肝转阴丸临床研究"及"宫瘤消胶囊联合介入治疗子宫肌瘤的临床研究"等 7 项科研项目均获省政府立项资助，填补了当时海南省中医科研立项的空白。

根据林天东研究成果制成的"强精胶囊""精子抗体消胶囊""宫瘤消胶囊""振萎胶囊""促液化胶囊""加味颠倒散""乙肝转阴丸""降脂胶囊""利咽宝颗粒" 9 种中成药（院内制剂），疗效显著，尤对治疗精液不液化、少精、弱精、免疫性不育的治疗居国内中医领先水平。以其丰富的理论知识为指导并且通过多年的临床实践总结经验，他发明的治疗病毒性肝炎、高脂血症、肿瘤、蛋白尿、前列腺炎、阴道炎、盆腔炎、精索静脉曲张、输卵管不通、荨麻疹、肠系膜淋巴结炎、急慢性腹泻和上呼吸道及食管疾病的等 10 项技术获得国家知识产权局发明专利审批授权。

　　林天东过去 20 多年来还一直担负着省中医系列高、中、初级职称晋升及中医个体医生开业的业务，医古文考试命题、评卷及评审工作，先后被聘为海南省卫生系统中、高级专业技术职务评审委员会主任委员，海南省卫生科研基金暨科技进步奖及新药评审专家，广州中医药大学、海南医学院教授，全国第三、第六批老中医药专家学术经验继承工作指导老师，中华中医药学会常务理事。此外，还担任《中医医学月刊》《中国医疗杂志》总编、《海南医学》副主编等职，多次主持国内国际大型学术交流活动。鉴于他崇高的学术声望，2003 年 1 月，林天东当选为海南省政协委员。他认真开展调查研究，分析海南中医药事业发展面临的问题、现状、出路，为振兴海南省乃至全国中医药的发展奔走呼号。他多次提案发展民族医药和中医药，并奋力挖掘发展海南黎族医药，主编撰写《海南黎药》《黎族医药概论》和《黎医药理论与实践》，建立了中国黎医药学的医学理论体系，填补了中国黎医药学理论的空白，是海南挖掘和传承发展黎医药的第一人，为中国民族医药和中医药的发展做出了不可磨灭的贡献！

五、患者至上，忘我工作

　　"名不名，诚实待人即是名；利不利，除人疾苦即为利"，这是林天东对自己立下的座右铭。几十年来，他淡泊名利，辛勤耕耘，患者至上，忘我工作，忠实履行着一名共产党人的光荣职责。

　　2000 年冬日的一天，临高县城县红十字会门诊部前人山人海，热闹非凡。在数条醒目的"热烈欢迎海南省中医院院长林天东主任医师、教授等专家来临高义诊"横幅下，往来的群众像是得了什么喜讯似的奔走相告，人群一拨一拨地向义诊地点涌来。参加完"2000 年海南省汽车扶贫流动医院授旗仪式"后，从海口匆匆赶来义诊的海南省中医院院长林天东一行刚坐下，就被早已等候的群众围个水泄不通。面对里三层外三层的求诊者，林天东抓紧一切时间，为群众切脉、听诊，迅速开处方，力争多诊治一名患者。快到14：00，才在大家的催促下去就餐。短短的用餐时间过后，林天东又带着专家们一道回到义诊席上，直到傍晚，才在患者恋恋不舍的目光中赶回海口。

2003年入春以来，我国部分地区流行感染性非典型肺炎（SARS），并且很快波及全国多个省市，一时间人们谈"非"色变。疫情就是命令，林天东迅速召开全院职工干部会议，研究、落实具体防治措施，动员大家打好一场防"非"硬仗。

一天夜里2：00，医院儿科病房接诊一例发热患儿，患儿6岁，发热4天，伴呼吸困难1小时，胸片示双下肺阴影，SARS流行病史可疑，林天东接到报告，彻夜不眠，连夜两次交代医务科，六次联系儿科要严格按照SARS的诊断标准，明确诊断并积极汇报。第二天早上7：00，一夜未眠的林天东又准时出专家门诊。SARS期间，由于多天紧张的工作，林天东不慎受了风寒，发高热，但他的心依然牵挂着"防非"一线的工作，带病到发热诊室、放射科等科室了解情况，他时时告诫医护人员，要严密防范，保障人民群众的健康安全。SARS战胜了，他露出了欣慰的笑容。

2004年初冬，海南岛依然阳光灿烂，鲜花盛开，某国总统来三亚考察观光后，特意要看中医，了解中医药文化。经海南省政府、海南省卫生厅有关领导批复同意，林天东受命出诊。这又是一次重要的外事活动，他以前曾出色地为菲律宾前总统拉莫斯、澳大利亚前总理霍克等政要保健诊疗，经验丰富。接到海南省卫生厅的通知时，林天东正在北京参加第三届国际传统医药大会，但为了这次不寻常的使命，他立即更改行程，在深夜2：00飞回海口，翌日早晨7：30又直奔三亚，来到总统下榻的酒店套房，总统先生笑容满面地与林天东亲切交谈就诊。经过翻译了解有关情况后，林天东神情专注地为总统切脉、听诊，并根据诊断的具体情况开出保健处方。当翻译把诊断情况与处方告诉总统先生时，总统感到非常满意，并高兴地叫来夫人看中医。当林天东为总统夫人开完处方时已接近 13：00，在场的官员、外宾、驻华大使都为林天东高度的敬业精神所感动，总统的保健医生连连竖起大拇指称赞"中国医生了不起"，并与他合影留念。

16：30，林天东又准时赶回海口，主持了 2004 年国际华夏中医药论坛开幕式。

如此忙忙碌碌，来去匆匆，林天东早习以为常了。他实在是太忙了，整天处于高度紧张状态，每到专家门诊，总有患者在排着长队等着他；有时出差在外，一下飞机不顾旅途劳累，就直上专家门诊。他是医院看诊患者最多的专家，也是全省看诊患者最多的专家之一。节假日期间，总有患者找他，半夜三更也常被电话叫起，因为有患者在等他救治……10 多年来，林天东从来没有公休假，即使是双休日、节假日，也很少好好休息，每天都像老黄牛般任劳任怨地工作，从没一句怨言。他常说，人生如梦，只有生命不息，奋斗不止，才有益于社会，不枉费一生。

> 破石奇珠秀杏林，岐黄世事两情深。
> 英名不属嗟来物，总是元元自笑吟。
> 等闲短纸费神吟，百草成珠自在心。
> 物外含英缘济世，柴门淡泊好相寻。

这是戏剧家、诗人钟少彪写给林天东的，它真实记录着林天东的杏林情怀与追求。

第二章　学术思想

疾病的治疗，原则上是因证立法、因法组方、依法遣药，有是证用是药。林天东教授临证多年，在处方用药方面首重正确认识病症的病因、病机，注重据"理"选"方"，依"法"选"药"，主张融汇古今，中西贯通，既强调禀古代制方用药的原则，又注重现代药理研究成果，做到用药精炼，方小效良。

林天东教授杏林五十余载，善用经方治内、外、妇、儿、不孕不育症等疾病，其处方用药味少、量微，用药专一，指向明确，疗效显著，为琼崖为数不多的经方践行者，被誉为仲景经方的"琼崖纵队"。现将其处方用药思想总结归纳一二，以飨读者。

一、创建"琼州经方流派"，奠定海南中医发展根基

林天东教授自 20 世纪末便致力于发展和引领海南中医事业，经多年不懈努力，组建琼州经方流派，推崇仲景经方学说，结合临床经验与南方人的体质，并首次提出"南方以阳虚、寒病者多，宜用伤寒方"等观点，打破"南不用麻桂，北不用石膏知母"的禁锢，独创性提出"南方宜用麻、桂，因温散之性可疗南方寒凉体质；北方宜用石膏、知母，其清热之性可去北方之内燥"等论述，极大地影响和带动了海南地区中医理论的发展。

二、重视方证，倡导方证相应

林天东教授认为，中医治疗是治"证"，即辨证施治，中医的辨证施治；其中中医的辨证方法众多，有脏腑八纲辨证、气血津液辨证、三焦辨证、卫气营血辨证、经络辨证、伤寒六经辨证，无论用何种方法辨证，最终目的就是要证和方联系起来，仲景伤寒六经辨证所倡导的方证相应，治疗最客观、规范，是中医临床治疗的治法大典，是辨证施治的尖端。经方治病不是依据致病的病因病邪，而是依据病后症状对应的辨证施治，即按方证相应治疗。太阳病——宜发汗解表、恶吐下；阳明病——宜下、宜吐，忌汗；少阴病——宜温阳发

汗；太阴病——宜温补，忌汗、吐、下；少阳病——宜和解，禁汗、吐、下；厥阴病——宜和解温阳，禁汗、吐、下。

三、重视患病的"人"

林天东教授认为，人者，本也；证者，标也；证随人记。因此中医在治"证"的同时，也治病的"人"。仲景在《伤寒杂病论》中有"强人""羸人""尊荣人""失精家""呕家""黄家""温家""风家"等体貌形态和疾病易趋性描述，同时，这些描述也代表着不同体质，体质的确定对方证相应和药物剂量有重要参考依据。

四、以六经统治八纲，指导临床、辨证治疗

林天东教授主张伤寒六经辨证和八纲辨证相结合，指导临床治疗，从伤寒六经辨证，证有表证、里证、半表半里证。从八纲辨证而言，分证如图2-1。

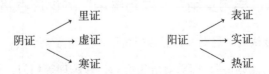

图 2-1　八纲辨证之分证

从六经八纲而言，六经八纲是核心，在六经八纲辨证的基础上确立辨证论治，林天东教授认为学经方就是学方法，这也是中医临床的基本功；六经八纲辨证如表2-1。

表 2-1　六经八纲辨证

六经辨证	八纲辨证	
	病位	病性
太阳病	表	阳
少阳病	半表半里	阳

续表

六经辨证	八纲辨证	
	病位	病性
阳明病	里	阳
少阴病	表	阴
厥阴病	半表半里	半表半里
太阴病	里	里

五、辨病和辨证相结合治疗

林天东教授除倡导在传统经典伤寒的方证相应治疗的构架下，同时认为尽可能明确西医的临床诊断，对整个疾病的发生、发展、转归和预后有十分重要的临床指导意义，对某些疾病参考现代药理研究和中西医相结合治疗，以提高临床疗效和缩短疗程。

六、主张"男方女用""女方男用"的诊疗思路

林天东教授认为"男女异，异在经带胎产，而藏象一致；女疾男病，同属阴阳八纲，而治法则一"，即男女所患疾病，其医理等相似，有相通之处，临床症状虽各有不同，但病因病机极为相似，因此在处方用药方面应不拘性别，首重正确认识病症的病因、病机，注重据"理"选"方"。举个例子，一直以来，很多人认为避孕套都是给男生用的，但随着科技的发展，女性避孕套应运而生，将男生用的避孕套转移到女方这边，与之比较，具有更多的优势。因此，转换思维，灵活运用渗透在各行各业，中医学亦如此。

因此，男女之病，不可分而治之，应合而治之，取其长处，避其短处，互通互用，综合治之。在临床上，林天东教授常用主治女性疾病的中药方剂来治男性之病，或用主治男性疾病的中药方剂来治女性之病，其效显著。如常用易黄汤（黄带主方）来治疗男女生殖系感染，用五子衍宗丸（不育症主方）治疗

男子少精子症和妇人卵泡发育不良症等，皆取得非常好的疗效。

七、主张慢性病综合治理，注重痰、瘀及气血

诸多慢性病的病因病机尚未十分明确，林天东教授经长期梳理、总结及临床验证后认为慢性病的形成非一朝半夕，多伴随长期存在的病理产物，病程较长。皆因病邪长期侵袭，致正气虚损，加之饮食肥甘厚腻、情志因素及房劳等多因素共同影响，久则使机体产生一系列的病理产物，即内生有形之邪，如痰、瘀血等停滞于体内，干扰和紊乱机体的正常功能，使得机体脏腑功能失调，引发诸病。

慢性病具有病情反复，缠绵不愈等特点。古人常云：久病则虚，病久则瘀。即告诉我们，无论是何病，病程久了势必出现诸如此类的病理产物。因此在治疗上应综合治理，兼顾气血，不可攻伐太过，损伤正气，理应着重于附着于体内的病理产物。如痰饮，《杂病源流犀烛·痰饮源流》里便有所提及："其为物则流动不测，故为其害……周身内外皆到，五脏六腑俱有。"认为痰饮是随气流行，内可达五脏六腑，外可至四肢百骸、肌肤腠理，停滞日久可引发多种疾病。当痰饮停滞于肝脉，则致经络气机阻滞，气血运化失常，气不行血，血液瘀滞，易出现局部血液循环障碍等表现；而气不行津，则水液停滞，水道不通，易出现局部津液输布障碍，导致肢体肿胀等症状；当痰饮停滞于脏腑时，则阻滞脏腑气机，使其气机升降失常，加重了气血运行、津液输布的负担。且痰饮易蒙蔽清窍，扰乱心神，使慢性病患者出现烦躁、焦虑、抑郁的临床表现。故有"百病多由痰作祟"之说。

《素问·刺法论》言："正气存内，邪不可干。"认为气乃血之帅，主以生血、行血之功。然慢性病，由急性转慢性，病程较长，邪毒久恋机体，使得正气耗损日久。正气虚则血液无以化生，无以濡养机体，使虚者更虚；亦使行血功能失常，致血液运行不畅，瘀滞不通，不通则痛，很多病患容易出现局部

乃至全身疼痛等表现。尤其是老年病、肺气肿、肺源性心脏病、老年慢性支气管炎等在"虚""痰""湿""瘀"病理因素作用下，造成临床常见的上实下虚，痰瘀阻络的常见证候。

综上，治疗慢性病，临床上应遵从标本同治，扶正固本、健脾利湿，助运化饮、益气活血，行血化瘀、祛邪散结，辅以解郁安神等治疗原则。林天东教授常说："千举万变，其道一也。"无论疾病是如何变化，只要理清其脉络，抓住疾病的主要方向，顺势治疗，其效尽显。此理即中医学中的以常衡变，知常达变，要让中医中药在治疗慢性疾病上发挥绝对优势，需紧扣慢性病的主要特点，着重调理人体内淤积的病理产物，通过化痰散结祛瘀之法，驱除病理产物，使邪有出路，主以益气健脾、消散活血之品，复其正气，使脏腑安和，气血循常，疾病即愈。

八、善用药对，提倡1+1＞2

常言"一味单方，气死名医"。然林天东教授在临证过程中更喜好用药对治病，认为中药有性味归经、升降浮沉的不同，不同科也有不同病，因此合理选择专药搭配，以使组方治疗更具有针对性，使其发挥 1+1 ＞ 2 的效应。清代名医徐灵胎在《兰台轨范》中曰："一病必有一主方，一方必有一主药。"通过抓住疾病的本质，确定主要方向，选择相应药对，可达到事半功倍之效。

1. 仙茅配淫羊藿

仙茅始载于《雷公炮炙论》。《开宝本草》称其"主心腹冷气不能食，腰脚风冷挛痹不能行，丈夫虚劳，老人虚弱，男子益阳道。久服通神强记，助筋骨，益肌肤，长精神，明目"。淫羊藿，据《本草纲目》记载："西川北部之羊，因经常食用其草，能'一日百遍合'，故名淫羊藿。"据《日华子本草》载："治一切冷风劳气，补腰膝，强心力，丈夫绝阳不起，女子绝阴无子，筋骨挛急，四肢不任，老人昏耄，中年健忘。"临床上林天东教授常用仙茅配伍淫羊藿治疗肾阳虚衰之阳痿、男子不育、女子不孕、女性黄体功能早衰、甲状腺功能减退症、寒湿痹痛等。仙茅味辛热性猛，为温补肾阳竣剂，功能补肾阳而兴阳道、祛寒湿而暖腰膝、强筋健骨、温脾止泻；淫羊藿辛甘性温，有温补肾阳、强筋健骨、祛风除湿之功。二药合用，刚柔相济，共奏温肾壮阳、培元固本、祛风散寒除湿之功效。

2. 王不留行配路路通

王不留行始载于《神农本草经》，谓："主金疮，止血逐痛。出刺，除风痹内寒。"《本草纲目》中亦有记载："王不留行能走血分，乃阴阳冲任之药。"路路通始载于《本草纲目拾遗》，言："舒经络拘挛，周身痹痛，手脚及腰痛。"临床上，林天东教授常用王不留行配伍路路通治疗女性输卵管不通或输卵管通而不畅、盆腔积液、卵巢囊肿、产后乳汁不下、乳痈肿痛、痛经闭经，男性精索静脉曲张等。王不留行苦平，入肝、胃经，有活血通经、下乳消痈、利尿通淋的功效；路路通苦平，入肝、肾经，有祛风活络、利水通经的功效。二药并用，共奏活血通经、活络下乳、消痈止痛、利水通淋之效。

3. 乌药配沉香

乌药最早载于《本草拾遗》，谓："主中恶心腹痛，宿食不消，天行疫瘴，膀胱肾间冷气攻冲背脊，妇人血气，小儿腹中诸虫。"《日华子本草》中记载："治一切气，除一切冷，霍乱及反胃吐食。泻痢，痈疖疥癞，并解冷热。"沉香作为药物最早记载于梁代陶弘景的《名医别录》，被列为上品，曰："沉香、薰陆香、鸡舌香、藿香、詹糖香、枫香，并微温。悉治风水毒肿，去恶气。"《日华子本草》对其进行较全面的总结，云："沉香，味辛，热，无毒。调中，补五脏，益精，壮阳，暖腰膝，去邪气，止转筋、吐泻、冷气，破癥癖，冷风麻痹，骨节不任，湿风皮肤痒，心腹痛气痢。"临床上，林天东教授常用乌药配伍沉香治疗男性不育的少精、弱精症，脘腹冷痛，寒凝气滞，遗尿尿频，气逆喘息等。乌药味辛性温，归肺、脾、肾、膀胱经，具有温肾散寒、行气止痛的功效；沉香辛苦性微温，归脾、胃、肾经，具有行气止痛、温中止呕、纳气平喘的功效。二药合用，共奏温肾纳气、温中行气、散寒止痛之效。

4. 石榴皮配防风

石榴皮始见于《名医别录》，据《本草汇言》："石榴皮，涩肠止痢之药也。能治久痢虚滑不禁，并妇人血崩、带下诸疾，又安蛔虫。盖取酸涩收敛下脱之意，与诃子肉、罂粟壳同义。"防风始载于《神农本草经》，谓其："防风，味甘，温。主大风头眩痛，恶风，风邪，目盲无所见，风行周身，骨节疼痹，烦满。"据《本草纲目》记载："三十六般风，去上焦风邪，头目滞气，经络留湿，一身骨节痛。除风祛湿仙药。"临床上，林天东教授常用石榴皮配伍防风治疗久泻久痢、便血脱肛、脾虚湿盛、虫积腹痛、风疹瘙痒、风湿痹痛等。石榴皮味酸涩性温，归大肠经，具有涩肠止泻、止血、杀虫的功效；防风味辛甘性微温，归膀胱、肺、脾、肝经，具有祛风解表、胜湿止痛、止痉的功效。二药并用，共奏涩肠止泻、祛风胜湿，止血止痛止痉之效。

5. 五指毛桃配黄芪

五指毛桃又名五爪龙，始见于《生草药性备要》："五爪龙，根治热咳痰火。"据《中国药典》记载："五指毛桃味辛甘，性平、微温，具有益气补虚、行气解郁、壮筋活络、健脾化湿、止咳化痰等功效。"黄芪始载于《神农本草经》，言："味甘，微温。主治痈疽，久败疮排脓止痛，大风癞疾，五痔，鼠瘘，补虚，小儿百病。"《名医别录》谓其"无毒。主治妇人子脏风邪气，逐五脏间恶血，补丈夫虚损，五劳羸瘦，止渴，腹痛泄利，益气，利阴气"。临床上，林天东教授常用五指毛桃配伍黄芪治疗重症肌无力、中气下陷诸症、脾虚浮肿、自汗盗汗、肺痨咳嗽、风湿痹痛等。五指毛桃辛甘，性平、微温，入脾、肺、肝经，具有益气补肺、健脾行气、利湿舒筋、止咳化痰的功效。黄芪甘微温，归肺、脾经，具有益气固表、排脓托毒、利尿、敛疮生肌的功效。二药合用，共奏健脾益气、行气利湿、托毒敛疮、化痰止咳之效。

6. 鸡血藤配川楝子

鸡血藤始载于《本草纲目拾遗》，曰："活血，暖腰膝，已风瘫。"《饮片新参》载其"去瘀血，生新血，流利经脉。治暑痧，风血痹症"。川楝子以"楝实"之名始载于《神农本草经》，谓："主温疾，伤寒大热烦狂，杀虫疗疡，利小便通道"。《本草纲目》称其"治诸疝虫痔""导小肠膀胱之热，因引心胞相火下行，故心腹痛及疝气为要药"。临床上，林天东教授常用鸡血藤配伍川楝子治疗睾丸疼痛、精索静脉曲张、痛经闭经、胸胁或脘腹胀痛、湿热痹痛等。鸡血藤苦甘性温，归肝、肾经，具有活血补血、调经止痛、舒筋活络之功效；川楝子苦寒，有小毒，归肝、小肠、膀胱经，具有疏肝泻热、行气止痛、驱虫的功效。二药并用，共奏疏肝泻热、活血止痛、补血调经、舒筋活络之效。

7. 滑石配甘草

滑石配甘草，见于《伤寒直格》。临床上，林天东教授常用于治疗尿路感染，认为滑石味淡性寒，质重而滑，淡能渗湿，寒能清热，重能下降，滑能利窍，故能上清水源，下利膀胱水道，除三焦内蕴之热，使其从小便而出，以解体内之邪；少佐甘草和其中气，并可缓和滑石寒之性。二药相配，共奏清热利湿之效。

8. 黄芪配益母草

黄芪可补五脏气，补肺气固表、补脾以生血、补心气降压、补肝气助升发。合温润活血养血之品之益母草，能补肝气、调肝血。林天东教授临证常用于治疗高脂血症，认为高脂血症的病机多由嗜食膏粱厚味，损伤脾胃，或经久伏案，劳伤心脾，或久坐久卧，伤气困脾，均可使脾失健运，水谷不能化为精微，清浊不分，聚湿成痰，血行不畅，痰瘀互结，阻于脉络。黄芪主以补气兼健脾，益母草擅于活血兼利水消肿，二药相合，可补肝脾，消食化积，活血祛瘀，达到降血脂的功效。

9. 蜈蚣配刺蒺藜

宗筋乃肝经所主，肝经循行不畅，久之便有瘀滞之象，且当肝疏泄失常，肝郁气滞，易致宗筋的气血循环失常，气血不充，难以举阳用事。林天东教授临证上常运用刺蒺藜、蜈蚣相互配伍治疗，二药皆归肝经，刺蒺藜性辛，善疏肝气；蜈蚣性辛且温，善活血通络。二者合用，疏肝气以解其郁，活血通络以解其瘀滞，改善宗筋的气血循环，使其气血充盈，振阳起痿。

九、整合构建以因"毒"致病理论与解"毒"治病理论为核心的黎医药学理论体系

海南黎族因无本族文字，多靠口传身教，黎族医药面临失传的现状。林天东自 1966 年开始关注黎医药，并于 2003 年在海南省政协四届一次会议上提案"建议开展黎族医药调查、研究与开发"。此后，林天东教授团队深入黎区，走访黎族药王，整理归纳黎族医药理论及方药学。

1. 首次对黎族医药理论的发展进行分阶段总结，分别为"以巫师为医，以牛为药""以巫医为医，以草为药""以草医为医，以百草为药"三个时期。

2. 提出因"毒"致病理论和解毒治病理论，认为"毒"是引起疾病的祸首，将引起疾病的一切因素称之为"毒"，并根据染"毒"的情形进行疾病分类诊治，并针对不同的毒，采用不同的治疗方法。

3. 首次提出立道保健理论，从饮食、运动、情志方面调养身体，与中医天人相应理论相辅相成。

十、熟读经典，领会要义，推崇反推式思维

熟悉林天东教授的人，都会被其超凡的记忆力所钦佩。他背诵中医四大经典朗朗上口，年轻时更是倒背如流，有"电子脑"之美称。每每临证之时，当患者口诉不适症状，林天东教授总是将其相适应的古文背诵出来，而后处方用

药，这一过程仅用数秒，速度之快令人叹为观止。熟读经典是林天东教授一直强调的，他深知在浩如烟海的古籍中隐藏着一代又一代中医大家的秘笈，唯有一遍一遍地读，一点一点地记，假以时日，定有所悟。常说学习中医讲究悟性，悟从哪里来？林天东教授认为悟在于记与忆，能记住，能回忆，便是悟之道也。当你熟记大量古籍之后，临证之时，通过症状进行反推，寻找与古籍中的相似之处，再结合舌脉，处方用药便可信手拈来。这就是林天东教授一直秉承的学习中医之法——反推式思维。

十一、倡导针药结合，整体施治

针灸是中华民族文化和科学传统产生的宝贵遗产，是东方医学的重要组成部分之一，具有疏通经络、调和阴阳和扶正祛邪的作用。

针药结合是中医学治疗手段中的重要组成部分，是中医治疗体系的核心内容，也是中医治疗思想的高度概括。针灸通过刺激体表的腧穴，激发经气，运行气血，使局部气机疏通，并可通过传导感应的作用使经气传达至病所，从而调整人体虚实，改善机体功能。而中药则是通过内服或是外用的方式使人体组织吸收，以药物的偏性纠正人体的偏性。二者形式虽异，但都是基于中医的阴阳精气、经络脏腑、气血津液等理论，所以具有结合应用的可能性和必要性。医学实践表明，针药结合不仅能协同增效，而且能够减轻单一运用针灸或中药的不良反应，可操作性强，患者依从性高，是广受认可的中医治疗方式。

林天东教授较早便使用针药结合治疗疾病这一模式。如口服中药五子衍宗丸治疗男子少弱精子症和妇人卵泡发育不良症的同时常配合针刺与艾灸，常针刺关元穴、气海穴、子宫穴、八髎穴等，或做脐疗、督灸等，有序地将针药有机结合，效果甚佳。

林天东教授除了治疗不孕不育，被誉为"送子观音"以外，对肺系疾病的治疗亦有很深造诣。尤其对肺气肿、肺源性心脏病、老年慢性支气管炎等在

"虚""痰""湿""瘀"病理因素作用下，形成的临床常见的上实下虚、痰瘀阻络证都有独到见解。在使用中药对症治疗时，主张慢性疾病不可攻伐太过，损伤正气，理应着重于附着在体内的病理产物。同时运用针灸穴位埋线，选取肺俞、风门、定喘、尺泽、鱼际等穴，将可吸收蛋白线埋入肌层，比针刺刺激持久，效力更强。针药结合，对呼吸系统疾病的治疗可起到事半功倍的作用。

诸多慢性病的病因病机尚未十分明确，林天东教授经长期临证总结认为其因病邪长期侵袭，致正气虚损，加之肥甘厚腻饮食、情志因素及房劳等多因素共同影响，久则使机体产生一系列的病理产物，即内生有形之邪，如痰饮、瘀血等停滞于体内，干扰和紊乱机体的正常功能，使得机体脏腑功能失调，引发诸病，故病程较长，且症状纷繁复杂，伴随症状较多。在治疗中风病的过程中，由于患者不但出现意识障碍、言语謇涩、肢体瘫痪、偏身麻木、目偏不瞬等主症，而且还会出现如延髓麻痹、认知功能障碍、痴呆、肩－手综合征、肢体痉挛状态、足下垂、足内翻等并发症。林天东教授认为"没有辨证，就没有中医"，因此在辨证论治的基础上，运用理法方药对症治疗，针对不同并发症，给予不同经方的合方，针对性强。同时提出针药并用，针对不同症状，分别采用"治痿独取阳明""电针疗法""原络通经针法""循经远取动法""拮抗针法""俞募配穴法"等原则，指导针刺治疗，使针灸和中药相互促进，取长补短，相得益彰。

针药结合思想溯源已久，是历代医家智慧的结晶，正如名医孙思邈曾谓："若针而不灸，灸而不针，皆非良医也。药不针灸，尤非良医也。知针知药，固是良医。"

第三章 女科病

第一节 不 孕

一、诊疗特点

【病名概述】

不孕症是指有正常性生活的夫妇,未采取避孕措施,排除男方因素,且同居 2 年以上女方不能妊娠或维持妊娠者。世界卫生组织(WHO)的相关数据表明,全球范围内至少有 8000 万对不孕夫妇,占已婚育龄夫妇的 7% ~ 15%。近年来不孕症在我国育龄妇女中的发生率正逐年递增,WHO 甚至预测不孕不育会成为仅次于肿瘤、心血管疾病的第三大疾病。

【学术思想】

凡所求之事遇堵,当返璞归真,与孔子所言"温故而知新"同理,即追本溯源。早在五千多年前先人便已认识男女之事,如《素问·上古天真论》云:"七七,任脉虚,太冲脉衰少,天癸竭,地道不通,故形坏而无子。"认为女子到了 49 岁左右,冲任失调,天癸衰竭,难以受孕有子。《备急千金要方·求子论》云:"凡人无子,当为夫妻俱有五劳七伤,虚羸百疾所致。"《类经》有载:"督脉生病,女子不孕。"《石室秘录·论子嗣》云:"女不能生子者有十病。十病维何?一曰胞胎冷,二曰脾胃寒,三曰带脉急,四曰肝气郁,五曰痰气盛,六曰相火旺,七曰肾水衰,八曰督任病,九曰膀胱气化不行,十曰气血虚而不能摄。"比较全面地阐述不孕症的病因病机。而《褚氏遗书》则明确指出"男女精气充足,方可交合生子",《圣济总录》则强调"妇人所以无子者,冲任不足,肾气虚寒也"。由此可知,古人对不孕的认识由来已久,且大多数医家对于不孕症的诊治多从冲任、气血、肾虚论治。林天东教授在此基础上,遍览古籍多年,结合自身临床经验,认为女子不孕,在古代归属于"无子""绝子""断绪"等范畴，与男子不育的病名归属一致，且在病因病机上两者也极为相似。如《黄帝内经》言："女子二七而天癸至，任脉通，太冲脉盛，月事以时下，故有子；男子二八，肾气盛，天癸至，精气溢泻，阴阳和，故能有子。"认为男女孕育皆与肾精充盛相关。关于女子不孕的病机认识，《妇人大全良方》云："妇人病有三十六种，皆由冲任劳损所致。"《医学真传·气血》有载："盖冲任之血，肝所主也。"《续名医类案》所云："经本于肾，旺于冲任二脉。"亦认为女子胎孕还与冲任的充盛相关，且冲任的功能有赖于肝的疏泄及肾精的濡养。而关于男子不育的病机认识，《灵枢经集注》一书里便提及"男子冲任不盛，宗筋不成，则须不生，是以四时之草不生，以应人之无子"，也认为不育与冲任、宗筋有关系。综上所述，男女之病，无论在病名、病因、病机上，都有其相似之处。因此，对于男女之病，林天东教授认为不能分而治之。

基于此，林天东教授认为男女孕育之事，离不开肝、肾的相互作用，并与"精""气""血"息息相关。因肝藏血，主疏泄，而肾藏精，主封藏，二者相互为用，共同调控女子的月经来潮、排卵和男子的排精。所以对于不孕症，林天东教授认为女子肾精不足，精不足则气血化生失常，而肝血不足，无以化精，则生殖之精亏虚，使机体失去濡养，生殖能力下降，加之精亏则神疲，机体抵抗力下降，易受他邪侵袭，则生他病。因此在治疗上主张补肾精、调气血。处方用药方面，方选《摄生众妙方》中的种子第一方"五子衍宗丸"。虽然五子衍宗丸常用于治疗男性不育症等疾患，但是林天东教授通过"异病同治"视角用其治疗女子不孕症，经多年临床观察，其效显著。对于输卵管堵塞性不孕，五子衍宗丸加王不留行、路路通、通草、鸡血藤、泽兰、川芎；对于排卵障碍型不孕，主以五子衍宗丸、四逆散联合四物汤治之。且提倡分期论治。即在辨证论治基础上，在黄体期及卵泡期时，以五子衍宗丸加减，如黄体功能早衰，可加仙茅、淫羊藿补肾精以滋养胞宫；在月经期时以血府逐瘀汤加减，月经量少时联合四物汤补血养血，月经量较多时联合二至丸滋阴摄血；当出现经血淋漓不尽时，当以归脾汤养血健脾以摄血。在排卵期时，主以五子衍宗丸、四逆散联合四物汤加减，促进卵泡发育以正常排卵。

同时对于久婚不孕女子，由于长期担心、忧虑，饱受精神包袱的压抑，产生过度焦虑、紧张、抑郁、恐惧等症状，应辅以音乐疗法，即每天倾听半小时至1小时舒畅的音乐，优雅动听的音乐能娱神悦性，陶情定志，宣调气血，保健强身，增强免疫功能。林天东教授认为怡情心宽才易孕。《史记·乐书》云："音乐者，所以动荡血脉，流通精神而和正心也。"

二、医案赏析

李某，女，28岁，海南省定安人，于2016年4月7日因"结婚2年，未避孕2年未孕"就诊。

患者性生活正常，男方检查正常。患者平素月经规律，经期7～8天，周期28～30天，经量少、色淡红、无血块、无痛经史，经行伴有腰酸。LMP（末次月经）2016年3月28日。现月经周期第10天，腰酸，畏寒，失眠多梦。精神差，易乏力，纳一般，小便稍频，大便可。舌暗淡，苔薄黄，脉沉迟无力。既往查支原体（－）、衣原体（－），白带常规未见明显异常。2016年3月29日在外院查性六项及优生五项正常。证属肾精亏虚，冲任失养。治以补肾固精，调养冲任。方用五子衍宗丸加减。

处方：五味子10g，覆盆子10g，枸杞子20g，车前子15g，菟丝子20g，柴胡10g，白芍10g，枳壳10g，川芎10g，熟地10g，当归10g，炒麦芽20g。10剂，水煎服450mL，每次150mL，每日3次，日1剂。

嘱患者放松心情，并让患者于今日检测排卵，以了解目前患者排卵情况及评估卵巢功能。

4月20日二诊：患者B超结果回报：未见优势卵泡，左侧最大10mm×10mm。尿频改善，精神状态较前好转，睡眠及饮食改善，但仍有腰酸、畏寒。前方加炒杜仲 10g，炒续断 10g。14 剂，煎服法同前。

5 月 4 日三诊：患者于 5 月 3 日月经来潮，诉本次月经量较前增多、色淡红，腰酸，畏寒改善。续前方不变，10 剂，煎服法同前。并嘱患者月经第 13 天继续监测卵泡。

5 月 14 日四诊：患者 B 超结果回报：左侧可见最大卵泡为 17mm×17mm。无特殊不适，纳眠可，二便调。续前方不变，10 剂，嘱患者继续监测卵泡，并对患者指导同房，近几天增加同房次数。

5 月 24 日五诊：未有特殊不适。续前方不变，7 剂，嘱其近期检测尿 HCG。

6 月 15 日电话来报，诉自测尿 HCG 阳性。嘱患者停止服用药物，注意休息。

按：该病案证属肾精亏虚，冲任失养，方用五子衍宗丸加减。五子衍宗丸载于《摄生众妙方》，多用以治疗男性阳痿、早泄、不育等。今林天东教授将此方用于治疗不孕症，疗效显著。方中菟丝子、枸杞子为君，二者使补益肝肾之力更专。覆盆子固精缩尿，五味子益气补虚，二者共为臣药。车前子，泻而通之，泻有形之邪浊，涩中兼通，补而不滞，为佐药。全方不凉不燥，共奏补肾益精、培补肾气之功。再辅以疏肝活血之品，效果显著。由此可见，林天东教授基于"异病同治"理论，以其为视角，运用五子衍宗丸治疗不孕症，不仅在理论上具有可行性，在临床上也具有非常好的疗效。

第二节 功能失调性子宫出血

一、诊疗特点

【病名概述】

功能失调性子宫出血（简称功血），是指女性由于中枢下丘脑—垂体—卵巢轴神经内分泌调节失常所致的子宫内的异常出血，并排除生殖系统和全身器质性疾病，是妇科的常见病、难治病之一。本病属中医"漏下""崩漏"的范畴，"漏下"之名最早见于东汉张仲景所著的《金匮要略·妇人妊娠病脉证并治》，如论："妇人有漏下者，有半产后因续下血都不绝者，有妊娠下血者。"又如隋代巢元方所著的《诸病源候论·妇人杂病诸候·漏下候》谓："非时而下淋漓不断，谓之漏下。""忽然暴下，谓之崩中。"《内经》中虽无明确的病名记载，但对本病进行了相关阐述，如《素问·阴阳别论》指出："阴虚阳搏谓之崩。"本病临床特点为月经周期、经期、经量的异常，如月经频发，周期不规则、经期延长，经量增多、淋沥不断或是阴道不规则流血等表现。本病可发生在女性月经初潮至绝经期前的任何一个年龄阶段，其发病率占妇科疾病的10%。按发病机制分，可分为无排卵性和排卵性两类，前者好发于青春期和更年期，占80%～90%；后者多发于育龄期妇女，且整体呈逐年上升的发病趋势。

【学术思想】

功血的病因病机较为复杂，林天东教授认为本病的病机根本在肾，与脾、心、肝三脏功能失调密切相关。如《诸病源候论》载："冲任之脉虚损，不能制约经血，故血非时而下。"其发病多因先天肾精虚损，后天脾失濡养，致气血生化乏源，使肾失封藏之职、脾失统摄之权、心失行血之责、肝失疏泄畅达，冲任失守不固，无以制约经血，故经血从胞宫非时妄行。其基本病理变化多为肾精亏虚、脾失濡养、心失行血、肝失疏泄。

功血的治疗主要从肾、脾、心、肝四脏功能相互协调入手，顺其发病特点，治病求本，兼顾他脏，标本同治，并以补肾健脾、益心养肝、固摄冲任为总则，达到恢复正常身体功能的作用，反对一味运用收敛固涩之品。

二、医案赏析

钱某，女，20岁，海南琼海人，2017年3月15日因"阴道不规则流血2

月余"前来就诊。

患者月经初潮 14 岁，平时月经周期 28 ～ 30 天，经期 6 ～ 7 天，经量中等，无痛经；2 个月前无明显诱因出现阴道不规则流血，每 15 ～ 18 天一行，经期 10 ～ 13 天，量时多时少，有少许血块、色淡质稀，精神疲惫，头晕气短，腰酸乏力，面色萎黄，口唇色淡，饮食纳呆，怕冷，注意力不集中，记忆力减退，纳差，眠差，二便调。舌淡胖苔白，脉沉细无力。既往史：否认糖尿病、高血压、心脏病等慢性病史，否认手术及外伤史，否认药物、食物过敏史。辅助检查：性激素六项示（－）。西医诊断：青春期功能失调性子宫出血，中医诊断：崩漏。证属肾精亏虚，脾失濡养，心失行血，肝失疏泄。治以补肾健脾，益心养肝，固摄冲任。

处方：女贞子 15g，墨旱莲 10g，炒白术 15g，党参 30g，黄芪 30g，当归 15g，茯苓 30g，远志 15g，炒酸枣仁 10g，木香 15g，龙眼肉 10g，生姜 10g，大枣 10g，炒白芍 15g，藕节炭 15g，荆芥炭 15g，甘草 5g。7 剂，水煎服，每日 3 次，日 1 剂，饭后温服。

3 月 22 日二诊：诉服药后无不适，诸症较前减轻，面色转红，精神好转。纳食一般，眠可，二便调。舌淡红苔白，脉沉细。前方加阿胶 15g，炒砂仁 10g，14 剂，水煎服，每日 3 次，日 1 剂，饭后温服。

4 月 5 日三诊：诉服药后无不适，诸症较前明显减轻，面色红润，精神可。纳食可，眠可，二便调。舌淡红苔白，脉细。继予前方 14 剂，以巩固疗效，减少复发。

按：青春期功能失调性子宫出血，临床多为月经周期、经期、经量的异常，如月经频发，周期不规则、经期延长、经量增多、淋漓不断或是阴道不规则流血等表现。如有南宋严用和所撰的《严氏济生方·妇人门·崩漏论治》谓："室女二七天癸至，亦有当时未至而后至者，有卒然暴下淋沥不止者，若有崩漏者，失血过多，亦生诸证。"青春期功血，多为少女至"女子二七"，肾气未充，天癸始至，后天脾胃失于濡养致气血生化乏源，使肾失封藏之职、脾失统摄之权、心失行血之责、肝失疏泄畅达，冲任失守不固，无以制约经血，故经血从胞宫非时妄行。如若肾、脾、心、肝四脏相互协同配合使机体阴阳和调、津血充盛、气血得行、冲任固摄，促进身体功能正常。基于此，林天东教授在治疗上常辨证与辨病相结合，根据病症辨证施治。方中运用二至丸，为女贞子、墨旱莲两药，女贞子甘苦凉，滋肾养肝，益精明目；墨旱莲甘酸寒，补益肝肾，凉血止血。辅以阿胶甘平，补血，止血，滋阴润燥。根据现代药理研究表明，女贞子具有类雌激素样作用，墨旱莲粉敷于狗股动脉半切断面，有良好的止血作用。归脾汤主要为补脾益气，统摄固冲，如明代张介宾所撰《景岳全书》曰："凡见血脱等证，必当用甘药先补脾胃，以益发生之气。盖甘能生血，甘能养营，但使脾胃气强，则阳生阴长，而血自归经矣。"方中黄芪、党参、甘草补气健脾，益气生血；龙眼肉、当归补血养心和营；白术、木香、砂仁健脾理气，使补而不滞；酸枣仁、茯苓、远志养心安神；生姜、大枣合用可益心养脾；白芍养血柔肝，敛阴缓中；藕节炭、荆芥炭可增强止血之功。纵观全方，林天东教授在选方立药中主张治标以顾本，共奏补肾健脾、益心养肝、养血补血、固摄冲任、调经止血之效，二方同用，效如桴鼓。

第三节　先兆流产

一、诊疗特点

【病名概述】

先兆流产是指在妊娠 28 周之前阴道出现少量流血，时出时止或淋漓不断，颜色偏暗红色，或出现血性白带，同时未排除妊娠物，伴随轻微阵发性腰背痛或下腹痛的一种疾病。本病属中医"胎漏""胎动不安"的范畴；"胎漏""胎动不安"之名最早见于西晋王叔和所撰的《脉经》，历代医著对本病也有相关记载，如东汉张仲景所著《金匮要略·妇人妊娠病脉证并治》中载"妇人有漏下者，有半产后因续下血都不绝者，有妊娠下血者。"明代李梴撰《医学入门》曰："不痛而下血者为胎漏。"清代吴谦等编《医宗金鉴·妇科心法要诀》谓："孕妇无故下血，或下黄豆汁而腹不痛，谓之胎漏。"本病主要临床表现为妊娠期阴道少量流血，伴有轻微腰痛、腹痛、下腹坠胀等。本病为妇女妊娠期常见疾患之一，约占妊娠疾病的20%；部分患者因未及时治疗，阴道出血量增多或下腹疼痛加剧，可导致胚胎死亡以及母体并发症，影响患者的身心健康和家庭幸福，且近年来自然流产率有明显上升的趋势。

【学术思想】

先兆流产的病因病机较为复杂，林天东教授认为本病的病因病机与肾、肝、脾三脏功能失调密切相关。张锡纯所著《医学衷中参西录》云："男女生育，全赖肾脏作强。肾旺自能荫胎也。"肾为"先天之本"，主藏精、主生殖，肾气盛乃孕育的根本，若肾气不足，胞宫固藏无权，或肾阴虚致阴血亏失，血海空虚，胎无所依；肾阳亏虚，胞宫寒则无以养胎；肾阴虚，火旺伤络，则络损血溢可发为本病。女子以"肝为先天""以血为本"，主藏血、主疏泄，若肾气亏虚，冲任失调，使肾阴不足无以涵养肝木，水不涵木则肝经血虚，肝失所养，疏泄失职，疏泄不及则肝郁气滞，郁久化火可发为本病。脾主统血，为"后天之本""气血生化之源"，若脾胃虚损，五谷精微化源不足，气血生化乏源，母体虚衰则可发为本病。精、血、气三者相互滋生、相互转化，可有胞宫固藏、胎有所养之效。

先兆流产的治疗，林天东教授认为主要从肾、肝、脾三脏功能相互协调入手；顺其发病特点，治病求本，兼顾他脏，标本同治，并以补肝肾、益精髓，补脾生血养胎，壮胎元固冲任为总则，因此方选寿胎丸加减，全方共奏补益肝肾、健脾益气、养血止血、强固胎元之功效，以达到恢复正常身体功能的作用。反对一味运用收敛固涩之品。

二、医案赏析

张某，女，27岁，海南儋州人，2017年6月15日因"停经65天，阴道少量出血5天"前来就诊。

患者5天前无明显诱因出现阴道出血，现症见：阴道少量出血、色鲜红，伴腰腹隐痛，有下坠感，轻微恶心呕吐。患者末次月经4月12日，月经初潮15岁，月经周期27～30天，经期5～6天，经量中等、色鲜红、质稀，无痛经。患者平素感头晕耳鸣，腰膝酸软，气短乏力，口唇色淡，饮食纳呆，纳差，眠一般，二便调。舌淡苔白，脉滑数尺弱。既往史：曾于2016年8月孕2月余自然流产1胎；否认糖尿病、高血压、心脏病等慢性病史，否认手术及外伤史，否认药物、食物过敏史。辅助检查：①尿妊娠试验阳性；②B超示子宫增大，宫腔内见一孕囊回声，孕囊内有胚芽组织，见胎心搏动。西医诊断：先兆流产。中医诊断：胎漏。证属肝肾亏虚，脾失统摄，胎元不固。治以补肝肾益精髓，补脾生血养胎，壮胎元固冲任。予寿胎丸加减。

处方：菟丝子30g，桑寄生15g，川断15g，阿胶10g（烊化），黄芪30g，炒白术15g，苎麻根30g，黄芩炭15g，棕榈炭15g，炒麦芽30g。7剂，水煎服，日1剂，每日3次，饭后温服。嘱其卧床休息，减少活动。

6月22日二诊：诉服药后无不适，诸症较前减轻，诉阴道出血将净，排便时偶见阴道有点滴血性分泌物，偶有腰酸乏力。纳食一般，眠可，二便调。舌淡红苔白，脉滑尺稍弱。续前方加杜仲15g，炒砂仁10g。14剂，水煎服，日1剂，每日3次，饭后温服。

7月6日三诊：诉服药后无不适，诸症较前明显减轻，诉阴道出血已净，面色红润，精神可，余无不适。纳食可，眠可，二便调。舌红苔薄白，脉滑。继予前方7剂，以巩固疗效，减少复发。

按：先兆流产，临床表现为妊娠期阴道少量流血，伴有轻微腰痛、腹痛、下腹坠胀等。本病为妇女妊娠期常见疾患之一。林天东教授认为，本案患者证属肝肾亏虚，脾失统摄，胎元不固。如清代傅山所著《傅青主女科》指出"夫胎者，本精与血之相结而成，逐月养胎，古人每分经络，其实均不离肾水之养，故肾水足而胎安，肾水亏而胎动。"月经量少、颜色鲜红，伴腰腹隐痛，有下坠感，腰膝酸软，舌淡苔白，脉滑数尺弱，为肝肾亏虚之体。如明代万全所著《万氏妇人科》中云："脾胃虚弱，不能管束其胎，气血素衰，不能滋养其胎。"患者头晕耳鸣、气短乏力、口唇色淡、饮食纳呆为脾肾气虚，肾虚不能载胎，脾虚则气血乏源，无以养胎，故见妊娠期阴道出血等症。治疗上应辨证与辨病相结合，根据病症辨证施治。寿胎丸为清代名医张锡纯所创，最早见于其所著的《医学衷中参西录》；寿胎丸由菟丝子、桑寄生、川断、阿胶四味中药组成。君药菟丝子，张锡纯云："千百味药中，得一最善治流产之药，乃菟丝子是也。"其为阳中之阴药，补肝肾益精髓，温而不燥，滋而不腻，补而不峻，肾旺自能荫胎，是补肾安胎的首选药物；臣药桑寄生在《本草纲目》载其"坚发齿、长须眉、安胎……助筋骨、益血脉，主妊娠血不止，令胎牢固"。其性平和，不温不燥，为补益肝肾、养血安胎之要药，助菟丝子补肾安胎；佐药续断为补中有散，散中有补，补肾固精，养精血安胎，大有连续维系之意，助菟丝子、桑寄生补肝肾，固冲任，使胎气强壮；阿胶滋养阴血，在《神农本草经》亦载："其能安胎也。"其为佐助药兼佐制药，使冲任血旺，血旺自能养胎，并使诸补肾药益肾而无温燥之弊；再加黄芪、炒白术益气健脾，气充则摄胎有权；杜仲补肝肾、强筋骨、安胎；苎麻根清热、止血、安胎；黄芩炭清热、止血、安胎；棕榈炭可加强收敛止血之效；砂仁理气醒脾，防诸药滋腻碍胃；炒麦芽则为行气消食、健脾开胃、固护脾胃之功。纵观全方，林天东教授在选方立药中主张治标以顾本，谨守病机，配伍严谨，不温不寒，补而不滞，诸药合用可发挥补益肝肾、健脾益气、养血止血、强固胎元之功效，则效如桴鼓。

第四节 女性更年期综合征

一、诊疗特点

【病名概述】

女性更年期综合征又称围绝经期综合征，是女性从生育阶段进入老年阶段之前必然经历的一个过渡时期。女性在围绝经期和绝经期间，卵巢功能逐渐衰退至消失，雌性激素分泌水平下降，垂体促性腺激素分泌水平升高，从而导致机体出现内分泌失调、免疫力下降和植物神经功能紊乱等一系列病理改变。记载女性更年期综合征最早的中医文献为东汉张仲景所著的《金匮要略·妇人杂病脉证并治》，如"妇人脏躁""百合病"，相当于现代的郁证；《内经》虽无"郁证"病名的记载，但有五气之郁的相关论述，如《素问·六元正纪大论》载："郁之甚者，治之奈何。""木郁达之，火郁发之，土郁夺之，金郁泄之，水郁折之。"《灵枢·本病论》曰："人忧愁思虑即伤心。""人或恚怒，气逆上而不下，即伤肝也。"至明代虞抟著的《医学正传·卷之二》则首次提出"郁证"的病名。其临床特点是女性在此时期会出现月经紊乱，并伴有不同程度的头晕耳鸣、心烦易怒、忧郁多虑、潮热盗汗、失眠多梦、腰酸乏力、四肢麻木等表现。女性更年期综合征为妇科临床常见病、多发病，好发于 40～60 岁的女性，据不完全统计，现今我国罹患本病的女性已近 1 亿人之多，约占国内所有围绝经期女性人数（约 1.3 亿）的 80%，且发病呈逐年上升趋势。

【学术思想】

女性更年期综合征的病因病机较为复杂，林天东教授认为本病与肾、肝、心、脾四脏相互的协调功能失调密切相关。其发病以肝肾虚损为本；以心失濡养、脾虚失运致气机郁滞，痰瘀内生，扰乱心神，蒙蔽心窍为标。虚实夹杂，标本并存。然其理归结到一点，女性更年期综合征乃肝肾虚损，心失濡养，脾虚失运之故，其基本病理变化多为肝肾亏虚，气机不畅，痰瘀蒙窍。

女性更年期综合征的治疗主要从肝肾着手，兼顾心脾，应顺其发病特点，治病求本，兼顾标症，标本同治，并以补肾、养肝扶正治其本，益心、健脾祛邪治其标为总则，达到恢复正常身体功能的作用，反对一味运用滋补温燥之品。

二、医案赏析

陈某，女，53 岁，海南儋州人，2016 年 5 月 10 日因"绝经 1 年，失眠伴自汗、面部烘热不适 6 月余"前来就诊。

患者诉 6 个月前无明显诱因出现上述症状，入睡困难，梦多，易醒，醒后难再入睡；平素白天、夜间均易汗出湿衣，以头面、前胸部尤甚；常伴面部烘热，口干口苦，手足心热，心烦易情绪激动，偶感头晕耳鸣，心慌胸闷，咽部不适感，双目干涩，视物昏蒙，腰膝酸软，疲倦乏力。胃纳一般，大便时干时溏，小便可、色淡黄。舌质暗红，苔黄微腻，脉弦细数。既往史：否认糖尿病、高血压、心脏病等慢性病史，否认药物、食物过敏史。月经史：2015 年 5 月绝经，15 岁初潮，既往每 28 ～ 30 天来一次月经，每次持续 3 ～ 6 天，每次经量偏少、有痛经、有血块，经前有少腹坠胀、乳房胀痛、腰酸怕冷。辅助检查：①性激素六项示（-）。②心电图示窦性心律，心率为 88 次 / 分；正常心电图。③甲状腺功能五项示（-）。④颅脑 MRI 示（-）。西医诊断：女性更年期综合征。中医诊断：郁证。证属肝肾亏虚，心脾气虚，痰瘀蒙窍。治以补肾养肝，益心安神，健脾益气，祛瘀化痰。

处方：女贞子 15g，墨旱莲 10g，枸杞子 15g，丹参 15g，生甘草 10g，浮小麦 30g，大枣 10g，五味子 10g，枳实 15g，陈皮 15g，法半夏 15g，茯苓 30g，竹茹 10g，炒麦芽 30g。7 剂，水煎服，日 1 剂，每日 3 次，饭后温服。

同时辅以心理疏导，嘱患者保持心情舒畅，多参与体育锻炼，多与亲朋好友交流，切勿过多独处思虑。

5月17日二诊：诉服药后无不适，入睡困难较前明显缓解，梦少，眠安稳；汗出明显减少，面部烘热、心烦易怒、口干口苦、双目干涩、视物昏蒙、腰膝酸软、疲倦乏力症状明显好转；手足心热、头晕耳鸣、心慌胸闷、咽部不适感症状消失。纳可，大便时干时溏，小便可；舌质暗红，苔薄黄，脉弦细。前方加酸枣仁10g，炒砂仁10g，7剂，用法同前。

患者再服7剂后前来复诊，诉服药后无不适，平日仍有少许汗出，偶有口干、腰膝酸软、倦怠乏力，余无不适。纳眠可，二便可，舌质红，苔薄黄，脉弦细。继予前方14剂，巩固疗效。

按：女性更年期综合征以女性出现月经紊乱，并伴有头晕耳鸣、心烦易怒、忧郁多虑、潮热盗汗、失眠多梦、腰酸乏力、四肢麻木等为主要表现。女性一生经历经、孕、产、乳等生理活动，至"女子七七"则有肾精亏虚、肝血亏损、心神不宁、脾失健旺的体质特点。肾精充盛，肾气充足，肾水充盈，肾之阴阳和调，能温煦和濡润全身脏腑形体官窍；肝得肾之阴阳相助，血海充盈，疏泄有序，气机得调，月事以时下；心得肾之阴阳相佐，心血充盈，心气充沛，能化养心神使其灵敏不惑，心神清明则能驭气；脾得肾之阴阳相辅，脾气健旺，运化有常，输布有序；肾、肝、心、脾四脏相互协同配合使机体阴阳和调、津血充盛、气机调畅、痰瘀得化、神守于舍，促进身体功能正常。治疗上应辨证与辨病相结合，根据病症辨证施治。其中方中运用二至丸，为女贞子、墨旱莲两药，女贞子甘苦凉，补中有清，滋肾养肝，益精明目；墨旱莲甘酸寒，补益肝肾，凉血止血。辅以枸杞子甘平，滋养肝肾，益精明目。又入丹参、浮小麦、五味子三药，取似"生脉散"。丹参苦微寒，活血调经，祛瘀止痛，除烦安神；浮小麦甘凉，养心敛汗，益气除热；五味子酸甘温，益气生津，补肾宁心。再予酸枣仁甘酸，养肝，宁心，安神，敛汗；大枣甘温，补中益气，养血安神，与生甘草、浮小麦两药，组为甘麦大枣汤，东汉张仲景著《金匮要略·妇人杂病脉证并治》第二十二篇载："妇人脏躁，喜悲伤欲哭，象如神灵所作，数欠伸，甘麦大枣汤主之。"温胆汤出自宋代陈言著《三因极一病证方论》主治曰："治心胆虚怯，触事易惊也，或梦寐不祥也，或异象惑也……或短气悸乏也，或复自汗也……"方中法半夏辛而温，燥湿化痰；佐以竹茹甘而微寒，清热化痰，除烦止呕。法半夏与竹茹一温一凉，化痰、除烦、止呕。陈皮辛苦温，醒脾理气，行滞化痰；枳实辛苦而微寒，降气导滞，消痰除痞。陈皮与枳实亦为一温一凉，以增强理气化痰之效力。茯苓甘淡平，归心、脾、肾经，健脾渗湿，既杜生痰之源，又可宁心安神；砂仁辛温化湿开胃，温脾止泻，理气安胎；生甘草甘平，补脾益气化痰，调和诸药；辅以麦芽味甘平，能缓急、养心气，炒香则可悦脾开胃、除烦解闷（明代贾所学撰《药品辨义》载）。药理学研究显示，麦芽具有调节性激素作用。纵观全方，林天东教授在选方立药中主张治标以顾本，共奏滋补肝肾、宁心安神、健脾理气、行气解郁、泻热除烦、化痰散瘀之效，配合及时有效到位的心理疏导，从而效如桴鼓。

第五节　月经不调

一、诊疗特点

【病名概述】

月经不调是指月经周期、经期和经量发生异常，以及伴随月经周期出现明显不适症状的疾病，主要包括月经先期、月经后期、月经先后无定期、月经过多、月经过少、经期延长等。中医学一般将月经不调统称为月经病；另一方面，在现代医学中常提及的多囊卵巢综合征、闭经泌乳综合征、功能失调性子宫出血、生殖系统炎性反应、计划生育手术后，均可表现为月经不调，严重影响女性的健康。众所周知，作为妇科常见病之一的月经不调在临床中是发病率最高，也是最常见的。目前，由于人们生活压力的增加和饮食的不规律导致女性月经不调的发病率显著上升，月经不调在各大医院妇科门诊疾病中占据 4/5 比例。

【学术思想】

《素问·上古天真论》记载："女子七岁，肾气盛，齿更发长，二七而天癸至，任脉通，太冲脉盛，月事以时下，故能有子。"《妇人大全良方》中亦有"妇人以血为本"的记载，《女科撮要》云："夫经水，阴血也，属冲任二脉主，上为乳汁，下为月水。"以上论述可见，女性月经的形成是与脏腑气血以及经络有着密切的联系，其中又与肾脏、冲脉、任脉、胞宫的关系尤为密切，形成特有的"肾-天癸-冲任-胞宫"月经轴，肾为主导，天癸为促进生长、发育和生殖的物质与动力，通过冲任聚集脏腑之阴血，使血海满盈并下达于子宫，子宫藏泻有期，则月经按时来潮，若月经轴的功能出现紊乱，则出现月经不调。林天东教授认为月经不调多由肝、脾、肾三脏功能失衡所致，肝藏血而主疏泄，肾藏精而为水火之脏，精血相生，冲任二脉所系，脾统血，为气血生化之源，故在肾主司月经的基础上，注意调整肝脾，以及气血对月经的影响，主张从肝、肾、脾三脏的病机中找寻治疗契机，故林天东教授结合多年的临证经验，主张治疗月经病的原则是以调整月经周期，恢复正常变化周期作为首要任务，并根据月经的周期性变化提出依据月经的不同变化周期来调整月经，选药亦随之发生调整，故而林天东教授依据传统中医的月经理论，并参照西医学关于女性生殖内分泌的理论，将月经周期分为经前期、行经期、经间期、经后期 4 个时期，在治疗时按照不同的时期，根据月经、黄体在不同时期的发生发展规律，顺应其变化，分四步辨证治疗。

1. 经前期

排卵后至行经前的 14 天左右是经前期，肾阳渐充盛，由阴转化为阳而发挥阳的功能，基础体温高温相，子宫内膜持续增厚，腺体继续增长、弯曲，黄体功能逐渐达到全盛时期。林天东教授在此阶段治疗着重于阳，宜水中补火，阴中求阳，才能使阴阳达到平衡。治宜以温阳为主，兼补肝肾以补冲任，方药多用巴戟天、肉苁蓉、熟地黄、山茱萸、当归、菟丝子、枸杞子、党参、茯苓、淫羊藿、白术。此阶段重用温阳之巴戟天、肉苁蓉、菟丝子、淫羊藿、枸杞子等以达温肾壮阳之力，借以促进内膜分泌，为月经来潮提供阳气支持，并遵循阴中求阳之法则佐以熟地黄、酒山茱萸等滋阴之品以达阴平阳秘，防止温阳过度而致阴津耗竭，同时配合补脾之党参、茯苓、山药、白术等以防温阳之力而反克脾土。

2. 行经期

行经期又指月经期，是指在月经周期的 1～7 天，即月经来潮期，表现为子宫内膜的出血与脱落，中医学认为此时阴阳气血充盈满溢，因阳气鼓动而泻，故林天东教授注重在此阶段采用通因通用的原则，以活血养血通经为治疗法则，佐以理气之品，促使月经顺利排出，方药多以四物汤为主方加减，多用当归、熟地黄、白芍、川芎、益母草、鸡血藤、泽兰、甘草等。方中以熟地黄为君，滋阴养血，填精补髓；当归滋阴补肝、养血调经；芍药养血和营，以增补血之力；川芎活血行气、调畅气血，以助活血之功；益母草、泽兰、鸡血藤活血调经；甘草调和诸药。诸药合用，共奏健脾补肾、活血通经之效。

3. 经后期

经后期相当于卵泡发育成熟的阶段，在月经周期的第 7～14 天，子宫内膜显著增生为本阶段的主要特点，故有增生期之称。中医学认为本阶段由于月经来潮，耗伤大量经血，血海故而空虚，另外阴血外溢，阳气亦随经血外散，此阶段的气血阴阳均亏虚，而又以阴血亏虚为主要表现，并根据中医学理论认为肾脏为经血产生的本源，只有肾阴的充盈才能形成天癸，故而本阶段林天东教授主张采用补肾养血为基础治则。方药多用五子衍宗丸为主方加减，多以菟丝子、五味子、枸杞子、覆盆子、车前子、熟地黄、当归、续断等。方中菟丝子取其温肾壮阳之力，配以枸杞子填精补血，伍以酸敛之品五味子补中寓涩、敛肺补肾，配合甘酸微温之覆盆子固精益肾，佐熟地黄以补肾填精，并于补益之中加入当归、续断等活血理气之品以冀祛瘀生新之意。

4. 经间期

经间期相当于排卵期，在月经周期的第14天左右，此阶段肾阴发展到"重阴阶段"，重阴必阳，由此月经周期开始了第一次转化，转化的结果导致排卵，卵泡成熟而排卵，基础体温上升，基础代谢加强。依据上述阐释，林天东教授认为此时当以滋阴扶阳助转化，兼以活血调气为治疗主旨，但须注意在滋阴过程中扶阳通络以促排卵，并注重调气活血，如此才能达到肾阴阳双补，先后天同时受到滋补，重在填"精"促排卵之效。方药多以菟丝子、熟地黄、山药、山茱萸、淫羊藿、枸杞子、黄精、丹参、当归、桃红、柴胡等。方中以三补的熟地黄滋肾填精为主药，辅以山药补脾固精，山茱萸养肝涩精，并以黄精加强滋阴力度，并补肺、脾、肾三脏，配以枸杞子填精补血，同时佐扶阳之菟丝子、淫羊藿等以助温阳促排卵，并予以调气活血之品丹参、当归、桃红、柴胡等以防滋阴过于滋腻，从而达滋阴填精促排卵之效。

二、医案赏析

案1

张某，女，31岁，已婚。2017年10月22日初诊，以"月经推后9天"为主诉就诊。

刻下见：面白，纳差，寐安，带下稍多，舌淡、苔薄白，脉细涩。平素经行推后2天，量可，色红，夹血块。末次月经2017年9月13日。中医诊断：月经后期，脾肾两虚、营血瘀滞证。治以健脾补肾，活血通经。方以四物汤加减。

处方：当归 10g，白芍 20g，熟地黄 20g，川芎 10g，益母草 30g，鸡血藤 30g，泽兰 10g，甘草 10g。7 剂，水煎 300mL，每日 1 剂，早、中、晚温服。

2017 年 10 月 30 日二诊：患者服药后月经于昨日来潮，量较前增多，有少许血块，偶有腰痛，带下量减少，予上方加桃仁 10g，红花 10g。嘱服 7 剂。水煎 300mL，每日 1 剂，早、中、晚温服。

2017 年 11 月 7 日三诊：患者服药后于 11 月 3 日月经停止，经行量可，血块消失，腰痛消失。嘱下次月经前 1 周服 2017 年 10 月 22 日方 7 剂，服法同前。随访半年，未复发。

按：本例中医亦称"经行后期""月经延后""月经落后""经迟"等。四物汤由《金匮要略》中的芎归胶艾汤去阿胶、艾叶、甘草而成。宋代《太平惠民和剂局方》载："四物汤，调和营卫，滋养气血，治冲任虚损，月水不调……空心食前。"首载治疗妇产科疾病，为历代医家所推崇。方药四味，熟地黄为君，滋阴养血，填精补髓；辅以当归补血养肝，活血调经；佐以白芍养血和营柔肝；使以川芎活血行气。其中地、芍为阴柔补血之品，与辛香之归、芎相配，补血而不滞血，行血而不伤血，温而不燥，滋而不腻，成为补血调血之良方。加入益母草、泽兰、鸡血藤活血调经，甘草调和诸药。诸药合用，共奏健脾补肾、活血通经之效。

案 2

王某，女，24 岁。2017 年 3 月 1 日初诊。因"月经量少 2 年余"就诊。

患者既往月经周期规律，经来量少，两日即净，睡眠不实，性情急躁，口干不明显，腰背部怕冷，易疲倦，白带正常，周身发凉，舌淡暗苔白，脉沉细。B 超：盆腔未见异常。辨为肾虚精亏，气血两虚证。治以补肾益精，养血调经。方以五子衍宗丸加减：

处方：枸杞子 10g，菟丝子 15g，五味子 10g，覆盆子 15g，车前子 15g，川芎 10g，熟地黄 10g，生地黄 10g，仙茅 10g，淫羊藿 10g，黄柏 10g，炙黄芪 15g。14 剂，水煎服。

2017 年 3 月 15 日复诊：患者周身发凉好转，正值月经前期，去仙茅、淫羊藿，加益母草 30g，桃仁 10g，山萸肉 10g，滋肾阴活血化瘀，再服 5 剂月经来潮，经量较前增多，无腹痛。

按：月经过少的根本病机为肾精不足、精亏血少，明代虞抟《医学正传》曰："月水全赖肾水施化，肾水既乏，则经水日以干涸。"肾精不足则冲任气血不足，血海满溢亦不足，故而月经过少。肾精充盈，月经应时来潮。肾精衰少，天癸由少而至衰竭，严重可出现闭经。《证治准绳·女科》谓："经水涩少，为虚为涩，虚则补之，涩则濡之。"方选五子衍宗丸加减。患者腰背部怕冷，易疲倦，周身发凉，加仙茅、淫羊藿温补肾阳，川芎、生地黄养血补血调经，《本草正》谓："川芎，其性善散，又走肝经，气中之血药也。"川芎行气活血使全方补而不滞，黄柏滋阴清热使全方温而不燥，加黄芪补气升阳。全方共奏补肾益精、养血调经之效。

第六节 阴 吹

一、诊疗特点

【病名概述】

阴吹是妇女阴道有气排出，并带有声响，状如矢气者，多见于 35 岁以上的已婚体弱妇女，由于羞于启齿，往往迁延时间，延误治疗。该病严重影响患者的生活质量，给患者带来极大的精神压力。西医无此病名，根据临床症状，认为阴吹的发生具有其生理学基础。因阴道后穹窿、子宫是一个相对的空腔结构，由于产后多体弱、久病体虚等原因导致阴道壁松弛，宫颈口开放，气体容易进入后穹窿或子宫，或由于体位的改变或其他原因导致腹压增大，空腔变小，空气从阴道排出，导致阴吹。但无特效药物治疗。中医学对此病的记载较久远，相比之下，中医药治疗本病有很大的优势。

【学术思想】

阴吹为妇科疾病之一，其病名首载于张仲景的《金匮要略》。对于阴吹的病因病机，《金匮要略·妇人杂病脉证并治》谓："胃气下泄，阴吹而正喧，此谷气之实也，膏发煎导之"；李东垣《脾胃论》指出："脾胃不和，谷气下流"；尤在泾于《金匮要略心典》谓："阴吹，阴中出声如大便矢气之状，连续不绝，故曰正喧。谷气实者，大便结而不通，是以阴阳下行之气，不得从其故道，而乃别走旁窍也。"基于此，林天东教授通过研习和整合各医家的治病经验并结合自身多年的临证体会，提出阴吹的病位主要在脾，与肾、胃等密切相关，病机为脾气虚弱，中气下陷。素体虚弱，或产后、病后过早从事劳作，以致脾失健运，中气不足，谷道欠利，甚至中气下陷，无力升举，腑气失循常道发为阴吹。

阴吹的治疗多以健脾益气，升阳举陷为治则。脾乃先天之本，主运化升清，脾气健则气得以升，中气足使升举有力而不下陷，腑气循之有道。

二、医案赏析

李某，女，38 岁。2017 年 11 月 7 日因"自感阴道有气排出 2 年"而就诊。

患者自述 2 年前分娩第 1 个孩子后自感阴道有气排出而不臭，时断时续，时轻时重，伴见面色苍白，气短疲乏，纳谷不香，二便调。舌质淡苔白，脉弱无力。妇科检查未见明显异常。中医诊为阴吹，证属脾虚气陷，治以健脾益气、升阳举陷。方以补中益气汤加味。

处方：黄芪 30g，党参 15g，白术 15g，柴胡 10g，升麻 10g，当归 10g，陈皮 10g，五指毛桃 10g，炙甘草 10g。7 剂，水煎服，日 1 剂，分 3 次温服，每次 100mL。嘱其忌食生冷，畅情志。

二诊：2017 年 11 月 14 日。自诉服用前方后诸症状明显减轻，二便调，舌质淡苔白，脉细弱。嘱患者继服前方7剂，煎服法同前。嘱其忌食生冷，畅情志。

3个月后随访，患者诉阴道无气排出，余无特殊不适。

按：本例患者非谷气实，而为中气下陷所致，该患者产后气血大虚，中气不足，脾虚气弱，运行无力，致腑气不循常道，故不时感觉前阴有气作响而不臭；气血不足，则见面色苍白、气短疲乏、脉虚大、苔薄白等气血虚之象；脾胃失和则纳谷不香。用补中益气汤加减，补中益气，升阳举陷。补中益气汤由金元时期著名医家李东垣创立，首载于《内外伤辨惑论》，由李氏根据《内经》中"损者益之"之旨而制定，全方由黄芪、炙甘草、人参、当归、橘皮、升麻、柴胡、白术组成。方中黄芪补中益气、升阳固表为君，党参、甘草健脾益气为臣药；白术补气健脾，当归补养营血、气有所附，陈皮理气和胃，使全方补而不滞，三药共为佐；升麻、柴胡共助升阳举陷，助参、芪升提下陷之中气；五指毛桃性平，健脾行气补益。诸药合用，共奏健脾益气、升阳举陷之效。

第四章　男科病

第一节 不 育

一、诊疗特点

【病名概述】

不育症是由多种原因导致，主要表现为生育能力下降或丧失的一种综合病症。主要指育龄夫妇同居 1 年以上，性生活正常，亦未采用任何避孕措施，女方正常，由于男子生殖器官的解剖和生理功能异常（包括精子质量异常）等因素，而致女方不能受孕，或虽能受孕但不能怀胎、分娩者。在我国古代，"不育"病名在先秦时期已出现，在医书上首次提及的便是我国的四大经典之一——《黄帝内经》。书中对不育、胎孕等进行了初步的阐述，后人也是在此基础上不断加以研究、完善。目前男性的生殖健康逐渐受到世界各国的关注。科学家们警告：目前全球范围内人类的精子质量在不断下降，不育症将是 21 世纪继心血管、癌症之后的第三大威胁人类健康的疾病。据西方国家数据调查显示：10% ~ 15% 的育龄夫妇存在不育问题，其中男性因素大约占 50%。在中国约 1/10 的夫妇存在不育，男方因素导致的约为 40%。流行病学资料显示：男性精子的质量在近 10 年内出现了明显下降的趋势。

【学术思想】

古代中医对不育症的认识由来已久，《黄帝内经》中对生殖生理便有了较为系统的论述，"人始生，先成精""两神相搏，合而成形，常先身生，是谓精"，认为"精"是生殖的物质基础。书中还言及"丈夫八岁，肾气实，发长齿更；二八，肾气盛，天癸至，精气溢泻，阴阳和，故能有子"；"年已老而有子者……肾气有余也。"强调了肾气盛是生育的根本，进而提出了以肾为核心的生殖生理理论基础。到了唐代则有了关于"五不男"的论述，指出"天"

（即男子先天性生殖器官发育不全）、"漏"（即遗精、早泄之病）、"犍"（即阴茎及睾丸切除者）、"怯"（即阳痿）、"变"（即两性畸形）五种原因可导致男子不育。明代万全《万氏家传育婴》认为男之无子者，责精之不足也；精气之不足，肾实主之。并认为必于平日，男子清心寡欲以养其精。清代沈金鳌《妇科玉尺》认为求子者，男当益其精而节其欲，使阳道之常健，有子之道也。并提出养精之法有五：一须寡欲，二须节劳，三须息怒，四须戒酒，五须慎味。清代《石室秘录·子嗣论》则更明确认识到"男子不生子，有六因：精寒也，气衰也，痰多也，相火盛也，精少也，气郁也"。因此林天东教授研究多年，认为男性不育症的主要病机以脾肾亏虚多见，应以补脾肾为主，兼调畅情志。

1. 基于"肾主生殖"理论认识不育症

肾为先天之本，藏精，主生殖，在男性的生殖繁衍过程中起着主导作用。男子的生殖系统以及生精、种子的功能与肾精密切相关，而肾精之盛衰与天癸之盈亏有着密不可分的关系。《灵枢·本神》曰："生之来，谓之精。"《灵枢·决气》则云："两神相搏，合而成形，常先身生，是谓精。"认为肾中所藏的先天之精与脾胃所藏的水谷精微物质不断濡养，方能产生生殖之精。《素问·上古天真论》云："男子二八，肾气盛，天癸至，精气溢泻，阴阳和，故能有子。""八八天癸竭，精少，肾脏衰，形体皆极，则齿发去。"即男子自幼年开始，肾精逐渐充实；至二八左右，肾精进一步充实，精液形成，具备了生殖能力；到老年时，肾精逐渐减少以至枯竭，精液的产生也就减少或停止。可见，在《黄帝内经》中对男性生殖有比较系统的论述，并且首次提出以"肾"为轴心的男科学理论，即"肾精核心学说"。所以男子生殖功能的变化过程就是肾精盛衰的反映。一旦肾精不足，则会导致精冷、精少等，影响人的生殖功能。

综上，林天东教授认为肾藏精，主生殖发育，与生育能力密切相关，认为肾所藏精气充足、男女房事是男子具备正常生育能力的生理基础，如繁衍生育的基本物质匮乏，生育功能将受损。

2. 基于"脾为气血生化之源"理论认识不育症

林天东教授常提及脾为后天之本，主运化水谷精微，为气血化生之源。脾为人身之本源。李中梓在《医宗必读·卷一·医论图说》中说："经曰治病必求于本……故善为医者，必责根本。而本者有先天后天之辨。先天之本在肾……后天之本在脾。"脾胃功能对肾精的盛衰与否起着直接和间接双重作用。脾化生水谷精微，输布全身以养五脏，精室得以精微滋养，才能使生殖之精充足。肾精足可化生气血，气血充亦可化精，此即精血互化互生。肾精欲盈，必先脾健，脾健则气血充，化精有源，才能"精气溢泻"而繁衍后代。若脾虚化生水谷之功能障碍，精微不足，肾精失充，则出现精少、精清、精弱而不育。脾虚气亏，运血之力不足，气血不和，血不化精，也会出现精少、精弱而不育。基于此，脾肾相生，先天养后天，相互滋生，相互促进，才能保证生殖之精的生成源泉不竭尽，保持其正常的密度、活力、活率，发挥正常的生殖功能。

因此，林天东教授在不育症的处方用药方面，主以五子衍宗丸加减。对于无症状性不育症，多以五子衍宗丸联合桂枝茯苓丸；对于少精症，多以五子衍宗丸加乌药、沉香、细辛。对于多年未育，兼情志不畅者，多以五子衍宗丸联合四逆散治之。

二、医案赏析

张某，男，28岁，海口人，2017年6月18日因"未避孕2年未育"前来就诊。

患者诉2年来规律性生活，女方一直未孕，曾在外院查CASA（计算机辅助精子分析）：少弱精子症，女方各项检查未见异常。现症见：患者情绪稍低落，食欲差，偶有腰背部酸痛，眠差，大便调。舌质淡，苔薄白，脉弦细。

查体：外生殖器未见异常。前列腺液镜检：卵磷脂小体（+++），WBC（白细胞）0～5/HP；性六项（-）；生殖器B超未见明显异常。支原体（-），衣原体（-）。CASA：量3mL，液化时间30分钟，密度12.26×10^6/mL，总活力28.45%，A级10.32%，B级8.56%，C级9.57%，D级71.55%。中医诊断为不育症，脾肾亏虚型。治以补肾健脾，益气强精。

处方：枸杞子30g，菟丝子30g，五味子15g，覆盆子15g，车前子15g，乌药10g，沉香10g，细辛3g。30剂，水煎服，日1剂，每天2次，饭后温服，同时辅以心理疏导，嘱患者1个月后复查精液并放松心情，勿过分思虑。

7月17日二诊：患者诉服药后，腰背部隐痛消失，全身较前轻松。复查CASA：量3mL，液化时间30分钟，密度14.37×10^6/mL，总活力43.28%，A级14.56%，B级9.75%，C级18.97%，D级56.72%。精子活力较前提升，再续前方30剂，煎服法同前，并指导患者同房时间。

8月18日三诊：患者诉服药后无特殊不适，偶有勃起不坚情况。复查CASA：量4mL，液化时间30分钟，密度18.76×10^6/mL，总活力55.76%，A级21.89%，B级14.74%，C级19.13%，D级44.24%。精子密度及活力较前明显好转，予前方加淫羊藿，30剂，煎服法同前，嘱女方监测排卵并指导双方同房时间。

9月15日四诊：患者诉现无特殊不适。复查CASA：量5mL，液化时间30分钟，密度20.02×10^6/mL，总活力61.34%，A级26.36%，B级21.24%，C级13.74%，D级38.66%。精子密度及活力恢复如常，再续前方30剂巩固疗效，煎服法同前，嘱女方监测排卵并指导双方同房时间。于10月28日电话告知女方已怀孕。

按：患者多年未育，查精液常规示少弱精子症，结合舌脉，林天东教授认为证属脾肾两虚，脾不足，气血化生无源，无法濡养精血，肾不足，无以化生精血，故表现为精子生成不足，活力差。故方选古今种子第一方——五子衍宗丸，加乌药、沉香、细辛。方中枸杞子味甘平，归肝、肾经，补肾阴而生肾精；菟丝子辛甘微温，归肝、脾、肾经，健脾补肾益精，共为君药。覆盆子甘酸微温，归肝、肾经，温肾而不燥、固精而不凝；五味子甘酸温，归心、脾、肾经，益气补虚、强阴涩精；乌药辛温，归脾、肝、肾、膀胱经，温补肾阳，疏通气机；沉香辛苦温，归脾胃、肾、肺经，温肾散寒，行气温中，具有温而不燥、行而不散之功，共为臣药。车前子清肝肺风热，导膀胱水邪，利水而不动气；细辛辛温，归肺、肾、心经，辛散温通，芳香透达，通精窍，合为佐药。全方不凉不燥，共奏益气健脾、补肾益精、种嗣衍宗之功。

第二节　阳　痿

一、诊疗特点

【病名概述】

阳痿是指男性除未发育成熟或已到性欲衰退时期，性交时阴茎不能勃起，或虽勃起但勃起不坚，或勃起不能维持，以致不能完成性交全过程的一种病症。西医称为"勃起功能障碍"。我国古代记载阳痿最早的中医文献为《马王堆医书·养生方》，称之为"不起"。明代周之干首次以"阳痿"命名该病，其临床特点是成年男性虽有性的要求，但临房阴茎痿软，或举而不坚，或虽坚举而不能保持足够的勃起时间，阴茎不能进入阴道完成性交。阳痿是常见的男性性功能障碍，我国城市男性的阳痿总患病率为26.1%，而40岁以上中老年男子阳痿的患病率为40.2%～73.1%，且随年龄增长而上升，60岁以上者尤为明显。

【学术思想】

阳痿的病因病机比较复杂，林天东教授认为与肝、肾、心、脾功能失调密切相关。年龄较小，或体质强壮者，其病多与心、肝相关，是心神与情志之变，为心气素虚，力难久战。因心神不宁则心气涣散，气不固则致肝气疏泄失常，故而影响气血运行，损伤阳道。《广嗣纪要·调元篇》也提及：男有三至，心气至，则大而热，心气未至者，壮而不热，强合则伤其血。肝气不至者，则痿而不举。而年龄较大，或体质衰弱者，又多与脾、肾相联系，是虚损之疾。脾乃气血生化之源，其收纳水谷精微，产生营气，濡养五脏六腑，脾虚则气血运化失常，气血亏则阳道不振也。肾主前后二阴，为元气之本，精志之藏，若房劳肾伤，情欲过度，肾精不固，则精无以化生气血，气血虚损，阴阳不和，脏腑即虚，精气空竭，不能荣华，故阳气痿弱，阳事不能也。然其理归结到一点，阳痿乃阳道不兴，功能失用之故，其基本病理变化多以心肝功能失调为主，兼脾肾两虚。

对阳痿的治疗，林天东教授主要从肝着手，兼及心、脾、肾，以疏肝宁心、补肾健脾、兼活血为总则，反对滥用燥烈温补之品。通过疏肝以调畅气机，气血和调、肝血充盈则阳事正常；通过宁心，使其神安，心气足，大而热也。通过补肾健脾，恢复气血生化之源，使脾肾二气渐充，元气乃复，二气俱足，女之心悦也。

故年轻而体壮者，病多在心、肝，肝郁、心气虚占多数，治以调和心肝为主；年老而体弱者，病多在脾、肾，虚证或虚实夹杂证占多数，治以调补脾肾为先。现如今不论何因、何证或病程新久，均应适当加入活血之品。

二、医案赏析

孙某，男，35岁，海口人，2015年5月15日因"阴茎勃而不坚6月余"前来就诊。

患者诉半年前因工作压力大，情绪波动较大后出现阴茎勃而不坚，坚而不久，导致夫妻性生活不和谐。现症见：情绪低落，精神不振，神疲乏力，性欲差，偶有晨勃及夜间勃起，时有阳事不举，举而不坚，易痿软，多数难以完成同房，一遇房事便心生紧张，并时有腰背部酸痛，纳可，眠差，大便调。舌质紫暗、边有瘀点瘀斑、苔薄白，脉弦细。查体：外生殖器未见异常。前列腺液镜检：卵磷脂小体（+++），WBC 0～5/HP；性六项（–）。生殖器 B 超未见明显异常。西医诊断：勃起功能障碍。中医诊断：阳痿，心气不足、肝郁肾虚夹瘀血证。治以疏肝益肾，补气活血。

处方：柴胡 10g，枳实 10g，白芍 15g，甘草 5g，蜈蚣 1 条，蛇床子 15g，阳起石 10g，锁阳 10g，九香虫 10g，桃仁 10g，红花 10g。7 剂，水煎服，日 1 剂，每剂 3 次，饭后温服，同时辅以心理疏导，嘱患者及女方放松心情，勿过分思虑。

5 月 22 日二诊：诉勃起功能较前改善，自信心较前恢复少许，但仍难以持久，予前方加蜂房 10g，合欢皮 15g。7 剂，用法同前。患者再服 7 剂后前来复诊，诉出现晨勃及夜间勃起，基本可以完成同房，与妻子情感较前好转。继予前方 14 剂，巩固疗效。

按：男性勃起功能障碍，俗称"阳痿"，临床以勃而不举，举而不坚，坚而不久为主要表现。对于男性而言，特别忌讳，因目前社会及家庭生活压力与日俱增，男性一旦出现不适症状，很快便产生恐惧、忧郁、焦虑等症状，继而加重病情。古人对阳痿多认为病位在肾，病性多虚、多寒。然而林天东教授临证多年发现情志变化既是阳痿发生的易患因素，也是促成因素，肝气不疏而郁，肝郁而调达功能失调，肝虚不能温养心气，则表现为血亏和生气不强、心血和心阳、心神衰弱之象，而肝肾同源，肾得不到帮助，久之则导致虚证，最终出现肾虚引起阳痿。故在辨证的基础上，用经典名方四逆散加蛇床子、阳起石、锁阳，适当加入九香虫、蜂房、蜈蚣等血肉有情之品。方中柴胡入肝经，升发阳气，疏肝解郁，为君药。白芍敛阴养血柔肝，与柴胡合用，以补养肝血，条达肝气，可使柴胡升散而无耗伤阴血之弊，与蛇床子、阳起石、锁阳温肾壮阳合而为臣药。佐以枳实理气解郁，与白芍相配，又能理气和血，使气血调和。使以甘草，调和诸药，健脾和中。辅以血肉有情之品，如九香虫、蜂房、蜈蚣等，既能疏肝行气解郁，还能温补肾阳，兼活血化瘀之功，可直达宗筋，其效倍增。

第三节　慢性前列腺炎

一、诊疗特点

【病名概述】

慢性前列腺炎是临床常见病、多发病，主要以尿路症状、疼痛、生殖系统症状及精神抑郁症等表现为主，且反复发作、顽固难愈，十分棘手。中医将其归属于"精浊""淋证""精病"等范畴。研究表明，约有50%的男性在一生中的不同时期有过慢性前列腺炎的相关症状，国内报道15～60岁的男性有前列腺炎相关症状的比例大约为8.4%。

【学术思想】

中医对慢性前列腺炎的认识由来已久，如《素问·痿论》中提到："思想无穷，所愿不得，意淫于外，入房太甚，宗筋弛纵，发为筋痿，及为白淫。"《医宗金鉴·杂病心法要诀》则言："油在精窍溺自清，移物如脓，阴内痛，赤热精竭不及化，白寒湿热败精成。"《医学三字经》云："盖以脾主土，土病湿热下注，则小水混油。湿胜于热则白油。"清代林珮琴在《类证治裁·淋浊》中指出："肾有两窍，一溺窍，一精窍，淋在溺窍，病在肝脾；浊在精窍，病在心肾。"清代著名医学家程钟龄则认为精浊的产生有二：一为肾虚引起精关固守失职，败精流注，瘀积精道；二为湿热之邪下注，湿热久蕴下焦引发淋浊。可见古代医家大多从湿热、肾虚论治前列腺炎。

基于此，林天东教授综合各家学说，认为前列腺归属于"精室"范畴，而肝足厥阴之脉"循股阴，入毛中，过阴器，抵小腹"，肝的疏泄正常与否与精室病理、生理息息相关。目前生活节奏较快，男性工作压力较大，久之易导致肝气不疏，气机郁滞，加上烟酒无度、嗜食辛辣膏粱厚味，致脾失健运，酿生湿热，《素问·太阴阳明论》云："伤于湿者，下先受之。"故湿热之邪循肝经下移，导致肝经湿热侵袭精室，湿热日久，灼伤肾阴，继而出现小便淋沥涩痛等表现，且肾阴亏虚，阴损及阳，阳虚则气化失常，膀胱开合失度，出现小便频数等症。《傅青主女科》对带下病有详细的论述："妇人有带下而色黄者，宛如黄茶浓汁，其气腥秽，所谓黄带是也。""黄带乃任脉之湿热也。"因带脉通于任脉，而任脉起于胞中，下出于会阴，经阴阜，沿腹部正中线上行，走于唇齿之间，原有不断之泉下贯于任脉以化精，使任脉无热气之绕，而一旦热邪存于下焦，则津液不能化精，反化湿也。且任脉与肾相通相济，肝之化火与脾之生湿，湿热相合，灼伤肾阴，使其欲化红而不能，欲返黑而不得，煎熬成汁，乃成黄带也。综上所述，男女之病，无论在病因病机上，都有其相似之处，对于男女之病，不能分而治之。

基于此，林天东教授认为结合中医辨证论治及《傅青主女科》的思想，认为男女异，异在经带胎产，而藏象一致，女疾男病，同属阴阳八纲，而治法则一。提出了从"异病同治"角度论治慢性前列腺炎，即当慢性前列腺炎证属肾虚湿热下注时，效仿《傅青主女科》治疗带下病之法，主张应用易黄汤治疗，取其清热祛湿、固肾止浊之功，经多年临床观察，疗效显著。

二、医案赏析

黄某，35岁，海南文昌人，于2016年6月15日因"尿频、尿急1年"就诊。

现症见：尿频，每日10次，尿急、排尿不顺畅，偶小便刺痛及尿道口灼热，色黄，时有尿不尽，夜尿 2 次，会阴部及双侧腹股沟稍不适，小腹时有胀闷不适，阴囊潮湿、有异味，易出汗，易滑精。近期出现性欲下降，勃起硬度较前减退，纳眠一般，食欲较差，易有饱闷感，大便稀溏，每日 3 次。舌红苔黄腻，脉滑数。林天东教授辨为肾虚湿热蕴结之证，治以清热祛湿、固肾止浊。方用易黄汤加减。

处方：山药 15g，芡实 15g，黄柏 15g，车前子 15g（包煎），白果 10g，生薏苡仁 15g，炒厚朴 10g，石榴皮 10g，酸枣仁 10g。7 剂，水煎服，日 1 剂，每日 3 次，每次 100mL。并嘱患者放松身心，清淡饮食。

6 月 22 日二诊：诉尿频、尿急改善，小便刺痛及灼热感消失，会阴部及阴囊潮湿缓解，小腹胀闷感减轻，大便次数较前减少，但仍有勃起功能不佳。舌红、苔黄稍腻，脉滑数。前方去炒厚朴，加仙茅 10g，阳起石 10g。7 剂，煎服法同前。

6 月 29 日三诊：患者诉尿频、尿急症状明显改善，勃起硬度较前好转。纳眠可，大便调。舌红苔薄黄，脉滑。续前方，薏苡仁减至 10g，加炒麦芽 20g，淫羊藿 15g。7 剂，煎服法同前。

7 月 6 日四诊：患者诉不适症状消失，性欲好转，勃起硬度恢复较好，余未不适，纳眠可，二便调。舌红苔薄白，脉滑缓。前方不变，续 14 剂，巩固疗效。

按：林天东教授认为该患者为典型的慢性前列腺炎，肾虚湿热之证明显，方选易黄汤加减。方中重用山药、芡实补脾益肾，为君药；白果收涩止浊，兼除湿热，为臣药；黄柏、车前子清热祛肾火，使湿邪有出路，为佐药；加薏苡仁，增强化湿之力。诸药合用，共奏清热祛湿、固肾止浊之效。再辅以仙茅、阳起石等改善勃起功能。主次症兼顾，较大程度地缓解了患者的不适。

第四节　良性前列腺增生症

一、诊疗特点

【病名概述】

良性前列腺增生症是指由于多种因素所导致的前列腺良性增生，表现为前列腺体积增大和下尿路功能障碍的一种疾病。本病属中医"癃闭"范畴，"癃闭"之名最早见于《黄帝内经》，其对本病有着相关阐述，如《素问·标本病传论》谓："膀胱病，小便闭。"《素问·宣明五气》谓："膀胱不利为癃，不约为遗溺。"《灵枢·本输》云："三焦者……实则闭癃，虚则遗溺，遗溺则补之，闭癃则泻之。"本病的临床特点早期以尿路刺激症状为主，常表现为尿频、尿急、夜尿次数增多；后期以尿路刺激症状和尿路梗阻症状并存为主，症见尿频、尿急、夜尿增多、尿无力、尿不尽感、尿线变细、排尿困难、尿潴留等。本病好发于 40 岁以上的男性，国内 60 岁以上男性发病率约为 50%，80 岁时可高达 83%，随着年龄的增大，其发病率也随之增加。

【学术思想】

良性前列腺增生症的病因病机较为复杂，林天东教授认为本病与肾、脾、肺、膀胱的相互协调功能失常密切相关。其病因为老年体弱或久病体虚，脾肾阳衰，脾肾气虚，肺失宣发肃降，通调水道失职，气机升降失司，而致膀胱气化无权，故而溺不得出。其基本病理变化多为脾肾阳衰、脾肾气虚、肺失宣肃、膀胱气化无权。

林天东教授对于良性前列腺增生症的治疗主要从肾、脾、肺、膀胱入手，针对病因，予以温补脾肾，温阳利水，宣肃肺气，使膀胱气化水行，则阳气得以宣通，水精得以四布，水饮得以利化，小便得以通利，以恢复正常身体功能。

二、医案赏析

李某，男，83岁，海南东方人，2016年6月10日因"反复尿频、尿急、尿痛，伴夜尿频数13年，加重1月余"前来就诊。

患者诉13年前无明显诱因出现尿频、尿急、尿痛，伴夜尿频数，近1个月症状逐渐加重。现症见：神清，精神差，尿频、尿急，白天小便10余次，尿痛，尿不尽，尿线变细，夜尿次数增多，每夜4～5次，伴有会阴、小腹及腰骶部坠胀感等不适。伴有头晕头昏，视物模糊，耳鸣，腰酸乏力，四肢发凉，纳食尚可，夜眠差，大便可。近期体重无明显变化。舌体胖大边有齿痕，舌质淡红偏紫暗，苔白，脉沉细弱。患者曾反复就诊，服用过前列舒通胶囊、坦索罗辛、丙谷甘氨酸胶囊等药物，尿急症状有所减轻，但夜尿仍频数，为求系统诊治，特来门诊要求中医治疗。否认糖尿病、高血压、心脏病等慢性病史，否认手术、外伤史，否认药物、食物过敏史。肛门指检：前列腺Ⅱ度增生，表面高低不平，中央沟变浅。泌尿系彩超示前列腺大小约53mm×42mm×34mm，内部回声欠匀，膀胱残余尿量150mL。西医诊断：良性前列腺增生症。中医诊断：癃闭。证属脾肾阳衰，脾肾气虚，肺失宣肃，膀胱气化无权。治以温补脾肾，温阳利水，宣肃肺气，气化膀胱，通利小便。

处方：制附片20g（另包，先煎1小时），炒白术15g，生姜10g，茯苓30g，桂枝15g，猪苓30g，泽泻15g，黄芪30g，砂仁10g，炒麦芽30g。7剂，水煎服，日1剂，每日3次，饭后温服。

6月17日二诊：患者诉服药后无不适，尿频、尿急、尿痛等症状明显减轻，夜尿次数减少为2～4次，会阴、小腹及腰骶部坠胀感较前缓解，有耳鸣、腰酸乏力、四肢发凉的症状。纳食可，眠一般，大便可。舌体胖大边有小齿痕，舌质淡红偏紫暗，苔白，脉沉细。予在原方基础上将桂枝改为30g，加川牛膝15g，巴戟天15g，杜仲15g，三棱15g。14剂，水煎服，日1剂，每日3次，饭后温服。

7月1日三诊：患者诉服药后无不适，尿频、尿急、尿痛症状已不明显，夜尿1～2次/夜，偶有会阴、小腹及腰骶部坠胀感。耳鸣、腰酸乏力、四肢发凉症状较前好转。纳食可，眠可，大便可。舌体稍胖边有轻微齿痕，舌质淡红苔白，脉沉细。为巩固疗效，继予前方14剂，用法同前。

按：良性前列腺增生症，临床早期以尿路刺激症状为主，常表现为尿频、尿急、夜尿次数增多；后期以尿路刺激症状和尿路梗阻症状并存为主，见尿频、尿急、夜尿增多、尿无力、尿不尽感、尿线变细、排尿困难、尿潴留等症状。林天东教授认为患者为老年男性，肾气渐衰，阴阳失调，肾阳虚衰，下元虚惫，固摄无权，而致膀胱气化不利；或脾阳不足，脾气虚弱，运化无力，气血生化乏源，不能收摄，而致膀胱失于约束；或肺失宣肃，不能通调水道，气机不畅，升降功能失常，下元亏损，而致膀胱气化无权。治疗上应针对病因入手，根据病症辨证施治，方中五苓散及真武汤均出自东汉张仲景所著的《伤寒论》，五苓散原为太阳经腑同病之蓄水证而设，以水蓄膀胱、气化不利为基本病机，重在化气行水，水行气化则阳气宣通，故叶天士谓"通阳不在温，而在利小便"。真武汤为脾肾阳衰、水气内停而设，具有温阳利水之功，所治诸症是因肾阳不足，不能化气行水，以致决渎不行，小便不利。五苓散化气利水重在治标；真武汤温阳利水、温补脾肾，重在治本。两方合用，标本兼治。其中附子振奋肾阳，猪苓、泽泻淡渗利水，茯苓、白术、黄芪健脾益气行水，桂枝通阳化气；砂仁、生姜、麦芽健脾化湿，同时加巴戟天和杜仲同用，可有补肾壮阳、强筋健骨之效；川牛膝与三棱合用，可有化瘀通络、调畅气血之效。诸药配合，方证相应，使脾肾阳气得补，肺气宣肃有常，水道通调顺畅，气机升降有序，膀胱气化得复，小便得以自通，临证效如桴鼓。

第五节　小儿鞘膜积液

一、诊疗特点

【病名概述】

精索鞘膜积液是小儿常见的泌尿系统疾病之一，其多因精索鞘膜的分泌和吸收功能失去平衡，使鞘膜囊内的液体积聚增多而形成囊肿。据国内相关资料统计显示：因精索鞘膜积液住院的患者占全部住院患者的1%，而在泌尿男科门诊就诊率则达到7%，大多数患者鞘膜积液症状隐匿，唯有在体积增大、症状加重或继发感染等情况下方才来就医，因此其实际发病率远较统计数字为高。正因如此，很多患者或家长常难以发现或极易忽视。长期的鞘膜积液压力高而未及时治疗，鞘膜逐渐增厚，继而影响睾丸的血液供应及局部的温度调节，久之易导致睾丸缺血而萎缩，最终影响患儿生育能力。基于此，对于小儿精索鞘膜积液应及早治疗。而目前对于小儿精索鞘膜积液的治疗主要是采用手术治疗的方式，但由于存在小儿年龄不耐受、麻醉、手术损伤、术后感染或复发等较多问题，致使多数家长在选择治疗时常举步维艰，且在术后又复发的不在少数。

【学术思想】

精索鞘膜积液相当于中医之"水疝""水癞"，林天东教授认为小儿精索鞘膜积液病位在脾、肾二脏，病机为肾虚气化失司、脾失于健运，水湿之邪积聚，留滞阴囊而成。先天不足，肾虚则气化失司，三焦的气机不利，气不行津，水停则气阻，津液停滞于体内，且水蓄下焦，聚于阴器，可形成水疝；后天失调，脾失健运，水湿下注，聚于囊中，可发为水疝。

林天东教授认为小儿鞘膜积液的治疗应以健脾祛湿、行气利水为总则，处方用药以五苓散为基础方，通过健脾利水之药以达渗湿之效，脾主运化水湿，脾气散精，转输周身以布散津液。古书有云："诸湿肿满，皆属于脾。"通过健脾，使其脾气健运，气能生津且行津，可使局部瘀滞之水液得以布散，恢复人体津液的正常输布。且《素问·逆调论》云："肾乃水脏，主津液也。"脾乃先天之本，肾为后天之本，二者相互资生，脾气健则滋养肾气，肾气得脾气之滋养，则可通过蒸腾气化以调节水液代谢及输布，常用药物：泽泻、猪苓、茯苓等。气可行津，气行则水行，利用气的推动及调控作用和气的升降出入运动，保持水道畅通，使积聚于阴囊的液体排出体外，常用药物：橘核、白术、桂枝、黄芪等。

二、医案赏析

王某，男，3岁，2017年12月27日初诊。

6个月前偶然发现右侧阴囊肿胀伴隐痛，自觉有下坠感，手按如触小囊，而后肿胀逐渐加剧，且行走不便，时时以手搔之，哭闹不止。3个月前在某医院诊断为"睾丸鞘膜积液"，门诊输液治疗后效果欠佳（具体用药不明），嘱手术治疗，患儿父母抱来我院门诊就诊。查：左侧阴囊肿胀如核桃大小，触之感圆滑柔软。阴囊表面呈光亮皮色，透光试验阳性，纳可眠安，二便调，舌淡嫩，苔薄白，指纹红。中医诊断：水疝。证属脾肾不足，脾失健运，水湿停滞。治以健脾祛湿，行气利水。拟用五苓散加减。

处方：猪苓、泽泻、白术、茯苓、桂枝、橘核、黄芪各5g。3剂，水煎服100mL，每日1剂，早晚温服。

2018年1月2日二诊：患儿服上方后睾丸肿胀症状明显减轻，纳可眠安，二便调，舌淡嫩，苔薄白。继予上方3剂，水煎服100mL，每日1剂，早晚温服。

2018年1月8日三诊：患儿服用上方后睾丸肿胀消退，无特殊不适，查体：阴囊部透光试验阴性，双侧阴囊已基本对称。为巩固临床疗效，继服上方

3 剂，嘱其避风寒、畅情志，以减少本病复发。

按：林天东教授认为小儿脏腑娇嫩，形气未充，且生机蓬勃，发育速度快，属"稚阴稚阳""纯阳"之体。小儿的生长发育、免疫能力，有赖于肾脏的功能，肾气未盛，且气血未充，容易出现肾气虚衰。本案中患儿先天禀赋不足，肾气不足，脾失健运，水湿停滞，水蓄下焦，聚于阴囊之中而发病。五苓散出自《伤寒论》，具有健脾祛湿、化气行水的功效。方中泽泻、茯苓、猪苓甘淡渗湿，畅利水道，使水湿之邪从下而出；桂枝辛温，温命门之火，促进膀胱的气化功能，鼓动肾气，又能助脾气的升腾，使肾阳的蒸动助水津而运行，则小便自利；白术苦温，健脾胜湿，加橘核加强行气作用，加黄芪以助健脾祛湿之功。现代医学研究证实，五苓散具有利尿、促进血液循环等作用，可恢复脾脏运化水湿的功能，纠正水液失衡。可见，林天东教授在选方立药的过程中，针对小儿的体质特点及病理产物，通过对中医经方及辨证之法的运用，在清除病理产物的同时兼顾患儿自身的机体特点，祛邪而不伤正，使邪有出路，顾护正气，有利于患儿今后的生长发育。

第六节 遗 精

一、诊疗特点

【病名概述】

遗精是指男性青春期过后非性交或者是非手淫时精液从尿道自行泄出的一种症状。目前在临床上对遗精的分类有生理性遗精和病理性遗精两种。生理性遗精指的是正常的已婚男性且婚后长期分居或尚未结婚的成年男性，每月 1～2 次遗精且遗精后不伴有其他明显不适。据统计，80% 以上的男性在青春期性成熟后均有过遗精的现象。病理性遗精指的是成年男性遗精次数在每周 2

次以上，又或者是在有性意识活动且在清醒状态下出现的射精，并且伴有精神神经症状，如失眠、多梦、记忆力减退以及头晕耳鸣等。且以有梦和无梦区分遗精为"梦遗"和"滑精"。据研究显示，我国男性首次遗精年龄多在 11 岁，并在 1980～2013 年有明显提前趋势，家庭环境及肥胖皆有导致首次遗精年龄提前的可能，可见在我国部分男性深受遗精的困扰。经过文献检索发现中医大多采用补肾方法治疗，而现代医学大多采用抗生素治疗，二者的治疗效果皆不尽人意。

【学术思想】

遗精属男科常见病、多发病之一，其致病因素较多且发病机制较为复杂。隋代巢元方《诸病源候论·虚劳病证候》曰："肾气虚弱，故精溢也。见闻感触则动肾气，肾藏精，今虚弱不能制于精，故因见闻，而精溢出也。"林天东教授认为遗精病位在肾，与心、肝、脾密切相关。心肾的功能失调，心火亢盛，而不能下交于肾，且向下耗损肾水，肾失去阴液的濡养，又难以上承于心，心肾难以互通，从而导致心肾失交；若情志不舒，郁怒而伤肝，气机郁结，郁久而化火，火邪循经下扰于精室，日久成瘀，从而阻滞精道，精道不通，致使精关开启失调而精液自泄；若肆食醇酒厚味，则会损伤脾胃，使湿邪由内而生，蕴久而化热，湿热之邪下扰于精室，精关失固而致遗精发病等。

遗精治疗以涩精止遗、补肾益精为主，若君相火旺，心肾不交者，法当交通心肾，固守精室；若湿热下注，精关失固，应清热利湿，使精关通利；气血瘀滞，精道不畅，治以行气活血，化瘀通精。标本兼顾，以此建立脏腑之间的联系，恢复脏腑正常的生理功能。选方立药以金锁固精丸为基本方，若伴有情志不遂，肝气不疏，气机郁结，血行不畅，气滞血瘀，败精阻窍，精道瘀阻，应化瘀阻、通精窍，行气活血，使精道畅通，常于原方基础上加桃仁、红花、赤芍、川芎、牛膝等。《医学入门·遗精》曰："饮酒厚味，乃湿热内郁，故遗而滑也。"若伴有脾运化失调，外感湿热或过食醇酒厚味，内生湿热，升清功能失调，湿热之邪下扰精室，应清热化湿以通精窍，常于原方基础上加萆薢、黄柏、茯苓、石菖蒲、莲子、白术等。

二、医案赏析

肖某，男性，28 岁，职员，2017 年 5 月 16 日因"反复遗精 2 年，再发加重 2 月余"于门诊就诊。

初诊时症见反复遗精，或滑精，或梦遗，一周平均次数为 2～4 次，甚时一晚遗精次数可达 2 次，每每遗精后皆感腰部酸及双下肢无力、头晕耳鸣，平素精神萎靡，倦怠乏力，时健忘，二便调，纳食可，眠尚可。舌淡苔白，脉细弱。详细询问患者病史后得知，其手淫史长达 8 年，且到现在也没有戒掉。查体：阴茎、睾丸发育正常，龟头无红肿，包皮不长，尿道外口无异常分泌物，双侧睾丸、附睾均未触及异常，双侧精索静脉无曲张。尿常规检查：（－）。前列腺液常规检查：白细胞 0～5/HP，卵磷脂小体（+++）。中医诊断为遗精，肾虚不固型，治法以补肾涩精为主。

方拟金锁固精丸加减：沙苑子 15g，芡实 15g，莲须 15g，龙骨 30g，牡蛎 30g，莲子 30g。7 剂，水煎服，日 1 剂，分 3 次温服，每次 150mL。嘱其忌食生冷，畅情志，戒手淫。

5 月 23 日二诊：自诉服用前方后诸症状明显减轻，服用药物期间共遗精 2 次，仍感腰膝酸软、头晕耳鸣等不适。二便调，舌淡苔白，脉细。依原方加杜仲 30g，炙远志 10g，茯神 30g，7 剂，煎服法同前。

6 月 6 日三诊：诉 14 天共遗精 1 次，腰膝酸软、头晕耳鸣症状减轻，饮食胃口可，睡眠安，大便正常，小便正常，舌红苔白，脉细。继予前方 14 剂。

3 个月后随访，患者未再遗精。

按：《素问·六节藏象论》有"肾者，主蛰，封藏之本，精之处也"。肾虚封藏失职，精关不固，故见遗精滑泄。金锁固精丸见于《医方集解》，由沙苑子、芡实、莲须、龙骨、牡蛎、莲子组成，具有补肾涩精的功效。方中沙苑子甘温，补肾固精，《本经逢原》谓其"为泄精虚劳要药，最能固精……补肾、强阴、益精、明目，性能固精"，《本草汇言》谓其"补肾固精，强阳有子，不烈不燥，乃和平润柔之剂也"，故为君药。莲子补肾涩精，芡实益肾固精，莲须固肾涩精，三药合用，以助君补肾固精之力，共为臣药。龙骨、牡蛎咸寒益阴，收敛固涩，重镇安神，共为佐药。诸药合用，既能涩精，又能补肾，标本兼顾，以涩为主。本方集固肾涩精药于一方，以涩精止遗为主，补肾益精为辅，标本兼顾，专为肾虚滑精者而设。

第七节 尿石症

一、诊疗特点

【病名概述】

尿石症是泌尿外科的常见病、多发病。尿石分为肾结石、输尿管结石的上尿路结石和膀胱结石、尿道结石的下尿路结石。其发病多因人体尿液中的成石物质（钙、草酸、磷酸等）含量异常超过其溶解度时，便会有微小晶体析出，晶体附着于脱落细胞或细胞碎片，形成结石核心，再以核心为基础，经过不断的沉淀、生长、聚集，最终形成结石。本病属中医"石淋""砂淋"范畴。"石淋"之名最早见于《神农本草经》，后世医著对本病及其病因病机有相关记载，如东汉华佗所著《中藏经·论淋沥小便不利》谓："砂淋者，腹脐中隐痛，小便难，其痛不可忍，须臾从小便中下如砂石之类，有大者如皂子，或赤或白（一作黄），色泽不定。""砂淋者，肾气虚……虚伤真气，邪气渐强，结聚而成砂。有如水煮盐，火大水少，盐渐成石。"清代李中梓所著《医宗必读》认为："石淋者，有如砂石，膀胱蓄热而成。正如汤瓶久在水中，底结白碱也。"本病主要以疼痛和血尿为临床表现；肾结石患者伴腰痛，多为钝痛或绞痛，并放射至下腹部、会阴部或骶尾部，疼痛呈阵发性，持续数分钟甚至数小时，常伴恶心、呕吐。输尿管膀胱壁段结石可引起尿频、尿急、尿痛。膀胱结石的主要症状是尿痛、排尿困难、排尿时突然尿流中断。尿道结石多源于膀胱，表现为嵌顿部疼痛，尿频、尿急、尿线细、尿滴沥或尿潴留，并有下尿路感染。据相关流行病学研究指出，包括中国在内的亚洲国家，尿石症的发病率为 1% ～ 5%，而全球各国的发病率已达 10%；本病复发率亦逐年升高，2 ～ 7 年内复发率为 22.6% ～ 51.0%，10 年内为 80%，给患者带来了巨大的痛苦和沉重的经济负担。

【学术思想】

尿石症的病因病机较为复杂，林天东教授认为本病的病因病机与肾、膀胱二脏功能失调密切相关。如元代朱震亨所著《丹溪心法》指出："诸淋所发，皆肾虚膀胱生热也。"林天东教授认为本病以肾虚为本，膀胱湿热为标。肾主纳气、主水、司二便，与膀胱相表里。肾气虚则膀胱气化不利，进而致尿液生成与排泄失常，使水湿邪热蕴结于肾与膀胱。湿热阻滞气机，气机运行失畅，郁结于下焦，煎熬日久则尿中杂质结为砂石；砂石下移阻塞尿道，血脉经络不通，则腰腹疼痛；热伤血络，血溢脉外，下走阴窍则见血尿；湿热蕴结膀胱，则见尿频、尿急、尿路涩痛。肾虚、膀胱湿热以及气血交阻为其基本病理变化。

关于尿石症的治疗，林天东教授认为主要从肾与膀胱二脏功能相互协调着手。其证为本虚（肾虚）标实（膀胱湿热）证，治病求本，标本同治，并以补肾、通利膀胱湿热为总则。因此林天东教授方选补肾舒通排石汤加减，重用海南当地黎药鸡矢藤，全方可有补肾解痉、通淋排石之功，以达到恢复正常功能的目的。

二、医案赏析

李某，男，38 岁，海南陵水人，2007 年 7 月 6 日因"左中下腹牵引左腰部疼痛、尿频急、恶心 1 天"就诊。

患者自诉日前凌晨 3 点开始左中下腹疼痛、不适并伴血尿 1 次，疼痛可向左腰部反射，当时到急诊就诊。B 超示左输尿管中段结石 9mm×6mm 大小，左肾积水 20mm，因体外冲击波碎石 B 超无法定位，遂来求诊。现症见：左上腹隐痛，可向左腰部放射，腹闷胀不适，舌质淡红，苔薄黄腻，脉弦滑。血常规：WBC（白细胞）9.8×10⁹/L，NEU%（中性粒细胞百分比）0.66%，NEU（中性粒细胞）6.4×10⁹/L。尿常规：BLD（尿隐血）（++），PRO（尿蛋白）（–），WBC（白细胞）（+）。中医诊断为石淋（左输尿管结石并左肾积水），证属膀胱湿热下注、肾气不足，治以补肾通利排石。

处方：胡桃仁 30g，鸡矢藤 30g，金钱草 30g，葛根 20g，车前子 20g，海金沙 20g，石韦 15g，萹蓄 15g，川牛膝 15g，枳实 15g，九香虫 10g，淫羊藿 10g，川芎 10g，甘草 10g。7 剂，每日 1 剂，复煎取汁 1000mL，分 2 次温服，并嘱咐患者多运动、多饮水。胡桃仁每次服 15g，直接嚼服。

7 月 13 日二诊：患者精神改善，疼痛已缓解，饮食正常，小便频急，小便时欲大便感，舌质淡红，苔腻薄，脉弦滑。B 超示左输尿管下段膀胱入口处结石 9mm×6mm 大小，左肾积水 16mm，血、尿常规正常，结合辨病治疗，在前方基础上减川芎加乌药 15g，川楝子 15g 理气导滞，促进结石排出，每日 1 剂，复煎分 2 次温服，并嘱患者药后 40 分钟多运动、多喝水。

7 月 20 日三诊：患者于 7 月 18 日晚服药运动后排下 1 枚结石，约 8mm×6mm 大小，次日 B 超复查示双肾、输尿管、膀胱、前列腺未见异常，饮食、二便自调，微感腰酸，口干，乏力不适，舌质淡红，苔薄白，脉细数。此乃排石通淋后肾阴不足、津气虚弱之征，治宜滋阴补气。

六味地黄汤加味：熟地黄 15g，茯苓 15g，山药 15g，太子参 15g，麦冬 15g，天冬 15g，枸杞 15g，山萸肉 10g，泽泻 10g，丹皮 10g，白术 10g，五味子 10g。共 5 剂，每日 1 剂，复煎分 2 次温服。患者服 5 剂症状消失，疾患告愈。

　　按：林天东教授根据隋代巢元方所著《诸病源候论·淋病诸候》提出"诸淋者，由肾虚而膀胱热故也。肾虚则小便数，膀胱热则水下涩，数而且涩，则淋漓不宣，故谓之为淋。……石淋者，肾主水，水结则化为石，故肾客砂石。肾虚为热所乘"的病机概括，指出石淋是肾虚为本，膀胱湿热为标，病位在肾与膀胱，治以补肾和通利膀胱湿热，并根据多年的临床经验，在通利膀胱湿热的治疗中，重用海南当地黎药鸡矢藤，明显提高排石率，减少肾绞痛的发作次数。方用补肾舒通排石汤治疗，方中胡桃仁、淫羊藿温肾助阳；九香虫补肾、理气止痛，三药合用补肾壮阳，促进肾的气化功能升清降浊（石）于外；金钱草、石韦、海金沙、车前子、萹蓄清热利水、通淋排石；鸡矢藤、葛根舒解尿管挛拘、止痛排石。鸡矢藤本是海南当地散瘀止痛的黎药，林天东教授基于其能松弛输尿管平滑肌的药理，在治疗时重用以解痉排石，葛根助鸡矢藤解除尿管挛拘，促进排石。诸药合用，共奏补肾解痉、通淋排石之功。林天东教授在中医学辨证论治的前提下，注重对输尿管结石的辨病治疗，其体现在辨结石的大小、位置，肾积水方面，并始终贯穿于整个治疗过程中。就结石位置而言，体现在对输尿管上、中、下段不同位置，用药加减不同的辨病论治，充分体现了他辨证与辨病相结合的临床经验和辨证思路，其源于古而又不拘于古，结合现代药理大胆创新，疗效显著，这种临床诊疗思路是非常值得我们后辈学习和借鉴的。

第八节　男性乳房发育症

一、诊疗特点

【病名概述】

男性乳房发育症是指男性乳房由于生理性、病理性、特发性或药物性等因素影响所引起的男性体内雌激素和雄激素比例失调，进而导致单侧或双侧乳房异常增大的一种疾病。本病属中医"乳疬"范畴，"乳疬"之名最早源于宋代医家窦汉卿所撰的《疮疡经验全书》，亦有称之为"乳核""乳节""奶疬"者。其临床特点是男性单侧或双侧乳房可触及结节肿块，多数呈圆盘状结节或弥漫性增大，有时可伴有乳头和乳晕增大，无明显不适或有轻度胀痛，少数患者挤压乳头有乳汁样分泌物；大部分患者乳房增殖一定时间后，有的会自行消退，或停止不变，极少部分患者能发展成如女性乳房的形态。男性乳房发育症占男性乳房疾病的 90% 以上，主要好发于青少年（13～17 岁）男性和中老年（50～70 岁）男性。近年来人们生活水平和生活模式的改变，导致本病发病率呈逐年上升的趋势。

【学术思想】

男性乳房发育症的病因病机较为复杂，清代医家高秉钧所著《疡科心得集·乳痈乳疬证》指出："男子之乳头属肝，乳房属肾，以肝肾血虚，肾虚精怯，故结肿痛也。"林天东教授融汇古代医家经验认为本病与肝、肾、脾、胃的协调功能失常密切相关。遵中医男性乳房脏腑络属，乳头属肝，乳房属肾，其发病以肾虚、肝郁为本，脾胃气滞、痰凝血瘀为标。然其理归结为男性乳房发育症乃肾精亏虚、肝失疏泄、脾失健运、胃失和降，痰瘀内蕴日久，结于乳络之故，其基本病理变化多为肝肾虚损，脾胃失调，痰瘀阻络。

男性乳房发育症的治疗主要从肝肾入手，兼调脾胃。当顺应发病特点，针对性地从病理产物的标症入手，兼顾治病求本，标本同治。以健运脾胃消散病理产物的同时，滋其肝肾不足，恢复正常身体功能。

二、医案赏析

张某，男，16 岁，海南琼海人，2017 年 7 月 15 日因"发现双侧乳房增大 1 年余"前来就诊。

患者 1 年前无明显诱因出现双侧乳房渐进性增大，呈女性形态，无疼痛及其他不适感觉。患者 1 个月前于某医院诊断为"男性乳房发育症"，遂劝其行手术治疗，但因畏惧刀圭之苦而来门诊就诊。患者平素无特殊不适，纳可眠安，二便调。舌体胖大，舌边有齿痕，舌淡红，苔白腻，脉弦细滑。查体：肥胖体型，双侧乳房呈女性形态，双侧乳头、乳晕下触及盘状或结节状肿块，如半球状，边界清楚，质地中等硬度，边缘光滑，有一定的移动性，与胸壁无粘连，无压痛及肿胀感；双侧腋下未触及淋巴结肿大；双侧睾丸发育正常。否认糖尿病、高血压、心脏病等慢性病史，否认药物、食物过敏史。辅助检查：①乳腺 B 超示双侧乳腺（男性）腺体层增厚，考虑男性乳腺发育可能（双侧乳腺乳头下方可见少部分腺体，右侧腺体层厚约 5.2cm，左侧腺体层厚约 5.5cm，内部回声不均匀，CDFI 未见明显异常血流信号）；②生殖器 B 超（－）；③性激素六项（－）；④甲状腺功能五项（－）；⑤脑垂体 MRI（－）。西医诊断：男性乳房发育症。中医诊断：乳疬。证属肝肾不足，脾胃虚弱，痰凝血瘀。治以滋养肝肾，健运脾胃，消散瘀结。

处方：炒菟丝子 10g，女贞子 10g，生牡蛎 30g，生龙骨 30g，炮穿山甲粉 3g，法半夏 15g，陈皮 10g，茯苓 15g，甘草 5g，蒲公英 15g，炙天花粉 10g，橘络 10g，郁金 15g，丹参 15g，炒麦芽 30g。7 剂，水煎服，每剂 3 次，饭后温服。

7 月 22 日二诊：患者诉服药后无不适，余未见异常，纳可眠安，二便调。舌体胖大，舌边有齿痕，舌淡红，苔白，脉弦滑。继予前方 14 剂，用法同前。

8 月 6 日三诊：患者诉服药后无不适，自觉双侧乳房较前明显缩小，纳可眠安，二便调。舌体胖大，舌淡红，苔薄白，脉弦稍滑。查体：肥胖体型，双侧乳房较前明显缩小，双侧乳头、乳晕下触及少许结节状肿块，边界清楚，质地稍软，边缘光滑，有一定的移动性，与胸壁无粘连，无压痛及肿胀感；双侧腋下未触及淋巴结肿大；双侧睾丸发育正常。辅助检查：①乳腺 B 超示双侧乳腺（男性）腺体层增厚，考虑男性乳腺发育可能（双侧乳腺乳头下方可见少部分腺体，右侧腺体层厚约 1.5cm，左侧腺体层厚约 1.2cm，内部回声不均匀，CDFI 未见明显异常血流信号）。为巩固疗效，继予前方 14 剂，用法同前。

按：男性乳房发育症，临床以男性单侧或双侧乳房可触及结节肿块，多数呈圆盘状结节或弥漫性增大，有时可伴有乳头和乳晕增大，无明显不适或有轻度胀痛，少数患者挤压乳头有乳汁样分泌物为主要表现。林天东教授认为青少年时期天癸渐充，脏腑之气渐盛，且生机蓬勃，性情易焦躁，其生长发育有赖于肾之先天和脾胃之后天的充实，同时也有赖于肝之疏泄、脾之运化、胃之和降的调达气机。治疗上应辨证与辨病相结合，根据病症辨证施治，方中运用菟丝子甘温，归肾、肝、脾经，具有滋补肝肾、固精缩尿、安胎之功；女贞子苦甘平，入肝、肾经，有补肝肾、强腰膝之效。菟丝子与女贞子并用可温补肾阳以散瘀结。生牡蛎咸微寒，有平肝潜阳、软坚散结、收敛固涩之功；生龙骨甘涩平，有平肝潜阳、镇静安神之效。生牡蛎与生龙骨合用可补益肾之阴阳兼以咸寒化痰、软坚散结。炮穿山甲活血消痈排脓、搜风活络、通经下乳；丹参苦微寒，活血祛瘀、通经止痛、凉血消痈。两药并用可活血通经、散瘀消瘕、活血通经。法半夏辛温，燥湿化痰；陈皮苦辛温，理气健脾，燥湿化痰；茯苓甘淡平，利水渗湿、健脾、宁心。三药同用可燥湿化痰、健脾理气、宁心安神。蒲公英苦甘寒，清热解毒、利尿散结。天花粉甘寒微苦，清热化痰、利气宽胸、散结消痈；橘络苦甘平，通络化痰止咳。二药并用可有化痰利气、通络散结之效。郁金辛苦寒，行气解郁、散瘀止痛。麦芽甘平，健脾理气、顾护脾胃。甘草甘平，清热解毒，补脾益气化痰，调和诸药。其中取类比象地以橘络为引经药，将药物引达病所。全方共奏补益肝肾、健脾化痰、理气通络、消散瘀结之效，治标以顾本，使肾之阴阳平衡，脾胃升降有序，气机上下舒畅，局部经络畅通，从而乳癖得以消散，效如桴鼓。

第五章 肝系病证

第一节 肝 着

一、诊疗特点

【病名概述】

肝着的西医病名即慢性乙型肝炎，系 HBV（乙型肝炎病毒）持续感染引起的肝慢性炎症坏死性疾病，是一种病机错综复杂、病情极易反复，并有一定传染性，临床上难以治愈的疾病。本病属于中医学"胁痛""黄疸""积聚"等范畴。

【学术思想】

林天东教授认为其病因是正气不足，感受湿热疫毒，饮食不洁，或先天胎毒。病机特点为湿热羁留、肝胆不疏、脾胃受损，久病则瘀血阻络。他强调正气不足是乙肝发病的内因，外因多为湿邪疫毒之实邪。体内正虚邪实并存，虚实夹杂，二者互为因果，影响疾病的发展、变化与转归。

林天东教授常指出慢性乙型肝炎病程大致可分为三个阶段：

初期，大多数乙肝患者因为湿热疫毒未清、迁延不愈，导致湿热毒邪困遏脾胃，损伤肝体，脾失健运之职，肝失疏泄之能，则为湿热气滞。初期以轻度慢性活动型和慢性迁延型多见。此期湿热毒邪未除，正气充足，正邪交争，辨证属湿热蕴结，肝气郁滞。临床常见纳差、乏力、身黄、目黄、小便黄，舌红苔黄腻，脉弦滑数等症状。治宜清热利湿、疏肝理气。林天东教授常以茵陈蒿汤合四逆散加减：绵茵陈 30g，栀子 10g，大黄 10g，柴胡 10g，枳实 10g，赤芍 15g，炙甘草 10g。若湿热明显可加入白花蛇舌草、半边莲、半枝莲、鸡骨草、田基黄等清热利湿解毒之品。

中期，湿热羁恋中焦，损伤肝脾气血生化之源，肝失所养，造成肝郁脾虚之证。中期以中度慢性活动型和慢性迁延型多见。此期毒邪困阻脾胃中焦，正气不足，脾失健运，肝失疏泄而出现肝郁脾虚、肝脾失和之证。临床常见：纳呆食少，口苦，口淡无味，困倦乏力，腹胀午后明显，健忘失眠，两胁胀痛，大便溏烂，舌淡胖，边有齿印，苔薄白稍腻，脉弦细。治宜疏肝理气、健脾运化。林天东教授常用逍遥、六君加味：柴胡 10g，当归 10g，白芍 15g，茯苓 10g，白术 10g，炙甘草 10g，木香 10g，吴茱萸 10g，陈皮 5g，法半夏 10g，党参 10g。

后期，则表现为脾土衰败，久病入络，瘀血内着而为积聚。因此治疗慢性乙型肝炎需结合各期不同的病因病机特点辨证施治。后期以重度慢性活动型或慢性肝炎恢复期多见。此期毒邪久耗阴血，证属气阴两虚、络脉瘀阻，症见：短气乏力，自汗，面色萎黄，口苦口干，心烦易怒，两胁隐痛。舌暗红苔少津，脉弦细弱。治宜补气养阴，疏肝通络。林天东教授常用旋覆花汤合一贯煎加减：沙参 10g，麦冬 15g，枸杞子 10g，旋覆花 10g，茜草 10g，当归 10g，桃仁 10g，柏子仁 10g，郁金 10g。

二、医案赏析

卓某，男，26 岁，2004 年 8 月 10 日因"间断右胁隐痛、纳呆、乏力 1 年余，加重半个月"就诊。

患者自诉 1 年余前无明显诱因出现右胁隐痛、乏力、纳呆等症状，在外院检查乙肝六项诊断为"大三阳"。8 月 8 日查肝功能：ALT（谷丙转氨酶）118U/L，AST（谷草转氨酶）136U/L，TBIL（总胆红素）25.04μmol/L。肝胆 B 超：肝实质回声增粗，遂来诊。现症见：右胁隐痛，乏力，纳呆，口淡无味，腹胀，失眠，大便溏烂、日 2 行。舌淡边有齿印，苔薄白水滑，脉弦细。既往有慢性乙型肝炎病史多年，诊其为胁痛（慢性活动型乙型肝炎），证属肝郁脾虚证。治宜疏肝理气，健脾运化。

处方：柴胡 10g，当归 15g，白芍 15g，党参 10g，白术 10g，茯苓 10g，甘

草 10g，木香 10g，吴茱萸 10g，陈皮 5g，法半夏 10g。7 剂，水煎服，日 1 剂。

8 月 17 日二诊：患者右胁隐痛缓解，乏力减轻，胃纳改善，但睡前心烦腹胀明显，影响睡眠，大便偏烂。舌淡苔薄白，脉弦细。二诊患者症状减轻，但胃不和则卧不安，故在守原方基础上加入栀子厚朴汤，7 剂，水煎服，日 1 剂。

8 月 24 日三诊：患者右胁隐痛、乏力明显缓解，胃纳可，腹胀明显减轻，已无心烦，睡眠较前改善，大便日一次、成形。舌淡苔薄白，脉弦细。患者症状明显改善，故治疗同前，去前方栀子厚朴汤。7 剂，水煎服，日 1 剂。

9 月 6 日复查肝功能：ALT 55U/L，AST 43U/L。症状基本消失，守方服用 7 剂，症状无反复。

按：本案患者不慎受毒邪侵犯，损伤肝体，肝失疏泄，脾失健运而成此病。治疗上以疏肝健脾为主，方选逍遥散加减。林天东教授常解释逍遥散乃和解方，以养血为主，调气为先，是调和肝脾、培土疏木之主方，乃有和血解郁、疏达肝气之意，古人制方乃遵"木郁达之，以遂其生生之气"之意，是故治肝郁首要顺其条达之性，开其郁遏之气。肝之病必先实脾，并宜养肝血以健脾土，此方配伍精当，当归、白芍、柴胡治肝，包含和血养血解郁。当归、白芍养血以补肝之体，柴胡通心腹胃肠结气，芳香疏散，使木郁达之。茯苓、白术、炙草治脾，醒脾实脾。肝木得脾土之培育而调节有度，脾土得肝木之疏泄则运化有常。林天东教授特别强调肝气乘脾的根源并不在肝而在于脾，需抓住主要病机在于脾虚不运而寒湿内阻，若脾虚明显可合用六君子汤加味。另外加入木香温中理气消胀以止痛，吴茱萸、白芍以温肝、柔肝。辛散与酸敛结合，以恢复肝气的正常疏泄。所以他常教诲古人制方思虑入微，用心良苦之处，吾辈应当发扬光大。

本例患者二诊出现心烦腹胀，影响睡眠，此属虚胀，正印仲景"心烦腹满，卧起不安者，栀子厚朴汤主之"之意，故合栀子厚朴汤。三诊心烦腹胀、睡眠改善后林天东教授即去栀子厚朴汤，他强调肝为元气萌芽之脏，易于伤损，要慎用开破之药，治疗肝病需时时注意顾护元气。

第二节　肝　积

一、诊疗特点

【病名概述】

肝积的西医病名即肝纤维化或早期肝硬化，是因多种原因导致肝络瘀滞不通，肝体失却柔润，疏泄失职。以右胁痛，或胁下肿块，腹胀纳少及肝瘀证候为主要表现的积聚类疾病。

【学术思想】

林天东教授认为近现代中医学家对肝积虽然治疗侧重点有所不同，但不外从痰湿、热毒、气滞血瘀及脏腑虚损等侧重点不同进行调治。同时肝纤维化的病理过程是一个动态连续的变化过程，故选方用药多有兼杂。

林天东教授提出湿热疫毒蕴结是肝纤维化形成的始动因素，并同时作为病理产物，贯穿于疾病始终，形成肝纤维化不断进展的重要因素。在本病的早中期，尤其推崇清热利湿解毒法。早期湿热内蕴证，表现为口苦，心烦，胸胁满闷，食欲不振，神疲乏力，小便黄赤而短，脉象弦细或者濡数，舌苔白腻或者微黄，常用柴苓解毒汤（柴胡、黄芩、茵陈、土茯苓、茯苓、鸡骨草、半边莲、半枝莲、白花蛇舌草）。随着肝纤维化的进展，林天东教授也在清热利湿解毒基础上加用理气活血养阴之品，如柴苓活络汤（柴胡、黄芩、茵陈、土茯苓、丹参、郁金、红花、甘草、当归、白芍）用于肝血瘀阻，络脉不通，湿热毒邪进入血分之证。可见林天东教授在治疗肝病过程中对清热利湿解毒的重视及灵活加减变化。他还特别强调痰瘀蕴结是形成肝纤维化重要的病理过程。外邪入侵，经久不愈，经脉壅滞，最终导致痰湿、瘀血不化而成坚结。祛痰通瘀软坚是消除纤维化的重要治疗方法，并为诸多研究所证实。另外，肝病发病过程中肝郁和脾虚始终存在，并与肝纤维化的进展互为联系，互为因果，所以许多医家注重调理肝脾以治疗肝纤维化，缓解疾病进展。疏肝健脾法有助于痰湿的运化和气血的通达。

二、医案赏析

吴某，56 岁。因"胁肋不适 1 月余"就诊。

患者 1 个月前发现右胁不适，时而闷痛，由于既往有慢性乙型肝炎病史，于是到本院行无创肝扫描检查，结果提示中重度脂肪肝，合并轻度肝纤维化，遂来门诊求治。现症见：体瘦目黄，乏力倦怠，口干而不渴，夜间盗汗，午后潮热，右侧胁肋胀满不舒，有时疼痛。舌红苔黄，脉滑数。嗜酒 20 多年，每日最少半斤。中医诊断：肝积，证属肝肾阴虚。

处方：枸杞 20g，墨旱莲 30g，鳖甲 30g，海藻 30g，丹参 30g，泽泻 10g，茯苓 30g，茵陈 30g，川楝子 20g，柴胡 10g，黄芩 15g，穿山甲 10g，葛根 30g。日 1 剂，水煎服。同时告诫患者戒酒。

服用 2 周后复诊，患者诉所有症状均减轻，再续前方 2 个月以巩固疗效。

三诊复查仅提示轻度脂肪肝，临床症状消失。

按：患者年近六旬，嗜酒成性，肝肾阴虚在所难免。另一方面，慢性肝炎易潜伏湿热，大量饮酒又助湿生热，从而使肝脏虚损交加。阴虚生内热，合湿热之邪，必凝炼津血，导致痰瘀湿浊充斥肝内，形成此病。故选枸杞、墨旱莲、鳖甲养肝补阴，兼清虚火；茯苓、泽泻、茵陈、黄芩清利湿热，导邪外出。海藻和鳖甲可软坚散结，回缩肝脏，并防治肝纤维化。海藻与丹参可祛痰瘀，结合柴胡、川楝子疏肝理气，可加速除瘀消痰。葛根配泽泻可使清升浊降，洁净肝脏，同时葛根可解酒毒，治咽干。茯苓祛湿兼可健脾扶正，鳖甲养阴兼可清热软肝，故临床效果可期。

第三节 鼓 胀

一、诊疗特点

【病名概述】

鼓胀的西医病名即肝硬化腹水，是指腹部胀大如鼓的一类病证，临床以腹大胀满、绷急如鼓、皮色苍黄、脉络显露为特征。

【学术思想】

林天东教授认为其病因较复杂，概言之，有酒食不节、情志刺激、虫毒感染、病后续发等方面，主要在于肝、脾、肾受损，气滞血结，水停腹中。病理性质总属本虚标实，初起肝脾先伤，肝失疏泄，脾失健运，乃至气滞湿阻，清浊相混，此时以实为主；进而湿浊内蕴中焦，阻滞气机，既可郁而化热，致水热蕴结，亦可因湿从寒化，出现水湿困脾之候；久则气血凝滞，瘀结水留更甚，肝脾日虚，病延及肾，肾火虚衰，无力温阳助脾，气化不利，而致阳虚水泛，若阳伤及阴，则肝肾之阴亏虚，肾阴既损，阳无以化，则水津失布，阴虚水停，故后期以虚为主，至此肝、脾、肾三脏俱虚，运化水湿功能更差，气滞、水停、血瘀三者错综为患，壅结更甚。故本虚标实，更为错综复杂，病势日益深重。本病多属本虚标实之证，临床首先应辨其虚实标本的主次，标实者当辨气滞、血瘀、水湿的偏盛，本虚者当辨阴虚与阳虚的不同。

鼓胀病情易于反复，预后一般较差，属于中医风、痨、鼓、膈四大难症之一，若病在早期，正虚不著，经适当调治，腹水可以消失，如延至晚期，邪实正虚，腹水反复发生，病情不易稳定。若饮食不节，或服药不当，或劳倦过度，或正虚感邪，病情可至恶化。如阴虚生热，脉络瘀损，可致大量呕血、便血；或肝肾阴虚，邪从热化，蒸液生痰，内蒙心窍，引动肝风，则见神昏谵语、惊厥；终至邪陷正虚，气阴耗竭，由闭转脱，病情极为险恶。

二、医案赏析

符某，男，62岁，2014年1月24日因"腹胀、乏力间作6年余，加重伴身目黄染9天"就诊。

患者于6年余前无明显诱因下开始出现腹胀、乏力等症状，曾在当地医院检查B超提示肝硬化、腹水、脾大。诊断为"乙肝后肝硬化失代偿期"，治疗上给予间断护肝、利尿及口服中药治疗（具体不详），症状可改善。此后病情反复，曾多次在当地医院及我院门诊治疗，症状时轻时重。9天前无明显诱因下出现腹胀、乏力症状加重，伴有身目黄染、双下肢浮肿，遂至某医院就诊。查彩超：肝硬化，肝质增粗，脾大、腹水，胆囊壁水肿、增厚，肝囊肿，胆囊多发息肉。CT平扫：肝硬化并腹水。建议：必要时行肝胆脾CT平扫＋增强检查。诊断为乙肝后肝硬化失代偿期，给予护肝利尿等对症治疗后，仍腹胀乏力明显，身目黄染逐渐加深，纳差，因病情较重，遂于今日来诊。症见：腹胀、乏力、身目黄染、双下肢浮肿，右胁不适，少许头晕，偶胸闷，口干口苦，偶咳少痰，眠一般，纳差，尿黄如浓茶、量少，大便2日未解。舌红，苔黄微腻，脉弦滑。诊其为鼓胀（乙肝后肝硬化腹水），证属湿热蕴结。中医以清热利湿、攻下逐水为法，方拟中满分消丸加减。

处方：党参12g，白术15g，茯苓皮15g，绵茵陈10g，苍术10g，法半夏10g，枳实10g，姜黄10g，黄芩10g，厚朴10g，泽泻15g，半枝莲15g，半边莲15g，白花蛇舌草15g，土鳖虫10g，鳖甲15g。7剂，煎服法，水煎服，日1剂，饭后温服。

7天后（二诊）：患者诉服药后患者神清，精神一般，偶腹胀，少许乏力，身目黄染减退，双下肢轻度浮肿，左侧为甚，无头晕胸闷，少许口干，纳眠一般，尿稍黄、量多，每日解大便3次、量中色黄、质稀烂，再续14剂以巩固疗效。

按：方中茵陈清热化湿；黄芩、半夏取泻心之意，以辛开苦降、顺畅气机；苍术、茯苓皮、白术健脾化湿，泽泻分利二便；厚朴、枳实合姜黄苦温开泄，行气除满，以治脾胃升降失职。诸药合用，共奏健脾行气、泄热利湿之力。加入半枝莲、半边莲、白花蛇舌草清热解毒，加入土鳖虫、鳖甲软肝散结。林天东教授常言，《素问·至真要大论》有"诸湿肿满，皆属于脾"和"诸腹胀大，皆属于热"之说，四诊合参，本病当属中医"鼓胀"范畴。缘患者嗜食肥甘厚腻之品，饮食不节，脾胃受伤，运化失职，湿浊气蕴结中焦，气机升降失常，波及肝肾，气滞不畅，血行受阻，开阖不利导致气血水瘀积腹中，故为鼓胀；气机不利，肝络布胁肋，脉络不和，故右胁部不适，脾虚运化无力，水湿内停，郁久发热，故见腹胀、乏力，结合舌脉皆为湿热蕴结之象。

综上所述，本病病位在肝胆，涉及脾肾，病属本虚标实。喻嘉言曾概括为"胀病亦不外水裹、气结、血凝"。气、血、水三者既各有侧重，又常相互为因，错杂同病。由于邪愈盛而正愈虚，故本虚标实，更为错综复杂，病势日益深重。对于治法，李杲曾说："中满治法，当开鬼门，洁净府。开鬼门者，谓发汗也；洁净府者，利小便也。中满者，泻之于内，谓脾胃有病，当令上下分消其湿。"中医以清热利湿、攻下逐水为法，故方拟中满分消丸合茵陈蒿汤加减，疗效确切。

第四节 肝 瘟

一、诊疗特点

【病名概述】

肝瘟的西医病名即重型肝炎，是多种因素引起的严重肝损害，其合成、解毒、排泄和生物转化等功能发生严重障碍或失代偿，以凝血机制障碍和黄疸、肝性脑病、腹水等为主要表现的一组临床症候群。

【学术思想】

林天东教授认为重型肝炎属于中医"肝瘟及急黄"范畴，是湿热疫毒内攻，肝脏严重受损，并易伤及营血，内闭心神，以发热、黄疸迅速加深、神志昏蒙并出血为主要表现的疫病类疾病。外感时邪疫毒，熏蒸肝胆。湿热疫毒之邪由表入里，内蕴中焦，熏蒸肝胆，肝胆失于疏泄，胆汁外溢于肌肤，上注于肝窍，下流于膀胱，故身、目、小便俱黄。其病势暴急凶险，疫毒炽盛易伤及营血及入心包。

临证经验多分为以下三型。

1. 湿热毒蕴证

证候：高热或无发热，黄疸色深鲜明，日益加重，右胁胀满疼痛，腹部膨隆，头目昏沉，肢体困重，极度疲乏，恶心呕吐，小便黄赤，大便秘结或黏滞不爽。舌红，苔黄腻或黑，脉滑数。

治法与主方：清热化湿解毒。茵陈蒿汤合甘露消毒丹加减（茵陈 30g，大黄 20～30g，栀子 10g，赤芍 30g，丹皮 10g，丹参 10～20g，滑石 15g，黄芩 10g，石菖蒲 10g，茯苓 15g，甘草 10g，川贝母 5g，射干 10g，连翘 10g，薄荷 5g，白豆蔻 10g，藿香 10g）。发热加羚羊角颗粒 0.6g，口服，每日 4 次；另用生大黄 15～30g 保留灌肠，每日 1～2 次，或健脾护肠清毒汤保留灌肠，以粪便稀烂、每日 2～6 次为度。

加减举例：腹部膨隆，小便短少，加泽泻 10g，厚朴 10g，大腹皮 20g；舌苔厚腻、腹胀纳差，加鸡内金 10g，佩兰 10g，薏苡仁 20g，砂仁 6g，厚朴 10g；呕吐明显者，大黄甘草汤少量频服。

2. 毒入营血证

证候：身热夜甚，黄疸迅速加深，小便短赤，举动失常，嗜睡不语，或昏谵狂躁，手足颤抖，呕吐频作，腹胀如鼓，吐血衄血，皮下有斑点，或可闻及"肝臭"。舌红绛，苔黄燥，脉弦细数。

治法与主方：清营凉血解毒。犀角散和大黄甘草汤加减（水牛角 30g，茵陈 30g，栀子 10g，黄连 10g，赤芍 30g，大黄 20～30g，甘草 10g）加服安宫牛黄丸，每日 1 粒，羚羊角颗粒 0.6g 口服，每日 4 次；另用生大黄 15～30g 保留灌肠，每日 1～2 次，或健脾护肠清毒汤保留灌肠，以粪便稀烂、每日 2～6 次为度。

加减举例：呕吐频作，先予大黄甘草汤少量频服；吐血、衄血，加紫草 10g，生地 15g，白茅根 30g，三七粉 4g 或云南白药 1g 口服，每日 4 次。

3. 疫毒内闭证

证候：高热不退，重度黄疸，神志昏迷，躁动不安或发狂，二便闭而不通，腹胀如鼓，可闻及"肝臭"，肝浊音界迅速缩小，吐血衄血。舌绛，苔黄燥黑，脉细数。

治法与主方：解毒开窍，通腑泻下。安宫牛黄丸 1 丸或至宝丹 1 丸口服，每日 1～2 次；另用生大黄 15～30g 保留灌肠，每日 1～2 次，或健脾护肠清毒汤保留灌肠，以粪便稀烂，每日 2～6 次为度。

加减举例：舌苔厚腻，改用菖蒲郁金汤：丹皮 10g，栀子 10g，连翘 10g，郁金 10g，石菖蒲 10g，玉枢丹 3g，藿香 10g，佩兰 10g，竹沥 20g，滑石 15g，竹叶 10g，菊花 10g，牛蒡子 10g，姜汁 5g。

林天东教授认为中医早期干预肝瘟，可降低病死率，提高救治率，改善症状，减少住院日及住院医疗费用。如在防治肝性脑病、内毒素血症、菌群移位，及防治胃肠功能衰竭方面有显著疗效。

二、医案赏析

吴某，男，34 岁。因"身黄、目黄、尿黄，伴右胁胀闷、乏力 1 周"于

2014年4月5日由门诊拟诊"病毒性肝炎（慢性、乙型、重度）"收入院。

入院时症见：身黄，目黄，尿黄如浓茶，时有右胁肋胀闷不适，乏力，时有恶心，口干苦，纳呆，寐差，大便调。起病以来无发热、畏寒，无昏迷，无呕吐，未见陶土样大便及酱油样尿等症状。舌红，苔黄微腻，脉滑。中医诊断：肝瘟，辨为湿热毒蕴证。治以清热利湿、通腑退黄，方用茵陈蒿汤加减。

处方：绵茵陈30g，大黄15g（后下），山栀子15g，半边莲15g，蒲公英15g，赤芍15g，半枝莲15g，厚朴15g，神曲15g，鸡内金10g，枳实15g，珍珠草2包。7剂，水煎服，日1剂，饭后温服。

按：四诊合参，本病当属中医"肝瘟，湿热毒蕴证"范畴。缘患者不慎感染疫毒，长期熏蒸肝胆，加上酒毒所伤、饮食不慎、休息不佳，湿热疫毒之邪内蕴中焦，熏蒸肝胆，肝胆失于疏泄，胆汁外溢于肌肤，或上蒸头面，或下注膀胱，故见身目小便俱黄；湿邪为阴邪，阻遏气机，且肝病日久及脾，脾虚运化乏力，故见乏力、纳呆等症。舌红，苔黄微腻，脉滑皆为湿热毒邪蕴于中焦之佐证。其病势暴急凶险，疫毒炽盛易伤及营血及入心包，积极治疗尚有转机。中医以清热利湿、通腑退黄为法，方用茵陈蒿汤加减，方中绵茵陈为清热利湿退黄的要药，栀子有清泄三焦湿热之功，大黄有降泄胃肠瘀热之效。茵陈配栀子，使湿热从小便而去；茵陈配大黄，并加入赤芍，使瘀热从大便而解。三药相合，共奏清利降泄之功。加入半枝莲、半边莲、蒲公英、珍珠草增强清热解毒退黄之力；厚朴、枳实以行气消胀；神曲、鸡内金健胃消食。

林天东教授强调治疗上，首先应注意清淡饮食，少食多餐，忌油腻，"人卧则血归于肝"，故强调患者应绝对卧床休息，《素问·平人气象论》曰："溺黄赤安卧者，黄疸。""目黄者，皆黄疸。"故治疗上遵循"黄疸之证，皆湿热而成"之理，治疗上给予急肝二方，大黄加量，并配合中药保留灌肠以保持大便5～6次/天，以利于肠内毒素排出。

经治疗患者神清，精神较前好转，身目黄染较前明显减退，尿黄，少许右胁肋胀闷不适，乏力感稍减，无恶心欲呕，少许头汗出，口干苦，纳差，寐差，昨日至今解大便 3 次、量多。经转方和解少阳治疗后逐渐痊愈。

<h1 style="text-align:center">第五节 肝 癖</h1>

一、诊疗特点

【病名概述】

"非酒精性脂肪肝"一名为西医学所提出，中医学中并无相应病名。其临床表现主要为胁肋胀痛、疲乏无力、纳差、恶心等，国家中医药管理局"十一五"重点专科中医肝病协作组将非酒精性脂肪肝的中医病名定为"肝癖"。据此可归为"肝癖"范畴。非酒精性脂肪性肝病是一种与胰岛素抵抗和遗传易感密切相关的代谢应激性肝损伤，以肝实质细胞变性和脂肪贮积为主要病理改变，但患者无过量饮酒史，疾病谱包括非酒精性单纯性脂肪肝、非酒精性脂肪性肝炎以及相关肝硬化和肝细胞癌。随着人们生活方式及饮食结构的改变，非酒精性脂肪性肝病在我国发达地区成人患病率在 15% 左右，已成为仅次于病毒性肝炎的第二大肝病，又因其初期症状隐匿，不易发现，迁延日久可进展演变为肝硬化、肝癌等肝脏相关致死疾病，同时又是心脑血管疾病、糖尿病的相关独立危险因素，故其危害不容小觑。

【学术思想】

林天东教授认为主要病机为各种病因导致患者脾肾亏虚，肝失疏泄，则痰湿、气滞、瘀血互结。故此为本虚标实，正虚邪恋之病证，病位在肝，与脾、胃、肾相关。林天东教授从其病理本质出发，注重调和肝脾兼以补肾，调气活血贯穿始终，根据其病情发展之轻重缓急分期论治。

初期外感邪气留恋、过食肥甘厚味、情志失畅等因素均可伤及肝、脾，致膏脂停积，聚湿生痰。临床以胁肋不舒，纳呆，嗳气，便溏，苔白腻，脉弦等为主症。此病程初期，以肝失疏泄，气机不畅；脾失健运，痰浊内生为主。主要病理特征为气滞、痰湿。林天东教授善用茯苓、白术、苍术、豆蔻、桂枝等温性而不大燥之药健脾化湿、利水祛痰，加以柴胡、陈皮、枳实、厚朴等疏肝畅气，柴胡配伍枳实，一升一降，气行则水行，痰饮脂膏终去。

中期若病程迁延，由气分累及营血，必致痰瘀互结，此为非酒精性脂肪性肝病之关键时期。常见胁肋疼痛，痛有定处，胸闷，舌紫暗或有瘀斑，脉弦涩等症。林天东教授认为治疗此病必用活血通络之剂，以达气机之条畅，并予痰浊瘀血以出路。临证喜用山楂、红曲、丹参、丹皮、当归、赤芍等活血散瘀、养血柔肝，取"血行湿易祛"之意。血行又有赖于气之推动，此时不忘理气补气，又因肝为刚脏，体阴而用阳，故用药中切记疏泄气机太过以劫肝阴，需养血柔肝方能复肝之体用，气血同治，每获良效。

"后期"之意有二：一为非酒精性脂肪性肝病通过饮食、运动之配合预后较好，故"后期"之一意为气血调畅，痰湿已去之"调理顾护期"；二为少数病情进展，迁延不愈而致肝硬化之"病程后期"。肝藏血，肾藏精，精血同源，故除肝脾之调和外，亦应顾护于肾。林天东教授指出：肾阳不足，无以温化水饮，内湿则生；肾阴不得肾阳之温煦，无以化生精气，难助肝之疏泄；肝阴亏损日久，亦必累及肾阴不足。故采用滋水涵木之法，以附子、菟丝子、肉苁蓉等补肾阳，枸杞、女贞子、黄精等滋肾阴，勿用过腻之品留邪，又需注意阴中求阳，阳中求阴，不可单一滋补。另酌以山药、薏苡仁、党参等复中焦脾胃之气，固本培元。补益先后天之本，扶助重症者之正气以抗邪，稳固欲愈者之元气以长治久安。

二、医案赏析

陈某，女，46岁，2016年8月6日因"右胁胀痛1个月"就诊。

患者右胁胀痛 1 个月，食后胃脘不适，平素易怒，纳差，偶有头晕，小便尚可，大便溏。自述脂肪肝病史 5 年余。否认乙肝、丙肝等慢性病史及家族史。查血脂：TG（甘油三酯）2.16mmol/L；HDL-C（高密度脂蛋白胆固醇）1mmol/L。肝功：ALT 68U/L。彩超示脂肪肝。舌质暗，舌体胖，有齿痕，苔黄稍腻，脉沉滑。西医诊断：非酒精性脂肪肝。中医诊断：肝癖，辨为肝郁脾虚、痰瘀互结证。治以疏肝健脾，祛湿散瘀。

处方：党参 10g，生黄芪 20g，当归 15g，丹参 15g，白术 10g，苍术 10g，茯苓 20g，白芍 20g，桂枝 10g，白豆蔻 10g，陈皮 15g，厚朴 15g，柴胡 10g，香附 10g，鸡内金 10g。14 剂。水煎服，早晚饭后温服。

代茶饮：泽泻 15g，荷叶 10g，山楂 20g，红曲 6g。每日 1 剂，上方用毕，代茶饮 2 个月。

嘱其饮食均衡，每日饭后步行 30 分钟以上，作息规律。

11 月 10 日二诊：服上方后胁痛减轻，纳增，偶有心慌，饥饿时头晕。舌淡，有齿痕，苔白，脉沉细。上方去生黄芪、苍术、白豆蔻、厚朴，加山药 20g，大枣 20g，女贞子 20g，菟丝子 20g，14 剂，煎服法同前。药后复查肝功、血脂正常，彩超示脂肪变性消失。

按：本患素有情志不畅，肝失疏泄日久，气机不畅；肝郁乘脾，脾失健运，痰浊内生，发为此病，兼见肝气不舒，脾胃失和之临床表现。气滞、湿阻日久，血行不畅，故又有血瘀之征象。林天东教授在治此类疾病中强调调气化湿、活血祛瘀之重要性，首方依此而成，继之善用廉、使之代茶饮巩固治疗。选用活血消食之山楂、红曲，配合淡渗之泽泻利水，给痰湿以出路，兼以坚阴补肾之不足。二诊之时湿邪渐去，而患者年老，可见脾肾不足，故去祛湿降浊之药，加用补益脾肾之品，安先后天之根本，扶正祛邪。此外也不应忽视饮食、运动对此病的重要影响。

第六章 肿瘤

一、诊疗特点

【病名概述】

肿瘤是指机体在各种致瘤因子作用下，局部组织细胞异常增生所形成的新生物。良性肿瘤容易清除干净，一般不转移、不复发，对器官、组织只有挤压和阻塞作用，但恶性肿瘤还会破坏组织、器官的结构和功能，引起坏死出血合并感染，患者最终可能由于器官功能衰竭而死亡。目前恶性肿瘤（以下简称肿瘤）已发展成常见病、多发病，发病率呈逐年上升趋势，并且年轻化趋势日益明显，严重威胁着人类的健康，每年世界上有1000多万新发肿瘤病例，数百万人死于各种肿瘤，并逐年上升，已成为人类死亡的主要原因之一。对于恶性肿瘤的治疗，现代医学多采取手术切除、放射治疗、化学治疗、靶向治疗等具有攻伐性质的治疗方案，稍有不慎则使肿瘤患者基础情况急转直下，严重影响患者生存质量，甚或导致人瘤俱亡，直接缩短肿瘤患者生存期。恶性肿瘤的治疗思路仍处于摸索阶段。经过长期对恶性肿瘤的治疗以及反思，人瘤共存、带瘤生存、多学科联合治疗恶性肿瘤的观念正逐步兴起。以人身机体"平和"为根本原则的中医药在恶性肿瘤治疗中的地位也日益提升。

在中国古代文献和中医典籍中很早就有关于肿瘤的记载，远在殷墟甲骨文中就有"瘤"字的出现。在《灵枢》里记载了筋瘤、肠瘤、骨疽、肉疽等不同类型的肿瘤，并认为是"邪气居于其间"，非一般疣赘。汉代名医华佗在《中藏经》中也指出肿瘤为"五脏六腑蓄毒不流"的恶性疾病。历代医家将与肿瘤相关疾病记录为癥瘕、积聚、乳岩、噎膈、骨疽等，实际上均可归类为肿瘤。《灵枢·水胀》记载："寒气客于肠外与卫气相搏，气不得荣，因有所系，癖而内着，恶气乃起，息肉乃生。"在治疗方面，《素问·至真要大论》记载"坚者削之，客者除之，结者散之，留者攻之……逸者行之"的基本治疗法则，认识到发生肿瘤的病机不同需要采取不同的治疗原则。可见古代医学家和劳动人民在与肿瘤斗争方面积累了极其宝贵的理论知识和实践经验。

林天东教授通过对老一辈医家治疗肿瘤临证经验的整理与总结，在已有的基础上加以创新，积累了丰富的经验。现将林天东教授 50 多年中医药治疗肿瘤的临床经验予以分享，希望为推动中医药治疗肿瘤的发展贡献一分力量。

【学术思想】

林天东教授认为肿瘤的发病是内外多因素、多阶段、长时间作用的结果，但其两大主要因素无外乎外感和内伤。且肿瘤是全身性疾病的局部表现，虽然肿瘤的病因病机极其复杂，但同样要遵从中医的整体观念，现将致病因素归纳为以下几点。

1. 外感六淫邪气

风、寒、暑、湿、燥、火，统称为六邪，即六淫、六气。外感六淫邪气，超过机体正常调节适应的限度，影响脏腑经络功能，阻碍气血运行和津液输布，导致气滞血瘀，痰湿凝聚，积久而成肿瘤。比如《内经》记载："积之所生，得寒乃生，厥乃成积也。""寒气客于肠外……因有所系，癖而内着，恶气乃起，息肉乃生……至其成，如怀子之状。"外感寒邪客于肌肤，损伤机体阳气，肌肤骨节失于温煦，血脉凝滞，经脉不通，大肉坚凝，久而聚为结块。亦有风、湿、热邪搏结而成者，"脑湿，谓头上忽生肉如角，乃湿气蕴证冲击所生也""黑痣者，风邪搏于血气，变化生也"。恶核者，是风热毒气与血气相搏结成核，生颈项，又是风寒所折，遂不消，使阴阳失调，气血逆乱，日久成积，变生肿块。如常见肿瘤肺癌、黑色素瘤、血癌、皮肤癌等。

2. 内伤饮食

古人在很早以前就指出饮食不节与肿瘤之间的联系。《景岳全书》谓："饮食不节，以渐留滞者，多成痞块。"《济生续方》亦指出："饮食过度，或生冷过度，不能克化，致成积聚结块。"饮食所伤是积聚的重要成因。"鱼腥乳酪，强食生冷果菜停蓄胃脘……久则积结为癥瘕。"饮食不节，过食膏粱厚味、生冷瓜果和热饮嗜酒，均可影响脾胃功能，最终导致津伤气结痰滞，变生肿块。常见肿瘤为舌癌、食道癌、胃癌、肠癌等。

3. 七情内伤

正常情况下七情是不会使人致病，只有在剧烈的情志变化，以致机体调节失控，气机紊乱，脏腑阴阳气血失调时，才会导致癌瘤的发生。暴怒伤肝，过喜伤心，忧思伤脾，过悲伤肺，惊恐伤肾，机体情志失调影响脏腑气机，进而影响津液布化，停津聚液，扰乱气血，可致气郁、气滞、血虚、血瘀，在机体"本虚"的情况下，内外合邪，气虚血瘀、气滞血瘀、痰凝毒结，日久而成积聚，不得消散，形成癌瘤。所谓"内伤于忧怒……而积聚成矣"。此类病因多导致噎膈、乳癖与瘿瘤等疾病，前人认为："忧郁不升，思虑太过，急怒不伸，惊恐变故，以致气血并结于上焦，而噎膈多起于忧郁，忧郁而气结……臆而生痰，久者痰结块胶于上焦"（《医学津梁》）。噎膈多是气机郁滞，经脉阻隔，积块痼结，上下不通，最后食管窄缩，饮食难进。正如医家张锡纯所说："夫此时贲门已缩如藕孔，又加逆气痰涎以壅塞其间。"情志所伤致病，旧时妇人每多患此，情志不遂，郁而成积，每以肝经、冲任所过之处患病，如乳岩、瘿瘤及胞宫癥瘕等。朱丹溪指出："厥阴之气不行，故窍不得通而不得处，以生乳癌。"常见与情志相关的肿瘤有肝癌、乳腺癌、甲状腺癌、子宫癌等。

4. 其他因素

如病毒、吸烟、含化学物质（腌制或发霉食物、药物等）、物理因素（射线辐射、核辐射等）等多种致癌因子进入人体，作用于机体，在攻破人体防御线后，使人体正常细胞发生突变，成为癌细胞，进而发生癌瘤，常见肿瘤为淋巴瘤、白血病、皮肤癌等。

在明确病因的基础上，林天东教授常注重对疾病进行整体的辨证论治。他认为辨证论治是中医学认识疾病和治疗疾病的主要方法，是运用四诊八纲为主要手段，综合临床各种证候，研究疾病的病因、病机及发生、发展的规律，认识和辨别疾病的部位和性质以及传变转归，从而确定治疗的方法。林天东教授认为肿瘤本身系全身性疾病，以局部病变为突出表现，其对肿瘤的辨证论治具有独特之处。如他认为肿瘤病整体属虚，局部属实，应当全身辨证与局部辨证相结合。

全身辨证，首先了解机体状态，辨别虚实，一般情况下，早期患者正气盛，邪气实，多用攻法；中期患者，虚实夹杂，攻补兼施；晚期患者，正虚邪实，常用补法。但应注意虚实伪象。"大实有赢状，误补益疾；至虚有盛候，反泻含冤"的警句，不可不知。局部辨证，局部肿块先辨阴阳，红肿高大向外长多属阳，黑紫凹塌向内生多属阴。辨肿块分型：结节型较坚硬多属实证，菜花型易出血多属热证，溃疡型色泽暗多属寒证，空洞型流清水多属虚证；辨肿块质地：坚硬者多痰结，稍硬者多血瘀，较软者多气滞；辨肿块粘连：固定者多阴毒，移动者多阳毒；辨肿块疼痛：胀痛、刺痛为气滞毒瘀，痛有渗出液为湿毒浸润，痛且灼热为毒火内灼。辨局部分泌物：稀薄属虚，稠黏属实；色白属寒，色黄属热，夹血属火；辨气味：恶臭属阳毒，腥臭属阴毒，秽臭属湿毒等。

林天东教授常言肿瘤的发生发展最终离不开"热""毒""痰""瘀"等病理产物，特别强调这些产物皆是建立在本"虚"的基础上，随着肿瘤疾病的变化，其病理产物不再是单一的，而是在不断变化的，因此林天东教授认为在临床上必须考虑疾病本身及相关抗肿瘤的治疗，既注重"虚"，也全面考虑"痰""瘀""毒"等因素的影响。

癌症的发生发展是一个邪正相争的过程，患者整体多表现为正虚，而局灶局部则多表现为邪实。肿瘤发病较复杂，各种外因多在人体正虚的情况下，侵袭机体而发病，多属多系统、多组织器官受累。林天东教授指出中医治疗应贯穿癌症诊治全程，要想最大限度发挥中医治疗肿瘤的优势，临证时必须辨病与辨证分型相结合。现代医学进行局部病理学检查以确定性质，进行诊断是十分重要的。因此辨证论治对肿瘤的运用应赋予广义概念。广义的辨证论治包括辨病与辨证的论治，诊断以辨病为先，以病为纲，面对复杂的病状，通过辨病将辨证局限于某一疾病之中，减少了辨证的盲目性；证候是由疾病派生，从病辨证，可使辨证更加深入和具体，同一类癌症在不同患者的发生发展和临床表现上迥异，通过辨证论治，如同量体裁衣，得到相应的理法方药治疗。

恶性肿瘤是机体全身性疾病的局部表现，中医学对肿瘤的认识更重视整体性。《内经》云："正气存内，邪不可干。"又说："邪之所凑，其气必虚。"因此在肿瘤患者中，绝大多数患者属本虚标实，故治之大法，当以扶正培本、抗癌祛邪为务，扶正与驱邪又当依证辨证应用。一般而言，肿瘤早期尚小，机体正气尚盛，多属正盛邪轻之候，治当以攻为主，或兼以扶正，或先攻后补，即祛邪以扶正之法；肿瘤中期，正气多已受损，但正尚能与邪抗争，治当攻补兼施；肿瘤晚期，多正气衰弱，正虚邪盛，治当以扶正为主，或兼以驱邪，或先补后攻，即扶正以祛邪。扶正培本治则所属治法较多，包括补气养血、健脾益胃、补肾益精等，但目的皆在于增强机体抗病、防病及其适应能力。

二、医案赏析

1. 胃癌

刘某，女，60岁，海南万宁人。2013年6月13日因"胃腺癌"就诊。

2013年3月初患者因胃脘不适就诊于省内某三甲医院，行胃镜检查提示贲门处占位。完善相关检查后行胃次全切除术，术后病检提示胃腺癌。术后于5月初开始化疗，化疗期间出现Ⅲ度骨髓抑制，Ⅱ度消化道反应，暂停化疗，患者为求中医治疗，经人介绍前来就诊。现症见：神清，精神倦怠，面色㿠白，食少腹胀，腹痛绵绵，喜温喜按，畏冷、四肢不温，腰膝酸软，大便溏稀，小便短少。舌淡胖，苔薄白，脉沉无力。中医诊断：积聚，辨为中焦虚寒证。治以温中祛寒、补气健脾，予理中汤加减。

处方：干姜 10g，党参 15g，白术 15g，炙甘草 10g，黄芪 30g，桂枝 15g，陈皮 10g，升麻 10g，柴胡 10g，茯苓 15g，菟丝子 15g，枸杞子 15g，女贞子 15g。14 剂，每天 1 剂，水煎服，分 2 次温服。嘱患者忌食生冷，清淡饮食。

6 月 28 日二诊：患者面色较前红润，纳食较前明显改善，仍感乏力，睡眠一般，二便调。经检查达到继续化疗条件，守前方治疗，辅助患者顺利完成化疗。

按：该患者为胃腺癌术后，化疗期间，林天东教授认为化疗药物在杀伤癌细胞的同时，亦损伤正常组织，损伤脾阳，脾阳虚衰，运化失权，则食少腹胀、大便溏稀；阳失健运，寒从内生，寒凝气滞，故见脘腹冷痛、喜温喜按；脾阳虚衰，不能充养肾阳，温煦失职，故见畏寒怕冷、四肢不温、腰膝酸软；阳虚气血不荣，故面色无华。脾为气血、精髓化生之源，脾失健运，致脾胃运化功能失司，而致气血生化不足；因肾为五脏阴阳之本，"肾者，主蛰，封藏之本，精之处也"，精气互化，精血同源，故化疗损伤脾肾阳气。临床上林天东教授以"寒者温之""虚则补之"之旨，以温中祛寒、补气健脾为法，方中干姜大辛大热，温中祛寒，治寒气凝结，为君药。党参甘而微温，补气健脾，治脾胃虚弱，为臣药。君臣辛热与甘温相合，寒虚兼治。白术苦温，健脾燥湿，合党参复脾运而正升降；黄芪、茯苓、陈皮健脾补气；柴胡、升麻升举阳气；菟丝子、枸杞子、女贞子补肾健脾，稳固先天之本；炙甘草甘温益气补中，缓急止痛，兼和诸药。温中祛寒、补气健脾药相配，温补并用，为"辛热甘温药法"。

2. 肺癌

方某，女，65 岁，海南屯昌人。2017 年 5 月 13 日因"肺鳞状细胞癌术后复发"就诊。

患者 2014 年 11 月因咳嗽咯血，就诊于省内某三甲医院，行胸部 CT 提示"左中下肺占位"，完善相关检查于 2014 年 12 月初行根治性手术治疗，术中病理提示"肺鳞状细胞癌"。术后足疗程化疗，间断复查病情稳定。2017年4月底，患者再次出现咳嗽痰黏，胸闷气促，复查CT提示原病灶局部复发。患者及家属因个人原因要求中药治疗，遂来就诊。现症见：神清，精神倦怠，面色白，口干，盗汗，咳嗽咳痰，痰黏，咳声低弱，气短喘促，胸闷胸痛，倦怠乏力，不思饮食，睡眠一般，大小便正常。舌质淡红，有瘀点，苔薄，脉弦涩。辨为肺积，属气阴亏虚、瘀毒内结证。方予百合固金汤加以益气养阴、解毒散结、化痰祛瘀之品。

处方：百合30g，麦冬15g，玄参15g，赤芍20g，丹参15g，黄芪30g，白术15g，陈皮15g，瓜蒌15g，法半夏15g，半枝莲15g，半边莲15g，白花蛇舌草15g，蒲公英根15g，田基黄15g，灵芝30g。日1剂，水煎服，分2～3次温服。

5月28日二诊：服药2周后复诊，患者咳嗽、咳痰较前减轻，食欲有所增强，胸闷、胸痛较前缓解。效不更方，继续前方治疗。

7月10日三诊：患者神清，面色稍红润，时有咳嗽咳痰，痰少易咳，偶有气短胸闷，无恶风，盗汗，无胸痛、乏力，睡眠、饮食一般，二便调。舌质淡红，有瘀点，苔薄，脉弦涩。前方加炮姜15g，神曲15g，继续治疗。

2017年12月中旬，患者电话告知肺部CT提示复发肿块消失。现无明显不适，已能做些简单的家务活。

按：肺鳞癌约占所有非小细胞肺癌的40%，西医治疗中晚期肺鳞癌主要有手术、化疗、放疗、靶向等治疗。肺癌在中医古籍中属于"肺积""息贲""肺痛""劳嗽"范畴。林天东教授指出肺癌是在机体气血阴阳等物质匮乏的基础上，或因禀赋，或因六淫，或因饮食，或因邪毒，导致脏腑经络功能失调，肺失宣降，气机不利，血行瘀滞，津液不布，生出瘀血、痰浊等病理产物。林老总结晚期肺癌患者多虚实夹杂，以气阴两虚、痰瘀毒结证为多见。"诸气者，皆属于肺"，烟草、工业废气和矿石粉尘等外毒邪长期作用损伤肺气。肺气虚则倦怠乏力，语声低微，气短。肺阴虚则生内火，虚火蒸肺，伤及血络，故咳嗽咯血；口干，五心烦热，自汗盗汗，舌红少苔或苔薄，脉细弱或细数等，皆为气阴两虚之象。气虚推动无力，阴虚生内热炼液成痰。痰阻胸阳，气机不畅，脾胃失和，故咳嗽不畅、胸闷气憋、脘腹痞闷、不思饮食，久之则消瘦形脱。血属阴，阴虚，血的补充减少，"气为血之帅"，气虚则血行不畅而致瘀。瘀血阻滞肺络，不通则痛，故胸痛不移。舌质紫暗或有瘀斑，脉弦涩或沉细，苔腻等皆为痰瘀毒结之象，故本证辨为气阴两虚、痰瘀毒结证，其病机要点为肺气虚损，阴液匮乏，痰瘀内生，毒邪外侵。林天东教授在治疗晚期肺癌过程中既注重"虚"，也全面考虑诸如"痰""瘀""毒""实"等因素的影响。在扶正的同时，兼以攻邪，扶正祛邪兼施。气阴两虚、痰瘀毒结证属虚实夹杂，临床患者的症状也各有偏重，虚证偏重者，主要扶正，兼以攻邪，补益不留邪。实证偏重者，做到攻邪不伤正。予百合固金汤加减，以益气养阴、消肿散结、清热解毒为法。

本案以百合固金汤为基础。方中百合配合麦冬、玄参，滋肺润燥，养阴止咳；赤芍、丹参活血化瘀止痛，共为君药。黄芪、白术、灵芝补益肺气，陈皮、瓜蒌、法半夏行气化痰，其中黄芪归肺脾经，白术、陈皮健脾，"脾为生痰之源"，六药合用，既健脾补气又行气化痰，起到扶正固本之效。半枝莲、半边莲、白花蛇舌草、蒲公英根、田基黄、灵芝解毒散结，西医药理提示上药均有抗肿瘤作用。如长期服用此方，可加炮姜、神曲，其性辛温，佐制大剂量寒凉药物，以防苦寒伤胃，保护后天之本。诸药共奏益气养阴、解毒散结、化痰祛瘀之功。本方扶正的同时又祛邪，标本同治，可助机体康复。

3. 乳腺癌

陈某，女，49岁，农民。2002年7月中旬发现右侧乳房包块，在省内某三甲医院确诊为乳腺癌，因家庭经济原因，拒绝手术治疗，于当年8月前来就诊。

患者面色暗、有瘀斑，自诉平素心思忧虑，烦躁易怒，乳房胀痛，右乳可扪及一大小约2.5cm×2.2cm的肿块，表面凹凸不平，两胁刺痛，口苦咽干，胸闷多痰，眠差，舌紫暗或有斑点，苔白腻，脉弦涩。已停经2年。辨证为肝郁气滞，痰瘀互结。予柴胡疏肝散加减，疏肝理气、化痰祛瘀、软坚散结。

处方：柴胡40g，白芍15g，赤芍15g，炒枳壳15g，甘草10g，川芎10g，制香附15g，陈皮10g，桃仁10g，郁金15g，当归15g，法半夏15g，浙贝母20g，制乳香15g，制没药15g，瓜蒌15g，山慈菇15g，川楝子10g，甘草10g。日1剂，水煎服。

服15剂后患者面色稍显红润，右乳疼痛减轻，胸闷咳痰、口苦咽干有所缓解等，舌暗较前好转，脉弦涩。继续服上方30剂后两胁刺痛消失，口苦咽干、胸闷基本消失，无痰，睡眠改善，复查右乳肿块较前缩小，约为1.1cm×1.0cm，舌淡暗，苔薄白，脉弦。前方去乳香、没药，继续服60剂后右乳肿块消失，之后间断予上方加减服用数月，肿块无复发。

按：乳腺癌是女性常见的恶性肿瘤，发病率逐年上升，目前已跃居女性恶性肿瘤的第一位。中医学对乳腺癌早有认识，将其归于"乳岩"范畴。《外科正宗》说："乳岩由于忧思郁结，所愿不遂，肝脾气逆，以致经络阻塞，结积成核。"林天东教授认为女子以肝为先天，情志太过与乳腺癌的发生密切相关，肝经布胸胁、乳房，故提出了"从肝论治"的原则，早期多予疏肝理气化痰为主。他指出肝喜条达而恶抑郁，长期情志不遂，木失条达，致肝郁血滞，经气不利，故患者见面部晦暗、有瘀斑，乳房胀痛，两胁刺痛；久郁不解，肝失柔顺舒畅之性，则情绪急躁易怒；木旺乘土，脾虚生痰，气与痰相结于乳中成块。方中重用柴胡，主入肝胆，功擅条达肝气而舒郁结，郁金、枳壳、川芎、香附、川楝子助柴胡加强疏肝理气；当归、白芍养血柔肝；赤芍、桃仁、制乳香、制没药活血化瘀；法半夏、浙贝母、瓜蒌、山慈菇、陈皮化痰散结；甘草调和诸药。诸药合用，理气而不伤正，疏中有收，遵循"木郁达之"之旨，顺其条达之性，发其郁遏之气，共奏疏肝解郁、理气活血、化痰散结之功。

4. 乳腺癌骨转移

李某，女，45岁，海口琼山人，教师。2014年6月13日因"乳腺根治术后骨转移瘤"就诊。

患者2010年5月确诊为三阴乳腺癌（左侧），已行乳腺根治术及足疗程化疗。近1月来，患者感右股骨头处疼痛难忍，多昼轻夜重，阴雨天加重，肿块皮色无异。腰椎CT提示"L4～L5、L5～S1低密度影，考虑骨转移瘤"。余无复发转移。患者对唑来膦酸过敏，目前口服盐酸羟考酮缓释片10mg，间隔12小时服1次，可止痛，患者及家属拒绝再次放化疗，遂前来就诊。症见：面色㿠白，腰膝酸软，畏寒怕冷，下身尤甚，夏日裹棉衣出门，腰骶部疼痛难忍，多昼轻夜重，阴雨天加重，睡眠欠安，喜热饮，大便溏稀，每日1行，小便清长，夜尿3～4次，无发热，无胸闷气促。舌淡紫有瘀斑、瘀点，苔薄白，脉沉迟。查体：左乳缺如，呈根治术后改变。辨为阴寒凝滞、痰瘀互结证（阴寒证）。以阳和汤加减，温阳通络、化痰散结。

处方：熟地30g，山慈菇30g，狗脊30g，骨碎补30g，鹿角胶20g（烊化），川断15g，麻黄12g，肉桂10g，白芥子10g，炮姜10g，制乳香10g，制没药10g，甘草10g。水煎服，每天1剂，分早晚2次服用，每次250mL。嘱避风寒，忌生冷饮食。

二诊：服药7天后复诊，患者畏寒怕冷较前明显缓解，腰部疼痛较前稍改善，止痛药只是偶尔才服用，舌淡紫有瘀斑、瘀点，苔薄白，脉沉迟。效不更方，继予前方温服20剂。

三诊：1个月后复诊，患者已正常穿衣，面色稍红润，腰部疼痛明显缓解，已停服止痛药，眠安，大小便正常。复查腰椎CT提示"L4～L5、L5～S1低密度影面积较前减少约一半"。

前方去乳香、没药，继续温服1个月后返诊，患者心情大悦，腰椎低密度影已消失，睡眠、纳食如常，二便调。后以补中益气汤扶正固本，巩固治疗，无再复发。

按：骨转移癌在晚期恶性肿瘤中常见，尤以乳腺癌、肺癌、前列腺癌最多，约占全部骨转移癌的80%。现代医学主要用放化疗、止痛剂、激素疗法、神经阻滞疗法等，但疗效有限，且副作用大。林天东教授认为骨转移多见于晚期肿瘤患者，病程较久，大多数肿瘤患者经过前期西医放化疗后，正气亏损，"久病及肾"，且患者多有肾气虚之本，气虚及阳，阳虚则阴寒内生，痰瘀毒邪乘虚侵袭深入于骨，阻塞经络。骨转移癌疼痛多为昼轻夜重或阴雨天加重，符合阴邪致病的特点，其肿块盘根坚硬，推之不移，皮色如常，与阳热证的肿块特征相反；本病病深在骨，当属里证；结合其发病缓慢、病程长久、逐渐加重的特点，可将本病辨证为寒、痰、瘀血所致之阴证。因此林天东教授指出正虚邪实是骨肿瘤发病的根本，主要病机为阳气衰败，阴寒内生，阴寒凝滞，痰瘀毒邪胶结，正气无力驱邪外出，遂流窜至骨，蚀骨伤髓，令骨弱废用，终致该病。治疗上，林老遵循"寒者热之""虚者补之""肾主骨生髓"的原则，方选阳和汤加减。阳和汤出自清代《外科全生集》，是王洪绪对外科阴寒证的重大贡献，主治一切阴疽、附骨疽、流注、鹤膝风等。方中重用熟地、狗脊、骨碎补、鹿角胶、川断温阳补肾，填精益髓以助阳扶其本；肉桂、炮姜温阳散寒而通利血脉；麻黄辛温宣散，发越阳气，开泄腠理，以散机表腠理之寒凝，正如王洪绪在《外科全生集》里所说：阴毒之治，非麻黄不能开，非肉桂、炮姜不能解其寒凝，此三味虽酷暑，不可缺一也。腠理一开，寒凝一解，气血乃行，毒亦随之消矣。山慈菇化痰散结，白芥子善消皮里膜外之痰，没药、乳香活血化瘀止痛，甘草解毒和药，共奏温阳通络、化痰散结之效。

5. 甲状腺癌

黄某，女，41岁，海南定安人。2017年4月6日因"甲状腺乳头状癌（分化型）"就诊。

患者及家属诉 2017 年 3 月中旬因"右颈部无痛性肿块，伴声音嘶哑 1 个月"就诊于省某三甲医院，完善检查考虑为甲状腺癌，肿块穿刺病检示甲状腺乳头状癌（分化型）。患者及家属担心手术风险，暂拒绝手术，要求口服中药治疗。经人介绍前来就医。症见：神清，焦虑面容，右颈肿物，心烦不安，咽部如有异物，吞之不下，吐之不出，咳嗽多痰，痰色白黏稠，食欲欠佳，二便调。舌质灰暗，苔厚腻，脉弦滑。查体：右侧颈部可扪及一大小约 2cm×2cm 的坚硬肿物，活动度差，表面相对光滑。中医诊断为瘿瘤，辨为痰瘀互结证，予海藻玉壶汤合四逆散加减，以化痰软坚、行气活血。

处方：海藻 15g，昆布 15g，夏枯草 30g，法半夏 10g，浙贝 15g，当归 10g，川芎 10g，独活 10g，连翘 15g，穿山甲 3g，莪术 15g，柴胡 15g，枳壳 10g，白芍 15g，青皮 10g，陈皮 10g，甘草 10g。日 1 剂，水煎服，分 2 次温服。

患者服药 1 个月后复诊，右颈部肿物基底范围较前缩小，咽部异物感消失，仍有咳嗽痰多。舌质灰暗，苔稍腻，脉弦滑。前方去柴胡、枳壳、白芍，加山慈菇 30g，加强化痰之功，继续温服中药。

三诊（2017 年 7 月 11 日）：患者进门便是笑脸以对，告知行彩超报告示右侧颈部肿物已缩小为 0.5cm×1.6cm，无咽喉异物感，前方加三棱，加强行气活血，继续治疗。

2017 年 9 月 2 日，患者家属电话告知复查彩超，示颈部肿块已消失。

按：甲状腺癌是常见的头颈部恶性肿瘤，发病率占全身各种恶性肿瘤的 1.2%～2.3%。根据组织学分型分为分化型癌、髓样癌和未分化癌，分化型癌比例最高，占 90% 以上，甲状腺乳头状癌属于分化型癌。甲状腺癌属于中医"瘿瘤"范畴。其病机以气郁、痰凝、血瘀为主，互相胶着，各有侧重，又难以截然分开。林天东教授认为此类患者平素心烦易怒，忧恚日久，易伤肝木，则肝气失于调达，气机郁滞，抑郁恼怒，恼怒日久化火，灼伤肝之津液，炼液为痰；同时气机不畅，不能推动气血津液的运行，则气血凝滞，津聚而为痰，痰凝血阻日久则结为痞块，结于颈部而致此病。治疗上予海藻玉壶汤合四逆散加减，以化痰软坚、行气活血。方中海藻、昆布、夏枯草、法半夏、浙贝化痰消肿，软坚散结；青皮、陈皮行气化痰；连翘解毒消肿；当归、川芎养血活血；穿山甲、莪术破血逐瘀；独活引药力上行；柴胡、枳壳、白芍、甘草四药为四逆散方，主疏肝理气，调理全身气机；甘草解毒散结，与海藻配伍，相反相激，增强消瘿效果，又能调和诸药。方中海藻、甘草同用，属七情中"相反"之例，但前人谓其有相反相成之效，李东垣云"海藻、甘草同用之，盖以坚结之病，非平和之药所能取捷，必令反夺，以成其功"，故林天东教授在临床诊治瘿瘤类病，常将海藻与甘草同用，疗效显著。

第一节　慢性咳嗽

一、诊疗特点

【病名概述】

咳嗽是呼吸内科门诊中最常见的症状之一。在专科门诊中，慢性咳嗽的比例高达 10% ~ 38%。而慢性咳嗽通常是指时间超过 8 周，根据胸部 X 线检查有无明显异常分为两类：一类为 X 线胸片有明确病变者，如肺炎、肺结核、支气管肺癌等；另一类为 X 线胸片无明显异常，以咳嗽为主要或唯一症状。慢性咳嗽的病因复杂多样，许多患者初诊时常常不能明确病因，仅仅对症治疗，没有祛除病因，此后咳嗽持续发作，影响患者的日常生活和工作质量。西医认为胸片正常且不吸烟的慢性咳嗽患者，大多由鼻后滴漏综合征、咳嗽变异性哮喘、胃食管反流性咳嗽 3 种疾病引起。由于其病因复杂多样，临床表现也不尽相同，给治疗带来了一定的难度。

【学术思想】

林天东教授认为，慢性咳嗽虽然是肺系疾病，但是其他脏腑经络的功能失调，都有可能影响肺，引起肺气的宣发和肃降失常，使肺气上逆而作咳，故有孙思邈《备急千金要方·咳嗽》中的"风咳、寒咳、支咳、肝咳、心咳、脾咳、肺咳、肾咳、胆咳、厥阴咳"十咳说。林天东教授根据多年的临床经验，认为在临床上一些久治不愈的慢性咳嗽，除因久病多致体虚外，还可能与生活环境改变、工作及生活压力过重、空气质量差等因素相关，从而引起机体脏腑功能失调，影响到肺气，此种咳嗽的发生常与肺、胃、肝三者的气机失调有关。因此治疗上应注重疏肝气、宣肺气、降胃气。

二、医案赏析

患者，女，42岁。2008年12月10日因"咳嗽、咽痒10周"就诊。

患者咳嗽、咽痒10周，曾自购西瓜霜润喉片、蜜炼川贝枇杷膏等服用，也曾在当地医院静滴抗生素等治疗10余天，服麻杏石甘汤合止咳散加减治疗，咳嗽时轻时重，咽痒则咳。刻下症：咳嗽咽痒，夜间及清晨咳嗽较频，痰白黏量少，稍感鼻塞，口干欲温饮，纳食一般，遇风受凉则咳甚，大便不干结，舌质红略暗，舌苔白腻微黄，两寸脉稍浮。胸部X线示双肺未见明显异常。追问病史：患者近3年时有咳嗽，冬春季节多见，平素易感冒。西医诊断：慢性咳嗽；中医诊断：咳嗽，证属寒邪滞肺。治宜温散肺寒、宣肺止咳，方用温肺煎合二陈汤加减。

处方：生麻黄10g，法半夏10g，细辛3g，紫菀10g，款冬花10g，矮地茶15g，天浆壳15g，生姜3片，陈皮10g，茯苓15g，厚朴10g，苏叶15g。7剂，每日1剂，水煎服。

二诊：诉服药3剂咳嗽即明显改善，夜能安卧，现稍有咳嗽，咽痒则咳，背心寒冷感，舌质红暗、舌苔薄白微腻，脉象细稍浮。治以益气护卫、散寒止咳，方用益气护卫汤合温肺煎加减。

处方：生黄芪30g，防风15g，炒白术10g，淫羊藿15g，桂枝10g，白芍10g，生姜3片，红枣6枚，炙甘草6g，生麻黄10g，细辛3g，紫菀10g，款冬花10g，天浆壳15g，木蝴蝶10g。7剂，每日1剂，水煎服。

三诊：咳嗽、咽痒基本消除，背冷感消失，纳可，舌质红暗、舌苔薄白微腻，脉细。以益气温阳为法，方用益气温阳护卫汤加味。

生黄芪30g，防风15g，炒白术10g，补骨脂10g，锁阳10g，桂枝10g，白芍10g，生姜3片，红枣6枚，炙甘草10g。14剂，每日1剂，水煎服。

以上方为主善后调理2月余，随访半年患者未见咳嗽。

按：林天东教授经四诊合参，认为该例患者内有气阳虚弱，易招致外邪"直入手太阴肺"，尤以风寒为首位。临证观察发现病程数月的患者就诊时仍有外感征象者不少，可能与正虚祛邪乏力或外邪反复侵袭有关。风寒之邪未及时温宣、温散，致夹湿化热，留恋于肺系，气机不利，咳嗽不止。初诊重在温宣、温散，使寒湿之邪有出路，郁热自清。二诊邪轻病缓，标本同治；三诊则以治本虚为主，通过增强机体和气道的防御能力，从根本上防止本病的复发。

第二节　风温肺热病

一、诊疗特点

【病名概述】

风温肺热病是风温病与肺热病的合称，是由感受风热病毒引起的一种急性外感热病，四时皆有，多发于冬、春两季，以咳嗽、咯痰、发热、胸痛、舌红苔白或黄、脉数为主症，包括西医的急性肺炎、急性支气管炎和支气管周围炎等急性肺部感染性疾病。古代并无风温肺热病之病名，多散见于"肺热病""风温""肺炎喘嗽"等病证中。1986年，国家中医药管理局医政司北方热病组将《黄帝内经》的"肺热病"与陈平伯的"风温病"合而为一，称为风温肺热病，并于1994年将其列入国家中医药管理局制定的行业标准中。尽管近年来各种诊断治疗技术的发展使风温肺热病的诊治及预后有所改善，但其发病率仍未见降低，并且死亡率较高。

【学术思想】

林天东教授认为，本病发生的原因主要有两个方面：一为风热病邪袭肺，二为正气不足。风热病邪是风邪与温热之邪的合邪，以冬春两季多见。春季风木当令，阳气生发，气候温暖多风，易产生风热病邪。故叶天士说："春月受风，其气已温。"冬季应寒反暖，亦可形成风热病邪。《黄帝内经》云"正气存内，邪不可干""邪之所凑，其气必虚"。风热病邪在体质虚弱的情况下，由口鼻侵入，进入肺脏则发为风温肺热病。故林天东教授强调，在本病的整个治疗过程中始终都要贯穿以"治本"为主，病邪盛时祛邪，邪去正虚则扶正，但邪盛时若有正虚见症者，需扶正抑邪并施。

风热病邪属阳邪，其性升散、疏泄，多从口鼻皮毛侵入人体，肺位居高，首当其冲，所以本病初起以邪犯肺卫为主要病机，正如叶天士所云"肺主气，属卫""肺位最高，邪必先伤"。故病变初起即见发热、微恶风寒、咳嗽、口微渴等肺卫证候。此时，若感邪不甚，并经及时治疗，可终止病变发展，获得早期治愈。若肺卫之邪不解，病邪深入，风温肺热病遵循卫气营血的传变规律，其传变趋势，一为顺传于肺胃，由气而营而血；二为逆传心包，由心营而神明。所谓逆传心包者，为邪热内炽，上扰神明，神明错乱，故可见神昏谵语、舌颤之症。林天东教授结合自身临床经验发现，本病患者的证候多未按卫气营血步步发展，而往往见卫气合病、气营合病，甚至由气分而迅入血分，又或有并发症或有兼症，故治疗不能拘泥传统传变规律，而需结合临床灵活变通，予以卫气同治、气营同治、气血同治等。

二、医案赏析

案 1

符某，女，42 岁。2016 年 9 月 18 日因"发热咳嗽 1 周，出疹 4 天"就诊。

患者于 1 周前受凉后出现发热恶寒，体温 38.0℃，咳嗽咯黄稠痰，当地诊所予阿奇霉素注射液 3 天，体温未退。诊见患者发热，无恶寒，无汗，咳嗽，痰黄稠，下肢散发红疹，便结。舌绛红、苔黄燥，脉滑数。血常规：WBC 11.2×10^9/L，NEU% 85%。胸部 CT 示右中叶少许炎症。中医诊断：风温肺热病，辨为气营同病之证。治拟清气凉营，予清气凉营方加减。

处方：生石膏30g，鱼腥草30g，半枝莲30g，柴胡15g，黄芩15g，象贝15g，淡竹叶15g，麻仁15g，丹皮10g，赤芍10g，紫草10g，杏仁10g，桔梗5g，蝉蜕5g，生甘草10g，北沙参20g。3剂。

9月21日二诊：上方每日2剂，药后热减，今来诊时发热，但无恶寒，体温37.6℃，咳嗽减，痰黄白稠，下肢红疹较前消退，口微渴，大便畅。舌红、苔薄黄燥，脉滑。前方加玄参20g，去麻仁。3剂。

9月24日三诊：上方每日2剂，药后热退，今来诊时无发热恶寒，咳嗽减，痰白稠，皮疹完全消退，口微渴，汗出乏力，气短，大便畅。舌红、少苔，脉细数。证属气阴两虚，予益气生津方加减。

处方：西洋参10g（另炖），生晒参10g（另炖），北沙参20g，玄参20g，山药20g，薏苡仁30g，象贝10g，前胡10g，紫菀10g，芦根10g，柏子仁15g，枣仁15g，枸杞子15g，陈皮10g，甘草10g。3剂后，以上方出入调理10余日，告愈。

按：该患者为中年女性，风热之邪侵袭肺卫，卫气不得发散，故见皮疹；肺受风热之邪而肺气不利，故见咳嗽、咯黄痰；肺与大肠相表里，肺热之气不得下行，故见便结。此为风热邪毒致气营同病之证，以清气营之邪为上选。认准病机选药，方可防止传变。

案2

段某，女，3岁。2017年11月28日因"发热伴咳喘3天"就诊。

患儿于3天前因受凉发热，但无汗，伴咳嗽，予抗感冒治疗，发热未退，前一晚出现高热，体温39.8℃，鼻翕，咳嗽加剧，痰鸣，去某医院急诊。予注射青霉素，今晨起发热未退而来诊。患儿体温为39.2℃，咳嗽气急，鼻翕，面猩红，喉中痰鸣，大便2日未解。舌红、苔黄，脉数。血常规：WBC 12×10^9/L。X线胸片示右下叶肺炎。中医诊断：风温肺热病，辨为卫气同病之候。治拟清肺解表，予清肺解表汤加减。

处方：蒲公英 10g，象贝 10g，野菊花 10g，连翘 10g，败酱草 10g，生石膏 20g（先煎），桔梗 5g，天花粉 10g，大黄 5g。2 剂。

11 月 30 日二诊：上方每日 2 剂，药后热减，大便日解 2 次，咳嗽减缓。舌红、苔黄，脉略数。体温为 37.9℃。前方加北沙参 10g，去大黄。3 剂。

12 月 3 日三诊：咳嗽基本平复，大便质稠，热已退。舌红、苔薄黄，脉稍数。治宜养阴清肺化痰。

处方：北沙参 10g，玄参 10g，天花粉 10g，象贝 10g，前胡 10g，芦根 10g，金银花 15g，麦冬 10g，甘草 5g。3 剂。

后以上方加减调理 10 余日，X 线复查正常，告愈。

按：林天东教授辨证后认为该患者为小儿，乃稚阳之体。现因正气不足，导致风热之邪自口鼻而入肺。因为本病以邪犯肺卫为主要病机，故在病变初起即见发热、微恶风寒、咳嗽、口微渴等肺卫证候。因此早期通过望闻问切，认准病机，及时截断病情进展，多不引起传变，后期适当加用养阴清肺之剂效益佳。

第三节 哮 病

一、诊疗特点

【病名概述】

哮病，中医病名，是一种发作性的痰鸣气喘疾患。临床以喉中哮鸣有声，呼吸气促困难，甚则喘息不能平卧为特征。病理因素以痰为主，痰伏于肺，遇感诱发。发病机理为痰气搏结，壅阻气道，肺失宣降。发时以邪实为主，治当祛痰利气；反复日久，正虚邪实者，又当兼顾，不可单纯拘泥于祛邪。若发生喘脱危候，当急予扶正救脱。平时应扶正治本以减少或控制其发作。本篇所论哮病为一种发作性疾病，包括西医学的支气管哮喘、哮喘性支气管炎、嗜酸性细胞增多症（或其他急性肺部过敏性疾患）引起的哮喘。若因肺系或其他多种疾病引起的痰鸣气喘症状，则属于喘证、肺胀等病证范围，但亦可与本篇辨证论治内容联系互参。《黄帝内经》无哮病之名，但有"喘鸣"之类的记载，与本病的发作特点相似。《金匮要略》中本病称为"上气"，不仅具体描述了本病发作时的典型症状，提出了治疗方药，而且从病理上将其归属于痰饮病中的"伏饮"，堪称后世认为顽痰伏肺为哮病夙根的渊薮。直至元代朱丹溪才首创"哮喘"病名，阐明病机专主于痰，提出"未发以扶正气为主，既发以攻邪气为急"的治疗原则，不仅把本病从笼统的"喘鸣""上气"中分离出来，成为一个独立的病名，而且确定了本病的施治要领。

【学术思想】

林天东教授提出"哮喘之变，气血痰气有一息之不通，则血有一息之不行"，故治哮喘当首重活血，主张在哮喘的各个阶段适当运用活血药，其效倍增。肺朝百脉，气行则血行，气虚、气逆、气滞、痰阻皆可致血瘀，痰瘀互结，伏藏于肺，结成窠臼是哮喘迁延不愈的主因，早用活血化瘀可畅通气机，阻止血行不畅，或有形之邪与瘀血相结，切断病成路径，防止病进；已成痰瘀，阻于气道，胶结有形之邪难去，则要重用活血通络之品。治痰而不化瘀，非其治也，必治痰兼顾化瘀，使瘀去痰化，哮喘得平。明理是前提，而难在选药，当审因施药。寒饮用椒目，热郁佐丹皮，气虚者佐行血之品，肺气虚选川芎、当归，脾虚者择丹参，肾虚者取何首乌、牛膝，气逆者降气活血用降香，气滞者行气活血取郁金、露蜂房，食积气滞者用消积醒脾通血的刘寄奴，痰瘀互结者多选桃仁、赤芍、地龙通络化瘀。

二、医案赏析

张某，男，15岁。反复咳喘7年，近1个月加重，于1998年7月2日入院。

该患儿7岁时患支气管哮喘，以后极易感冒，每年秋冬两季气候变化即反复发作而入院治疗。近2年无论气候变化与否均频繁发作，病情逐渐加重，经中西药久治不愈。现咳喘哮鸣，痰白黏稠，呼吸困难，张口抬肩，纳呆，大便干，小便黄，舌质暗红，苔黄腻，脉滑数。查体：一般情况较差，端坐呼吸，三凹征（＋），桶状胸，心率110次/分，双肺满布哮鸣音，未闻及湿啰音。7年之痼疾，久病多瘀加之舌质暗红，治以活血化瘀，可给予血府逐瘀汤加减。

处方：当归15g，生地黄15g，桃仁10g，红花10g，赤芍10g，桔梗20g，牛膝10g，枳壳15g，柴胡10g，川芎15g，甘草15g，咳喘重加地龙15g。水煎服，每日1剂。并停用青霉素，给予丹参注射液静脉滴注。

连用2周后，患者基本不喘，双肺听诊呼吸音清，无明显哮鸣音，胸片复查：双肺纹理增粗，余无异常。为巩固疗效，缓则治本，以中药调理肺、脾、肾出院。

按：患者因痼疾困扰7年之久，久病易致气虚、气逆、气滞、痰阻，进而致瘀血形成，加之伏藏于肺，痰瘀互结，遂结成窠臼是哮喘迁延不愈的主因，多用活血化瘀之品可畅通气机，阻止血行不畅，或有形之邪与瘀血相结，切断病成路径，防止病进。因此，在治疗上应辨证与辨病相结合，当审因施药，方选血府逐瘀汤加减。该方出自清代王清任所撰的《医林改错》，主要有活血祛瘀、行气止痛之效。方中当归可润肠通便、活血化瘀、调经止痛，川芎可活血祛瘀、行气开郁、祛风止痛，赤芍可清热凉血、活血祛瘀，桃仁可活血祛瘀、润肠通便、止咳平喘，红花可活血通经、散瘀止痛。五药并用有活血化瘀、行气开郁、止咳平喘、润肠通便，开肺气、通腑气之效。牛膝祛瘀血，通血脉，引瘀血下行；柴胡疏肝解郁，升达清阳；桔梗开宣肺气，载药上行，又可合枳壳一升一降，开胸行气，使气行则血行；地龙有清热定惊、通络、平喘、利尿之效；生地黄凉血清热，合当归又能养阴润燥，使祛瘀而不伤阴血；甘草调和诸药。全方的配伍特点是既行血分瘀滞，又解气分郁结，活血而不耗血，祛瘀又能生新。合而用之，使瘀去气行，则诸症可愈，效如桴鼓。

第四节 肺 胀

一、诊疗特点

【病名概述】

肺胀，属肺病。常继发于肺咳、哮病等病症之后，因肺气长期壅滞，肺叶恒久膨胀，不能敛降，而胀廓充胸，以胸中胀闷、咳嗽咳痰、气短而喘为主要表现的一种肺系疾病。是由于多种慢性肺系疾患反复发作，迁延不愈，肺、脾、肾三脏虚损，从而导致肺管不利，气道不畅，肺气壅滞，胸膺胀满等病理改变，以喘息气促，咳嗽咳痰，胸部膨满，胸闷如塞，或唇甲发绀，心悸浮肿，甚至出现昏迷、喘脱为临床特征。可见于肺炎、急性支气管炎、支气管哮喘、肺气肿合并感染等疾患。肺胀的病名首见于《黄帝内经》。《灵枢·胀论》说："肺胀者，虚满而喘咳。"《灵枢·经脉》说："肺手太阴之脉……是动则病肺胀满，膨膨而喘咳。"指出了本病虚满的基本性质和典型症状。《金匮要略》还记载了肺胀可出现浮肿、烦躁、目如脱等症状，认为本病与痰饮有关，开始应用越婢加半夏汤、小青龙加石膏汤等方药进行辨证论治。隋代《诸病源候论·咳逆短气候》记载肺胀的发病机理是由于"肺虚为微寒所伤则咳嗽，嗽则气还于肺间则肺胀，肺胀则气逆，而肺本虚，气为不足，复为邪所乘，壅否不能宣畅，故咳逆短乏气也"。

【学术思想】

林天东教授认为本病的病理机制是虚实交错、本虚标实，本虚是肺胀病在平时稳定状态下的病机，而标实则为喘咳发作时之根本病机。稳定期临床证型多偏于本虚，但往往余邪未清，内有伏痰，而慢阻肺稳定期的主要中医病机为

"血瘀""气虚痰阻血瘀"，皆为肺胀的病理产物，更是导致其迁延难愈的主要因素之一。在肺胀的发展过程中，血瘀证始终贯穿于整个病程，并随着病情加重而逐渐形成，血瘀程度亦相应加重，尤其是血瘀证是慢阻肺中、重度患者主要的证候要素之一。血瘀证形成的主要病机是因虚致瘀，正气虚损；肺、脾、肾气虚为主要因素。而肺脾气虚、浊气阻塞、痰瘀阻肺为慢阻肺的病机特点。肺、脾与肾之虚损为本虚之主。水饮、痰浊、瘀皆为主要的标实，而痰浊及外邪主导病程的早期，并能兼具水饮、血瘀与气滞；后期标实及本虚皆重，正气虚衰。主要病变趋势是由轻到重、由肺及脾、及肾，后期则累及多脏，导致病情危笃。

二、医案赏析

马某，男，76岁。因"反复咳嗽、咳痰20余年，活动后气短、喘促10余年"就诊。

患者咳嗽咯黄痰，喘息憋气，动则尤甚，全身乏力，口唇发绀，口渴纳呆，二便正常，舌质暗红，苔白厚干，脉细涩。患者年老久病，迁延不愈，久病肺虚，肺气已伤，肺失宣降，故见咳嗽；素体偏瘦，肺肾不足，故见全身乏力；气失所主，不能下荫于肾，而肾不纳气，见咳嗽气促、喘息憋气；久咳伤阴，日久化热，灼津为痰，痰热互结，故见咯黄痰、舌红口渴；痰瘀互结，故见口唇发绀。综合舌脉症，病属"肺胀"范畴，证属肺肾气虚、痰瘀互结，治以补肺益肾、化痰祛瘀。

处方：党参12g，黄芪15g，甘草6g，熟地黄10g，山萸肉15g，核桃仁10g，五味子6g，磁石15g，沉香5g，紫菀10g，款冬花10g，姜半夏10g，橘红10g，炒紫苏子10g，鱼腥草15g，肺形草15g，丹参30g，虎杖10g，紫草10g，茜草10g，地龙10g。

上方服用7剂后，患者诸症均明显缓解，后根据病情变化调整用药，并嘱患者每年夏季予以穴位贴敷治疗，随访 3 年患者症状控制稳定。

按：该患者慢性阻塞性肺病病史 20 余年，就诊时咳喘憋气，咯黄痰，舌暗红，苔白厚干，脉细涩，病属"肺胀"范畴，证属肺肾气虚、痰瘀互结。林天东教授以党参、黄芪、甘草补肺，熟地黄、山萸肉、核桃仁、五味子、磁石、沉香益肾，紫菀、款冬花、姜半夏、橘红、炒紫苏子、鱼腥草、肺形草化痰，丹参、虎杖、紫草、茜草、地龙祛瘀。全方共奏补肺益肾、化痰祛瘀之功。

第五节 喘 病

一、诊疗特点

【病名概述】

喘病因肺系疾病或他脏病变影响，致肺气上逆，肃降无权，以呼吸困难，甚至张口抬肩、鼻翼翕动、不能平卧为临床特征的一种病症。喘病之名，最早见于《黄帝内经》。书中记载有"喘咳""喘满""喘逆""上气""肩息""上喘""喘息"等诸多别名。《灵枢·五邪》指出："邪在肺，则病皮肤痛，寒热，上气喘，汗出，喘动肩背。"《素问·举痛论》又说："劳则喘息汗出。"指出喘病病因既有外感，也有内伤，病机亦有虚实之别。《素问·经脉别论》云："有所坠恐，喘出于肝。"提示喘虽以肺为主，亦涉及他脏。《伤寒论》《金匮要略》中已经认识到许多疾病，如伤寒、肺痿、肺痈、水气、黄疸、虚劳都可导致喘病，并开始了具体的方药治疗。金元以后，诸多医家充实了内伤诸因致喘的证治。如《丹溪心法·喘》说："六淫七情之所感伤，饱食动作，脏气不和，呼吸之息，不得宣畅而为喘急。亦有脾肾俱虚体弱之人，皆能发喘。"认识到六淫、七情、饮食所伤、体质虚弱皆为喘病的病因。明代张景岳把喘病归纳为虚实两证。《景岳全书·喘促》说："实喘者有邪，邪气实也；虚喘者无邪，元气虚也。"指出了喘病的辨证纲领。清代《临证指南医案·喘》说："在肺为实，在肾为虚。"《类证治裁·喘症》则明确指出"喘由外感者治肺，由内伤者治肾"的治疗原则。喘病是以症状命名的疾病，既是独立性疾病，也是多种急、慢性疾病过程中的症状，所涉及的范围很广，应结合辨病，如西医学的肺炎、喘息性支气管炎、慢性阻塞性肺病、心源性哮喘、间质性肺疾病、肺结核、硅沉着病及癔症等进行治疗。

【学术思想】

林天东教授认为各种致病因素，如外感六淫、内伤饮食、情志过激、劳倦久病等，内外相因，脏腑功能失调，均可致肺气上逆而发为喘病。一般来说，实喘者发病急，虚喘者发病缓。喘病病位在肺、肾两脏，实喘在肺、虚喘在肾，与肝、脾有关，病甚可累及心。

实喘"邪气盛则实"，虚喘"精气夺则虚"，实喘又当辨外感内伤，外感起病急、病程短，多有表证。内伤者，病程长，反复发作，外无表证。虚喘应辨病变脏腑。肺虚者，劳作后气短不足以息，常伴有面色㿠白，自汗，易感冒；肾虚者，动则喘甚，伴有面色苍白、颧红，畏寒，腰膝酸软；脾虚者，常伴面黄，肢倦，食少便溏。临床上虚实可以相互转化或相互兼夹，临证时先要从复杂的证候中辨清虚实两纲，然后才能对症下药。

对于喘证的治疗，林天东教授认为治疗大法仍是实则泻之、虚则补之，对于虚实夹杂的则主张标本兼治。分清虚实邪正尤为关键。如实喘则治肺，以祛邪为主，但须区别寒热痰气的不同。虚喘以培补为主，或补肺，或健脾，或益肾，阳虚则温补，阴虚则滋阴。至于虚实夹杂，寒热互见者，应根据具体情况分清主次，权衡标本，辨证选方用药。发作时要以祛邪为主，多从实证论治，以除其标，不发作时要以扶正为主，多从虚证论治，以固其本。

二、医案赏析

王某，男，55岁，海南澄迈人，2016年10月15日因"反复气喘、咳嗽8年，加重3个月"就诊。

患者面色晦暗，长期气促，动则尤甚，近3个月气喘渐重，伴咳嗽，痰多色白，心悸胸闷，语声不扬，口干不欲饮，苔黄腻，脉沉细。中医诊断：哮病。辨为肺不肃降，肾不纳气，痰瘀阻络，气化失司。

处方：葶苈子15g，莱菔子10g，白芥子10g，苏子10g，苦杏仁10g，浙贝母10g，当归10g，沉香10g，法半夏10g，生地黄15g，陈皮10g，炙甘草10g。

10月22日二诊：服药7剂后，气喘、胸闷均有减轻，效不更方，再服7剂。

10月29日三诊：胸闷、心悸已除，气喘、咳嗽、咯痰等症均减轻，原方去白芥子，加熟地黄20g，怀牛膝15g，再服7剂巩固疗效。

按：喘病常反复发作，每见邪气尚实而正气已虚，表现为肺实肾虚的"上盛下虚"证。肺为气之主，肾为气之根，肺主呼气，肾主纳气。喘病之因，在肺为实，实则气逆，多因痰浊壅阻；在肾为虚，虚不纳气，多因精气亏虚，而致肺肾出纳失常。故喘病主要在肺，又关乎肾，其治不离肺肾。又脾为生痰之源，治痰应不忘理脾。苏子化痰降气、止咳平喘，白芥子温肺利膈豁痰，莱菔子利气行滞消痰，葶苈子泻肺化痰利水，四者合用共奏化痰之功。沉香、生地黄为臣，取沉香温肾纳气平喘；生地黄滋肾培本，且制诸药之燥。佐以杏仁、浙贝母化痰止咳，法半夏、陈皮健脾化痰。更用当归，《神农本草经》谓其治咳逆上气，合丹参以增养血活血化瘀之功，共为使药。炙甘草调和诸药。全方配伍，有行有补，有燥有润，降纳并施，标本兼顾，气降痰消，则喘咳自平。

第六节 肺 痿

一、诊疗特点

【病名概述】

肺痿是指肺叶痿弱不用，临床以气喘、咳吐浊唾涎沫为主症的一种肺脏慢性虚损性疾病。肺痿之名，最早见于张仲景的《金匮要略》。《金匮要略·肺痿肺痈咳嗽上气病脉证治》云："寸口脉数，其人咳，口中反有浊唾涎沫者何？师曰：为肺痿之病。"肺痿缘于久病或者素体肺脏虚损，津气严重耗伤，以致肺叶枯萎。因津伤肺燥，燥盛则干，肺叶弱而不用则痿。病理性质有肺燥津伤、肺气虚冷之分。其病理表现有虚热、虚寒两类。①虚热肺痿：一为本脏自病所转归；一由失治、误治或他脏之病导致。②虚寒肺痿：肺气虚冷，不能温化、固摄津液，由气虚导致津亏或阴伤及阳，气不化津以致肺失濡养，渐致肺叶枯萎不用。其病位在肺，但与脾、胃、肾等脏密切相关。现代医学的多种肺病，如慢性支气管炎、慢性阻塞性肺疾病、支气管扩张、肺结核、间质性肺疾病等发展到一定阶段，均可归属"肺痿"范畴，其中尤以特发性肺间质纤维化最为典型。众所周知，特发性肺纤维化是目前尚无特效药的难治性疾病，寻找有效的治疗措施是当前研究的热点和难点，中医中药凭借整体观和辨证施治特色在防治肺间质纤维化方面有独特优势。

【学术思想】

林天东教授认为肺痿与先天不足、禀赋薄弱、肺肾两虚有关。古人有"肺痿无实证"的观点，但林天东教授认为本病常属本虚标实、虚实错杂之证。其病机为邪气从鼻、从皮毛、从口侵入人体，损伤肺脏而致发病。由于正虚邪乘，痰瘀内生，郁久化热，进一步加重正气的损伤，加上患者长期使用糖皮质激素和免疫抑制剂，机体御邪能力下降，易致外邪侵犯，损伤正气尤甚，从而形成本虚标实的局面。本虚为气阴两虚，标实为燥热内结、痰瘀互阻。本病初起在肺，日久累及脾、肾，造成肺、脾、肾俱虚，肺失宣发肃降，气机壅滞上逆而为咳嗽；脾虚生化乏源，不能传输水谷之精微而布津；肾气不足，不能纳摄肺吸入之气以致呼吸浮浅，动辄加剧；肾精不足，无以涵阳，阴虚阳亢，灼伤肺津，则燥咳不止；外邪内犯，肺失宣发肃降，致使痰瘀阻塞肺道，引起呼吸困难。治疗上，应以益气养阴、清热润燥、化痰活血为主，根据患者不同体质、不同病情而有所侧重。病变后期由肺及脾、及肾，因此健脾以旺生化之源，补肾以纳气平喘必不可少。在对特发性肺纤维化辨证论治的同时，特别强调要按中药的药理特性选择用药。

二、医案赏析

马某，男，59 岁，海南乐东人，2014 年 9 月 3 日因"反复咳嗽、气促 3 年，加重 1 个月"前来就诊。

患者诉喘息，活动后加重，以干咳为主，咳少量泡沫样痰，胸闷，口唇发绀，纳差欲呕，腰酸无力，小便可，大便干。双肺呼吸音减弱，双肺可闻及湿啰音，于海南省中医院行肺部 CT 示双肺间质性炎性改变，双肺肺大泡。肺功能提示通气功能中度减退，限制性通气功能障碍，小气道功能障碍。支气管舒张试验阴性。最近 1 个月口服强的松无效。舌暗红、花剥苔，边有齿痕，脉细数。西医诊断：特发性肺间质纤维化。中医诊断：肺痿，辨为气阴两虚、痰瘀内阻。治以益气养阴，痰瘀阻肺。

处方：西洋参 5g（另煎），麦冬 30g，天冬 15g，熟地黄 20g，五味子 10g，紫菀 10g，款冬花 10g，法半夏 10g，丹参 20g，银杏叶 15g，炙甘草 10g。7 剂，水煎服，每剂 3 次，饭后温服。

9 月 10 日复诊：喘息、口唇发绀减轻，效不更方，继续口服 14 剂。

9月24日三诊：喘息减轻，活动后仍有喘息，自诉体力较前改善，偶咳嗽，胸闷不明显，口唇发绀较前减轻，夜尿频，上方加山茱萸20g，山药30g，继续口服14剂，诸症渐解。

按：特发性肺间质纤维化发病机制不明确，此病可影响肺的通气、弥散功能，晚期形成肺动脉高压、肺源性心脏病，造成心肺功能衰竭。目前西医治疗缺乏逆转病程和提高生存率的特效药物，临床多以糖皮质激素、氧疗剂对症支持治疗为主，糖皮质激素常常无效且副作用较大。此病属于中医"肺痿"范畴，病位在肺。肺为娇脏，主气，司呼吸，反复感邪患病后，耗气伤阴，或者素体气阴不足，肺气虚，而出现气喘，动则加剧，乏力；肺失宣降，不能布气展津，则出现咳嗽；痰液阻于肺部，久病母病及子，易形成肾阴虚，而出现腰酸、尿频等症；子盗母气，脾胃气阴亏虚，出现纳差、乏力；气虚不能行血，血瘀于肺脏，则出现口唇发绀。故本病当采用益气养阴、化痰活血法治疗。此医案中以西洋参为君，《本草从新》谓："补肺降火，生津液，除烦倦。虚而有火者相宜。"张锡纯谓："能补助气分，兼能补益血分，为其性凉而补，凡欲用人参而不受人参之温补者，皆可以此代之。"肺痿患者肺气不足，常兼有阴津不足，故用西洋参为君药，补肺滋阴降火。天冬与麦冬配伍，既能滋肺阴、润肺燥、清肺热，又可养胃阴，二药相须为用；五味子上敛肺气、下滋肾阴；熟地黄大补肾阴，四药为臣。麦冬、天冬等滋阴药配伍法半夏，甘寒与温燥配伍，滋阴药濡养滋润而不腻，法半夏温燥苦降，得滋养之润，则燥性减而降逆之性存，能降肺胃虚逆之气；紫菀、款冬花，既可化痰，又能润肺；丹参、银杏叶活血化瘀，诸药为佐药。炙甘草调和诸药。

第八章

心系病证

第一节　脂　浊

一、诊疗特点

【病名概述】

高脂血症是现代名词，是指体内脂代谢紊乱导致血脂水平增高，主要表现为血清总胆固醇或甘油三酯水平过高和（或）高密度脂蛋白胆固醇水平过低的一种病症。中医虽无"血脂"一词，但其类似于中医学中的"膏脂"，从中医理论分析当属气血津液范畴。张景岳在《类经·疾病类·五癃津液别》中曰："津液和合为膏者，以填补骨空之中，则为脑为髓，为精为血。"膏脂本为水谷，化生精微之后，随津液运行流动，而精微物质又奉心化赤而为血，故津液、血液中均存在膏脂成分。然过犹不及，古书亦有描述。如《素问·生气通天论》曰："高粱之变，足生大丁。"《医学心悟》云："凡人嗜食肥甘，或醇酒奶酪，内湿从内受湿生痰，痰生热，热生风，故猝然昏倒无知也。"林天东教授认为，本病由于平素嗜食肥甘厚腻，湿邪内滞，遏阻中焦，清气不升，浊阴不降，故应名为"脂浊"。

【学术思想】

林天东教授认为，脂浊的病因病机与肝、肾、心、脾功能失调密切相关。脾乃气血生化之源，平素嗜食肥甘厚腻，炼湿生痰，扼制脾气，脾气虚弱，运化失职，水谷肥甘之物不能化生气血。膏脂的生成与转化皆有赖于脾的健运；肾乃先天之本，元气之根，人至中年，肾精亏损，肾气亏虚，无力推动营血，湿邪凝聚，在血中形成脂浊。《临证指南医案》云："肝为风木之脏，因有相火内寄，体阴而用阳。"肝藏血养肝，肝得阴柔则肝气疏泄，然气血生化无源，肝无血可藏，必肝郁气滞，阻塞脉络，水谷津液输布无缘；心主血脉，血行无力，脉络滞缓，湿热内蕴，发为脂浊。其主要的病理因素为湿、热、瘀、痰、浊等。本病乃本虚标实，病机为肝肾亏虚，脾胃虚弱，湿热内蕴。

脂浊的治疗主要从肝肾着手，兼及心脾，以滋补肝肾、清热利湿为总则。

二、医案赏析

李某，男，40岁，海南海口人，2017年3月15日因"双上肢麻木半年，加重1周"就诊。

患者诉半年前由于工作劳累，生活紊乱，饮食作息不规律，嗜食肥甘厚腻，半年前出现双上肢麻木。患者现症见神疲乏力，形体肥胖，双上肢麻木，腹胀，腰膝酸软，纳差，眠差，大便黏腻不爽。舌暗红，苔黄薄腻，脉弦涩。查体：形体肥胖，腹部胀满，无明显压痛、反跳痛。血压、心电图均无明显异常。血脂全项提示甘油三酯3.0mmol/L。西医诊断：脂肪肝，高脂血症。中医诊断：脂浊，属肝肾亏虚，湿热内蕴证。治以滋补肝肾，清热利湿。

处方：制何首乌30g，桑寄生20g，决明子30g，茵陈15g，金樱子15g，益母草20g，泽泻20g，山楂20g。7剂，水煎服，日1剂。嘱其忌食生冷油腻之品，禁酒。

3月22日二诊：诉双上肢麻木、腰膝酸软较前改善，腹胀减轻，但时有饱腹感，纳差，前方加神曲15g，麦芽15g，14剂，用法同前。

患者复诊，症状基本消失，复查血脂指标有改善，甘油三酯2.2mmol/L。继续服用前方调理1个月，症状消失，指标正常。

按：古代并无血脂异常相关的病名，但类似于中医学中的"膏脂"，从中医理论分析当属气血津液范畴。现代中医学家多将其归为"痰湿""脂浊""肥胖""痰瘀"等范畴。林天东教授在对血脂异常的患者进行大样本数据统计后发现，生活劳倦、饮食不当是脂浊发生的易患因素，提出了"因虚致浊，肝肾同源"的观点。肝在五行属木，方位为东，季节为春，居阳升之方，行春升之令，其气以升发为顺。肝气升发则生养之政可化，诸脏之气生生有由，化育既施则气血津液冲和，五脏安定，生机不息。肝脏亏虚，然肝肾同源，肾精不足，导致精不化血，进而引起肝血不足；饮食不节，阻遏脾气，水谷不化，阻滞中焦，湿热内蕴，气血津液输布不畅，发而为浊。故在辨证的基础上予制何首乌、决明子、桑寄生、益母草、山楂补肝肾、化食积。制何首乌性温，味苦、甘、涩，补肝肾，益精血，乌须发，强筋骨，化浊降脂。医学著作《大明本草》记述："因何首乌见藤夜交，便即采食有功，因以采人名尔。"决明子味苦、甘、咸，性微寒，入肝、肾、大肠经，润肠通便，降脂明目。《本草正义》载："决明子明目，乃滋益肝肾，以镇潜补阴为义，是培本之正治。"桑寄生味苦、甘，性平；归肝、肾经；补肝肾，强筋骨，主腰膝酸痛、筋骨痿弱、头昏目眩。《本草纲目》载其"利五脏，宣肠胃气，排毒"。益母草味辛、苦，性凉，归心、肝、膀胱经，活血化瘀，利水消肿。益母草始载于《神农本草经》，谓："味辛，主明目益精，除水气。"山楂，性温，味甘酸，归肝、脾、胃经，主消食健胃。此五味补益肝肾、消食化积，共达降血脂之功。

第二节　眩　晕

一、诊疗特点

【病名概述】

老年高血压病指的是 60 岁以上人群的收缩压 > 160mmHg 和（或）舒张压 > 95mmHg，临床治疗老年高血压病的目标是将患者的收缩压和舒张压分别控制在 150mmHg 和 90mmHg，若患者的耐受性较好，可考虑将患者的收缩压和舒张压分别控制在 140mmHg 和 90mmHg，为了达到上述目标，需进行及时、有效的治疗。本病是现今社会常见的心血管病之一，发病率高，常可引起心、脑、肾等靶器官的损害。古代医籍没有高血压之病名，现代医家根据其临床表现，将高血压归属于中医学"头痛""眩晕"等范畴。老年人是高血压的高发人群，随着我国人口老龄化进程的加快，老年高血压病的发病率日益增加，成为困扰老年人的慢性疾病。《灵枢·海论》曰："髓海不足，则脑转耳鸣，胫酸眩冒。"《素问·至真要大论》曰："太阴司天，湿淫所胜……时眩……病本于肾。"说明了肾虚是该病发生的根。张景岳在《景岳全书》中指出："眩晕一证，虚者居其八九，而兼火兼痰者，不过十中一二耳。"《丹溪心法·头眩》谓"头眩，痰，夹气虚并火。治痰为主，夹补气药及降火药。无痰则不作眩，痰因火动"，指出高血压患者肾虚病因单独存在的情况极小，多与虚、痰、瘀和毒等病因相互搏结，而《素问·至真要大论》云："诸风掉眩，皆属于肝。"林天东教授认为，脏腑虚衰，精气血亏虚是老年高血压病的重要发病基础。

【学术思想】

林天东教授认为，眩晕的病因病机与肝、肾、脾、心功能失调密切相关。老年人元气亏虚，气虚则运血无力，血行迟缓则致瘀；亦可因情志不遂，肝之疏泄失常，无以调畅气机、调节血液运行，气机郁滞，血行不畅，血停为瘀，瘀滞脉络，阻遏气血，清窍被扰，发为眩晕。老年高血压病的总病机是本虚标实，虚实夹杂。本虚是脏腑虚衰，主要责于肝、脾、肾三脏，以肝肾虚为多见，标实主要是瘀血。临床治疗应以滋补肝肾为主，辅以养血活血。

二、医案赏析

李某，男，70岁，海南定安人，2015年10月21日因"头晕10年，加重伴腰膝酸软1周"就诊。

患者诉10年前无明显诱因出现头晕。现症见：头晕，日久不愈，伴神疲健忘，腰酸膝软，耳鸣目涩。舌体瘦小，舌红少苔，脉细或数。查体：形体偏瘦。血压165/90mmHg。平素口服非洛地平缓释片5mg降压，血压控制在

150/90mmHg。西医诊断：原发性高血压病 3 级（极高危）。中医诊断：眩晕，辨为肾精不足。治以滋补肝肾，填精益髓。

处方：熟地黄 30g，山萸肉 15g，山药 10g，牡丹皮 10g，川芎 15g，泽泻 10g，茯苓 10g，枸杞子 10g，菊花 10g，丹参 10g，葛根 10g，甘草 5g。7 剂，水煎服，日 1 剂。嘱其忌食生冷油腻及饮酒。

10 月 28 日二诊：患者诉头晕、腰膝酸软较前改善，效不更方，续服 14 剂，用法同前。患者再服后前来复诊，症状基本消失。继续服用前方，调理 1 个月，症状消失，血压维持在 145/80mmHg。

按：古代并无高血压的病名，但类似于中医学中的"眩晕"。林天东教授认为肾主骨而生髓上充，脑为髓之海，肾精不足，脑海失养，发为本病。在辨证施治的基础上予熟地黄、山萸肉、山药滋养肾、肝、脾之精血，为"三补"；泽泻、丹皮、茯苓为"三泻"，以防滋补太过。枸杞子、菊花滋补肝肾、益精明目；葛根升发清阳；川芎、丹参行气活血。诸药合用，补肝肾，益精血，兼以养血活血，眩晕得除。熟地黄味甘，性温，归肝、肾经，功能补血滋润、益精填髓。《本草纲目》有载其"填骨髓，长肌肉，生精血，补五脏内伤不足，通血脉，利耳目，黑须发"。山茱萸性微温，味酸、涩，归肝、肾经，功用补益肝肾、收敛固涩。山药性平，味甘，归脾、肺、肾经，主健脾补肺、益胃补肾、固肾益精。三药合用，补肾精，益气血，眩自除。

第三节 胸 痹

一、诊疗特点

【病名概述】

缺血性心脏病包括粥样硬化病变所致的冠状动脉梗阻或狭窄。由于患者体质的差异，许多患者的心脏病特征不是很明显，因此部分疑似心脏病患者的临证心电图检查难以及时发现。本病属于中医学的"胸痹"范畴。胸痹，痹者，闭也，是指胸中痞塞不通所致的以胸膺部疼痛为主症的疾病，轻者仅感胸闷如窒、呼吸欠畅，重者则有胸痛，甚至心痛彻背。翻阅历代医家著书，显示最早见"胸痹"之名的是《灵枢·本脏》。《灵枢·厥病》对胸痹重症的描述为"真心痛，手足青至节，心痛甚，旦发夕死"。《素问·脏气法时论》对胸痹的描述为"心病者，胸中痛，胁支满，胁下痛，膺背肩胛间痛，两臂内痛"。《灵枢·五邪》对胸痹的描述为"邪在心，则病心痛"。林天东教授认为胸痹多由外感寒邪入里、饮食失度、年老体弱所致。胸阳不振，阴寒内盛，阴乘阳位，痹阻胸阳，胸中阳气不舒，浊阴得以上逆，阻其升降。阳气不运或阳气虚弱，导致寒凝、气滞、痰浊、水饮、瘀血等阴邪侵入，痹阻心脉、心脉失养而引发该病。

【学术思想】

林天东教授认为，胸痹的病因病机与心、肝、脾、肾关系密切。或外感寒邪入里，或饮食失度，或年老体弱引起胸阳不振，阴寒内盛，阴乘阳位，痹阻胸阳。胸中阳气不舒，浊阴得以上逆，阻其升降。阳气不运或阳气虚弱，导致寒凝、气滞、痰浊、水饮、瘀血等阴邪侵入，痹阻心脉、心脉失养而引发此疾。正如《金匮要略·胸痹心痛短气病脉证治》对该病病机的描述为"夫脉当取太过不及，阳微阴弦，即胸痹而痛，所以然者，责其极虚也"。《黄帝内经》云："正气存内，邪不可干。"又说："邪之所凑，其气必虚。"胸痹主要的病理因素为寒凝、痰浊、水饮、瘀血等，又以痰浊为主。本病乃本虚标实，本即胸阳不足；标为痰涎壅盛，阴乘阳位。

胸痹的治疗主要从心脾着手，兼及肝肾，以豁痰通痹，温阳开胸为总则。

二、医案赏析

符某，女，60岁，海南陵水人。2010年1月15日因"胸闷间作2年，加重1周"就诊。

患者诉2年前由于受寒，出现胸闷，每次持续时间3～5分钟，可自行缓解。近1周，胸闷、胸痛发作频繁，伴有左肩背部放射痛，劳累或情绪波动后尤甚，偶有心动悸、气促，肢体困重，精神烦躁，食纳差，二便调。舌淡暗边有齿痕，苔浊，脉结代。查心电图示ST-T改变（Ⅰ、AVL、Ⅱ、Ⅲ、AVF导联ST段下移0.05mV，T波倒置）。心脏彩超及生化未见明显异常。西医诊断：冠状动脉粥样硬化性心脏病（不稳定型心绞痛）。中医诊断：胸痹，辨为痰浊痹阻证。

处方：瓜蒌薤白白酒汤合炙甘草汤加减。天花粉20g，薤白20g，炙甘草15g，生地黄15g，山药15g，白豆蔻10g，郁金10g，当归10g，川芎10g，枳壳10g，茯苓10g，赤芍10g，桂枝6g。7剂，水煎服，日1剂。

1月23日二诊：患者自诉胸闷、胸痛症状缓解，肢体困重减轻，但时有乏力，纳差，故加山药30g，焦山楂15g，神曲15g，麦芽15g，14剂，用法同前。

患者再服后前来复诊，症状基本消失，复查心电图示ST-T改变较前改善（Ⅰ、AVL导联ST段下移0.05mV，无T波倒置；Ⅱ、Ⅲ、AVF导联无ST-T改变）。继续服用前方，调理1个月，症状消失，指标正常。

按：古代已有"胸痹"的病名，是指以胸部闷痛，甚则胸痛彻背、短气、喘息不得卧为主要表现的一种疾病，轻者胸闷、呼吸欠畅，重者胸痛，更甚者则心痛彻背，背痛彻心。现代医学的冠心病、心绞痛、心肌缺血多归属于该病范畴。《灵枢·厥病》对胸痹重症的描述为"真心痛，手足青至节，心痛甚，旦发夕死"。《素问·脏气法时论》对胸痹的描述为"心病者，胸中痛，胁支满，胁下痛，膺背肩胛间痛，两臂内痛"。《灵枢·五邪》对胸痹的描述为"邪在心，则病心痛"。现代中医家多将其归为"气滞、血瘀"的范畴。林天东教授认为胸痹乃外感寒邪入里，或饮食失度，或年老体弱等易患因素，导致胸阳不振，阴寒内盛，阴乘阳位，痹阻胸阳。胸中阳气不舒，浊阴得以上逆，阻其升降，据此提出了"痰浊内生，胸阳痹阻"的观点。病理产物主要责之于痰。故林天东教授喜用瓜蒌薤白白酒汤为基本方，方中瓜蒌苦寒滑润开胸中痰结，薤白辛温通阳豁痰下气，两药相辅相成，作为治疗胸痹的要药。桂枝振奋心阳，温经通脉。枳壳协助瓜蒌行气宽胸，辅以郁金行气活血。佐以白豆蔻行气化浊，气行则湿化痰自除。炙甘草调和诸药。全方畅通胸中阳气、消散阴气，因而获得满意疗效。如有胸闷，伴有易紧张，加用四逆散加减以透解郁热、疏肝理脾；如伴有胸胁支满，目眩心悸，短气而咳，舌苔白滑，脉弦滑或沉紧，加用苓桂术甘汤温阳化饮，健脾利湿。如伴有心动悸、脉结代，遂加用炙甘草汤加减，其证是由痰浊内生，阴血不足，阳气不振所致。阴血不足，血脉无以充盈，加之阳气不振，无力鼓动血脉，脉气不相接续，故脉结代；阴血不足，心体失养，或心阳虚弱，不能温养心脉，故心动悸。治宜滋心阴，养心血，益心气，温心阳，以复脉定悸。方中炙甘草甘温益气，通经脉，利血气，缓急养心；生地黄滋阴养心，养血充脉；桂枝温心阳而通血脉，使气血畅通，脉气接续有源；桂枝与甘草合用，又能辛甘化阳，通心脉而和气血，以振心阳。用法中加清酒煎服，温阳通脉，以助药力，为使药。

第四节　心　悸

一、诊疗特点

【病名概述】

心悸既是一种疾病，又是一种症状，是指患者自觉心中悸动，惊惕不安，甚则不能自主的一种症状。心悸包括惊悸和怔忡，临床常呈阵发性，每因情志波动或劳累过度而发作，发作时常伴有胸闷、气短、失眠，甚至眩晕、耳鸣等症状。根据病情的轻重，又分为惊悸、怔忡等。病情较轻者为惊悸，常由外因诱发，时作时止；病情较重者为怔忡，常无明显诱因，持续存在。基本相当于现代西医的心律失常。《伤寒论》首提"心悸"病名，开心悸病辨证论治之先河。《说文解字》释"悸"为"心动也"。《黄帝内经》中虽无心悸或惊悸、怔忡之名，但已经有了类似的记载，如《素问·平人气象论》谓："胃之大络，名曰虚里，贯膈络肺，出左乳下，其动应衣，脉宗气也。盛喘数绝者，则病在中；结而横，有积矣；绝不至曰死。乳之下，其动应衣，宗气泄也。"《素问·举痛论》云："惊则心无所倚，神无所归，虑无所定，故气乱矣。"《素问·痹论》亦云："脉痹不已，复感于邪，内舍于心。""心痹者，脉不通，烦则心下鼓。"《灵枢·本神》曰："心怵惕思虑则伤神，神伤则恐惧自失……"《灵枢·经脉》曰："心主手厥阴心包络之脉……是动……甚则胸胁支满，心中憺憺大动……"林天东教授认为心悸多由气血阴阳亏虚，导致痰湿瘀血内阻，故发为心悸。

【学术思想】

林天东教授认为，心悸的病因病机与心、脾、肾关系密切。体虚劳倦，或七情所伤，或外感外邪，气血阴阳亏虚，导致痰浊湿瘀血内阻，心血不足，心气亏虚，心失所养，神气不足，故发为心悸。关于心悸症状：金代成无己在《伤寒明理论·悸》中说："悸者，心忪是也。筑筑惕惕然动，怔怔忪忪不能自安者是矣。"《资生篇》对惊和悸做了明确的区分，曰："有所触而动曰惊，无所触而动曰悸。"虞抟在《医学正传·怔忡惊悸健忘证》中又对惊悸、怔忡做了鉴别，曰："怔忡者，心中惕惕然动摇而不得安静，无时而作者是也。惊悸者，蓦然而跳跃惊动而有欲厥之状，有时而作者是也。"指出惊悸多因外因所致，因惊而悸；怔忡多内因而成，外无所惊。惊悸发作有时，持续时间较短；

怔忡自觉心中惕惕，动悸不安，稍劳即发，发作无时，持续时间较长。《红炉点雪·惊悸怔忡健忘》则对惊、悸、怔忡的表现分别做了描述："惊者，心卒动而不宁也；悸者，心跳动而怕惊也；怔忡者，心中躁动不安，惕惕然如人捕之也。"关于心气亏虚：金代成无己在《伤寒明理论·悸》中云："……气虚者，由阳气内虚，心下空虚，正气内动而悸也。"又云："有汗吐下后，正气内虚而悸者，有邪气交击而悸者，与气虚而悸者，则又甚焉。"林珮琴在《类证治裁·怔忡惊恐论治》中指出："心脾气血本虚，而致怔忡惊恐……"沈金鳌在《杂病源流犀烛·怔忡》中云："悸者……或汗吐下后，正气虚而悸不得卧。"上述医家均认为心气虚是心悸的重要病理机制，心气不足，鼓动无力，心失所养，发为心悸。《伤寒论》第177条谓："伤寒脉结代，心动悸，炙甘草汤主之。"以方测证，这里的"心动悸"当属心之阴阳气血俱虚，心失所养，鼓动无力所致。《丹溪心法·惊悸怔忡》谓："……人之所主者心，心之所养者血，心血一虚，神气不守，此惊悸之所肇端也。"宋代严用和在《济生方·惊悸》中谓："夫怔忡者，此心血不足也。盖心主于血，血乃心之主，心乃形之君，血富则心君自安矣。"明确指出怔忡因心血不足所致。

心悸的治疗主要从心脾着手，以益气养阴、濡养心血、安神定志为总则。

二、医案赏析

云某，女，70岁，海南海口人。2009年11月15日因"反复心悸2年余，加重伴善惊易恐1周"就诊。

患者诉2年前由于受惊，出现心悸不宁，善惊易恐，坐卧不安，少寐多梦而易惊醒，恶闻声响。近1周，心动悸，善惊易恐，精神烦躁，纳差，二便调。舌质淡，苔薄白，脉虚弱。心电图示窦性心动过速，偶发室性早搏。西医诊断：心律失常偶发室性早搏。中医诊断：心悸，辨为心虚胆怯证。

处方：安神定志丸加减。党参30g，磁石20g，龙齿20g（先煎），茯神

15g，琥珀3g（研末冲），石菖蒲15g，茯苓15g，远志10g，柏子仁12g，夜交藤18g，甘草6g。7剂，水煎服，日1剂。

11月22日二诊：患者自诉心动悸，善惊易恐症状较前缓解，气短、纳眠差，故加人参10g，五味子10g，酸枣仁10g，焦山楂15g，神曲15g，麦芽15g，以益气养心、滋养心阴。继服14剂，用法同前。

患者再服后前来复诊，症状基本消失，复查心电图示窦性心律。继续服用前方，调理1个月，症状消失，指标正常。

按：此案患者年事已高，体虚劳倦，气血阴阳亏虚，致心失所养，心中悸动，善惊易恐，发为心悸。中医诊断：心悸，辨为心虚胆怯证。西医诊断：心律失常偶发室性早搏。正如《素问·平人气象论》云："乳之下，其动应衣，宗气泄也。"除描述了心悸的症状外，暗示了宗气泄的病因。《丹溪心法·惊悸怔忡》中云："……人之所主者心，心之所养者血，心血一虚，神气不守，此惊悸之所肇端也。"故林天东教授在对心悸的患者进行大样本数据统计后发现，心悸的发病机制为禀赋不足，素体虚弱，或久病失养，劳欲过度，气血阴阳亏虚，心失所养，痰扰心神，发为心悸。林天东教授喜用安神定志丸为基本方加减化裁。本方所治之证乃心气虚弱，痰扰心神所致。心气虚弱，痰从内生，气不温煦，痰扰神明，则失眠多梦，心烦不宁；心气虚弱，心失所养，则心悸怔忡；心神不得心气所荣养，则健忘；心气虚弱，不能和调、温煦、滋养内外，则神疲乏力，面色不荣；舌质淡，苔薄腻或厚，脉虚弱或沉滑，皆为心气虚弱，痰扰心神之征。治当益气化痰，安神定志。方中人参大补元气，养心安神；龙齿重镇安神，共为君药。茯苓、茯神健脾益气，渗利痰湿，宁心安神；远志、石菖蒲化痰开窍安神，共为臣佐药。蜜能益气和中，并调和诸药，为佐使药。诸药配伍，共奏益气化痰、安神定志之效。配伍特点：益气药配开窍药，补益不助痰，开窍不伤气；益气药配重镇药，使气能固摄镇守神明。

第五节 不 寐

一、诊疗特点

【病名概述】

不寐亦称失眠或不得眠、不得卧、目不瞑，是指因阴阳失调、神不守舍，心、脾、肾等功能失调引起的经常不能获得睡眠为特征的一种疾病。首见于《黄帝内经》，称为"目不瞑""不得眠""不得卧"，《难经》中称"不寐"，历代医家或称"不夜眠""不眠""少寐"等。《黄帝内经》中对失眠的病因病机就有了以下认识：①《灵枢·大惑论》中指出"卫气不得入于阴，常留于阳……故目不瞑矣。"②认为是阴虚所致，如《灵枢·邪客》谓"阴虚故目不瞑……"③《素问·逆调论》谓"胃不和则卧不安"。④与气血衰少有关，如《灵枢·营卫生会》指出"老者之气血衰……故昼不精，夜不瞑"。《难经》中指出失眠与五脏所藏有关，"人之安睡，神归心……五脏各安其位而寝"。张仲景提出"虚劳虚烦不得眠"，将失眠分为外感与内伤两类。林天东教授认为老年人不寐与虚有关。老年人年事已高，肾元虚衰，导致脾胃亏虚，气血生化无源，心神失养，故发为不寐。同时水不涵木，木火上炎，神明被扰，眠不得安，即可不寐。

【学术思想】

林天东教授认为，不寐的病因病机与肾、脾、心、肝关系密切。老年人年事已高，肾精虚衰，导致脾胃亏虚，气血生化无源，心神失养，故发为不寐。同时无水制火，虚火上炎，神明被扰，眠不得安，即可不寐。肾藏精是指肾具有封藏人体精气的生理功能。《素问·六节藏象论》载："肾者，主蛰，封藏之本，精之处也。"可知肾为藏精之处，具有封固闭藏精气的作用。肾气通于冬，冬日万物闭藏，此乃中医天人相应理论的一个体现。肾精有先天之精与后天之精。《灵枢·决气》云："两神相搏，合而成形，常先身生，是谓精。"《灵枢·本神》云："生之来谓之精。"基于此，林天东教授认为先天之精是生命活动的物质基础，与生俱来，禀受于"肾藏精，精舍志"理论在治疗不寐中的应用。"志"体现了生理功能和心理活动两方面含义。肾藏精生髓充脑是精舍志的基础，肾对五脏的调控是精舍志的保障。肾藏精功能正常是精舍志的前提，肾不藏精是肾不藏志之不寐的核心病机。病性虚实夹杂，以虚为主。治疗当以益肾培元，滋养心血为总则。

二、医案赏析

李某，女，70岁，海南东方人。2015年6月9日因"入睡困难5年余，加重1周"就诊。

患者5年前无明显诱因出现入睡困难，服过各类西药镇静剂，始则有效，再服无效。心悸多梦，甚则彻夜不眠，心烦，伴头晕耳鸣，潮热盗汗。舌红少苔，脉细数。西医诊断：抑郁症。中医诊断：不寐，辨为心肾不交、虚火上炎证。治以滋补肾阴，平泻心火。

处方：黄连20g，阿胶20g（烊化），黄芩15g，芍药15g，鸡子黄15g，甘草5g。7剂，水煎服，日1剂。

6月16日二诊：患者自诉入睡困难症状缓解，潮热盗汗减轻，但仍时有惊悸，舌红少苔，脉细数。继加龙骨15g，牡蛎15g，14剂，用法同前。

患者再服后前来复诊，症状基本消失，继续服用前方，调理1个月，无异常不适。眠佳。

按：古代已有"不寐"的病名，是指以经常不能获得正常睡眠为特征的一种病症，其临床表现主要包括入眠困难，或眠而不酣，时寐时醒，醒后不能再入睡，重者整夜不眠。现代医学的失眠、抑郁症多归属于该病范畴。古代医书如《寿世保元·血气论》记载："心为血之主，肝为血之藏。"《血证论·脏腑病机论》提出："肝主藏血，血生于心，下行胞中，是为血海。凡周身之血，总视血海为治乱。血海不扰，则周身之血，无不随之而安。肝经主其部分，故肝主藏血焉。"肝为心之母，脾为心之子，心之气血源于脾胃的运化，中焦的司运又赖肝脏的疏泄，其中肝具有藏血功能。肝藏血，血舍魂，寐则安。然林天东教授在对不寐患者进行大样本数据统计后发现，老年人不寐的病位主要责之于肾。所谓年老体弱，肾精虚衰，导致脾胃亏虚，气血生化无源，心神失养，故发为不寐。同时无水制火，虚火上炎，神明被扰，眠不得安，即可不寐。林天东教授提出了"不寐之源，责之于肾"的观点。肾的功能异常导致失眠是因为睡眠的正常取决于水火阴阳的协调，而阴阳协调，根在少阴。清代《冯氏锦囊》提出："壮年人肾阴强盛，则睡熟而长，老年人阴气衰弱，则睡轻微易知。"说明失眠与肾阴盛衰有一定关系。《冯氏锦囊》指出："夫人之神，寤则栖心，寐则归肾，故寐者，心神归于肾舍也……故不寐、健忘两证，虽似心病，实由肾虚也。"故此老年患者乃心肾不交之失眠，根本为肾水不足，不能上济于心，心火亢盛，不能下温肾水，心肾不交，则心烦不寐。多表现为心烦不寐、入睡困难、心悸多梦，多伴头晕耳鸣、潮热盗汗、舌红少苔、脉细数。方中黄连泻心火，阿胶益肾水；黄芩佐黄连则清火力大，芍药佐阿胶则益水力强。妙在鸡子黄，乃滋肾阴、养心血而安神。数药合用，则肾水可旺、心火可清，心肾交通，水火既济，诸症悉平。心烦去，则寐安。

第六节　厥　证

一、诊疗特点

【病名概述】

厥证是以突然昏倒，不省人事，四肢厥冷为主要临床表现的一种病症。中医的厥证证治理论的形成源远流长，《黄帝内经》最早提出厥证的概念，《伤寒论》在其基础上加以创新和发展，直至明清温病学家才将其逐渐完善。目前各专家更是将厥证的治疗应用到老年人的急危重症领域，取得不俗的成绩。《素问·方盛衰论》曰："是以气之多少逆皆为厥。"《素问·阴阳应象大论》又曰"厥气上行"。得知《黄帝内经》所叙述的"厥"是指气机逆上，升而不降。《素问·方盛衰论》曰："一上不下，寒厥到膝。"然关于热厥，《素问·厥论》云："阴气衰于下，则为热厥……酒入于胃，则络脉满而经脉虚；脾主为胃行其津液者也，阴气虚则阳气入，阳气入则胃不和，胃不和则精气竭，精气竭则不营其四肢也。此人必数醉，若饱以入房，气聚于脾中不得散，酒气与谷气相薄；热盛于中，故热遍于身，内热而溺赤也。夫酒气盛而剽悍，肾气有衰，阳气独胜，故手足为之热也。"由于饮酒过度，或饱后入房，既伤脾胃又伤肾阴。酒气与谷气相搏于中焦，湿热内盛，热生于中，胃中不和则不得卧。入房太过则伤肾阴，肾气日衰，阴精衰于下，热盛于内，手足则热。此证因阳气胜阴气虚所致，其临床特征多有手足热、失眠、小便黄等。《伤寒论》述，如"凡厥者，阴阳气不相顺接，便为厥。厥者，手足逆冷者是也"。林天东教授认为老年人热厥与虚实有关。老年人年事已高，脾肾两虚，气血生化无源，肾水无以润下，心火得以上炎，制约失衡，气机升降失常，逆而上行，故见神志昏蒙；腑气不通，故见身热、腹胀拒按、燥屎内结，发为热厥。

【学术思想】

《黄帝内经》认为厥证的病因分为外因、内因两部分，主要是由于脏腑经脉阴阳失调，气机逆乱，升降失常所致。人体脏腑经络阴阳气血，若协调则正气充足、不受邪侵，若失调则会出现病理现象。外因为外感寒湿、风邪、火热之邪等皆可阻遏气血运行，阴阳二气不相接续导致厥证。如《灵枢·五色》云："厥逆者，寒湿之起也。"《素问·五常政大论》曰："火政乃宣，庶类以蕃……其动铿禁、瞀厥。"内因为体虚劳倦、酒色过度、情志失常等，上述致病因素影响人体后，气血阴阳之气逆乱，升降失常致厥。如《素问·脉解》云："少阴不至者，厥也。"《灵枢·本神》也明确记载："肾气虚则厥。"亦如薄厥之证，《素问·生气通天论》云："大怒则形气厥而血菀于上，使人薄厥。"大怒则气血逆乱而发病。林天东教授认为厥证与肾、脾、心关系密切。老年人年事已高，脾肾两虚，气血生化无源，肾水无以润下，心火得以上炎，制约失衡，气机升降失常，逆而上行，故见神志昏蒙；腑气不通，故见身热、腹胀拒按、燥屎内结，发为热厥。主要的病理因素为火。本病乃本虚标实，本为脾肾两虚，标为阳明腑实。

热厥的治疗主要从脾、肾着手，兼及心、胃、肠，以健脾补肾、通腑泄热为总则。

二、医案赏析

周某，男，70岁，海南海口人。2016年5月12日因"腹部胀满不适10天，高热伴神志昏蒙2小时"住院治疗。

10天前，患者由于摔倒致右髋部关节疼痛不适，行动受阻，卧床休息，身倦少气，纳差，腹部胀满不适、拒按、触之痛甚，小便灼热，大便3日未解，2小时前上述症状加重，同时伴有高热，最高体温41℃，神志昏蒙。舌苔焦黄，脉虚。中医诊断：热厥，辨为脾肾两虚、阳明腑实证。西医诊断：脓毒症。治则：健脾益肾，通腑泄热。

处方：枸杞子30g，黄芪30g，党参30g，当归20g，菟丝子20g，五味子20g，白术20g，覆盆子15g，车前子15g，大黄15g，芒硝6g，枳实15g，厚朴15g，炙甘草10g。2剂，水煎服，日1剂。

5月14日二诊：患者意识清楚，大便已结，腑泄热退，舌淡，苔白，脉沉细。但仍身倦乏力，纳差。予续前方去大黄、芒硝、枳实和厚朴，加山楂15g，神曲15g，麦芽15g。5剂，水煎服，日1剂。

5月19日三诊：患者意识清楚，面色红润，气定神安，诉喜食糜粥，舌淡红，苔薄白而润，脉沉细。病去神安。

按：《黄帝内经》之热厥证，因酒色劳倦所伤，由"肾气有衰，阳气独胜"而致，以"手足为之热"为主症。属虚证范围，治以滋阴降火。而《伤寒论》热厥证，因外感所致，由邪热内伏，阳气郁遏，"阴阳气不相顺接"而致，以身热肢厥为主症。属实证范围，治以清里攻下。林天东教授认为老年人之热厥，乃脾肾两虚，气血生化无源，肾水无以润下，心火得以上炎，制约失衡，气机升降失常，逆而上行，发为热厥，故提出了"脾肾两虚，阳明腑实"的观点。病理产物主要责之于火，本虚标实，故林天东教授选用五子衍宗丸合黄龙汤加减为基本方。方中所用的枸杞子甘平质润，凡精血亏虚，肾阳不足之证都适宜服用；五味子酸温而润，收湿补益，还可提高睡眠质量、减轻疲劳；菟丝子甘温入肾，是阴阳俱补之品；覆盆子酸收甘补，滋养肝肾；车前子则具有甘寒滑利，利尿通淋之疗效。诸药联用，具有补肾益精功效。予黄芪、党参补脾益气，使气旺血生；当归养血；白术、炙甘草补脾益气，助参、芪补脾以资生化之源；使以炙甘草调和诸药。诸药相配，以奏益气补血健脾之功。脾肾得补，气血生化有源，气行则血行，然瘀血仍需少剂量的川芎、桃仁活血化瘀。患者在脾肾两虚之时，其表存阳明腑实之征，故在补益之时当予攻下，遂予以大承气汤"釜底抽薪，急下存阴"。肠腑得通，当去承气，过不可滥用，恐气血津液耗竭，适得其反。

第七节　痴　呆

一、诊疗特点

【病名概述】

痴呆是由髓减脑消，神机失用所导致的一种神志异常的疾病，以呆傻愚笨、智能低下、善忘等为主要临床表现。轻者可见神情淡漠，寡言少语，反应迟钝，善忘；重则表现为终日不语，或闭门独居，或口中喃喃，言辞颠倒，行为失常，忽笑忽哭，或不欲食，数日不知饥饿等。相当于现代医学的阿尔茨海默病（老年性痴呆）、血管性痴呆、混合型痴呆和其他（外伤、帕金森）痴呆。痴呆的病名首见于《华佗神医外传》，内容分属中医"善忘""神呆""呆病""郁证""痴呆"等范畴。再如《景岳全书·癫狂痴呆》中叙述的症状："痴呆证，凡平素无痰，而或以郁结，或以不遂，或以思虑，或以疑贰，或以惊恐，而渐致痴呆。言辞颠倒，举动不经，或多汗，或善愁，其证则千奇万怪，无所不至。脉必或弦或数，或大或小，变易不常。此其逆气在心或肝、胆二经，气有不清而然。但察其形体强壮，饮食不减，别无虚脱等证。"从以上症状描述可见，中医所言"痴、呆"之证中未提及西医之痴呆的关键症状"记忆力障碍"，而其他症状和发病原因与"郁证"（抑郁症、双向情感障碍等）、"癫狂"（精神分裂症的阴性症状）相近，所以可以推论中医古籍中的"痴呆"包括了西医学的部分精神疾病和痴呆合并精神障碍的患者。林天东教授认为老年性痴呆多因年老体弱，脾肾两虚，肾精耗竭，然脾乃后天之本，脾虚则气血生化无源，脉络失养，无以上荣，则脑髓空虚，发为痴呆。

【学术思想】

林天东教授认为，痴呆的病因病机与心、脾、肾、脑关系密切。肾为先天之本，脾为后天之本，肾藏志，脾藏意。脾肾两虚，既可导致精微化生不足，脑髓失养，又可导致气虚血滞，瘀血内生，痹阻心脉，上蒙清窍，神明失用，故引发此疾。诚如《千金翼方·养性》曰："人年五十以上，阳气日衰，损与日至，心力渐退，忘前失后，兴居怠惰，计授皆不称心。"《太平圣惠方·补心益智及治健忘诸方》中提出："气血俱虚，精神离散，恒多忧虑，耳目不聪，故令心智不利而健忘也。"主要的病理因素为瘀血。本病乃本虚标实，本为脾肾两虚，标为瘀血内阻。

痴呆的治疗主要从脾、肾着手，兼及心、脑，以健脾补肾、活血化瘀为总则。

二、医案赏析

袁某，男，70岁，海南海口人。2016年3月13日因"善忘2年，加重1周"就诊。

患者家属代诉无明显诱因出现善忘，记忆力减退，口齿含糊，伴腰膝酸软，肌肉萎缩，气短懒言，食少纳呆，头颞侧偶有刺痛，小便调，大便溏稀。舌淡黯，苔少，脉沉细。头颅CT示：脑萎缩。中医诊断：痴呆，辨为脾肾两虚、瘀血内阻证。西医诊断：老年性痴呆。

处方：五子衍宗丸合归脾汤加减。枸杞子30g，黄芪30g，菟丝子20g，五味子20g，龙眼肉20g，党参20g，当归20g，川芎20g，桃仁20g，覆盆子15g，茯苓15g，白术15g，酸枣仁10g，木香10g，柴胡10g，白芷10g，炙甘草5g。7剂，水煎服，日1剂。

3月21日二诊：患者自诉善忘、腰膝酸软、头痛等较前缓解，效不更方，14剂，用法同前。

患者再服后前来复诊，症状基本消失。继续服用前方，调理1个月，症状消失。

按："痴呆"作为中医学名词首见于汉代《华佗神医秘传·华佗治痴呆神方》，晋代《针灸甲乙经》和明代《针灸大成》有"呆痴"之名，谓"心性呆痴，悲泣不已"；宋代《针灸资生经》有"痴证"病名；明代虞抟《医学正传》称之为"愚痴"；明代张景岳首次在《景岳全书·癫狂痴呆》中作为病名提出；清代《辨证录》中有"呆病"之称，《临证指南医案》中也有"神呆"之说。《灵枢·天年》记载："……六十岁，心气始衰，善。忧悲，血气懈惰，故好卧……八十岁，肺气衰，魄离，故言善。误……百岁，五脏皆虚，神气皆去，形骸独居而终矣。"林天东教授在对痴呆患者进行大样本数据统计后发现，肾为先天之本，主藏精，肾可藏精，精能生髓，髓通于脑，可知脑与肾关系密切。所以肾精盛，髓海充盛，则神机运转正常。若肾精不足，髓海空虚，则脑无法得以濡养；脾乃后天之本，脾虚则气血生化无源，气行则血行，气虚则血滞，瘀血内生，脑窍无以濡养，故发为痴呆。林天东教授提出了痴呆由"脾肾两虚，瘀血内阻"而成的观点。病理产物主要责之于瘀。本虚标实，虚不治，实不除，故林天东教授选用五子衍宗丸合归脾汤加减为基本方。对于肾精亏虚的男性，林天东教授喜用并善用五子衍宗丸，认为此乃补肾良方。其主要由枸杞子、五味子、菟丝子（炒）、覆盆子、车前子（盐炒）等组成。方中所用的枸杞子甘平质润，凡精血亏虚，肾阳不足之证都适宜服用。五味子酸温而润，收湿补益，还可提高睡眠质量、减轻疲劳；菟丝子甘温入肾，是阴阳俱补之品；覆盆子酸收甘补，滋养肝肾。然车前子具有甘寒滑利，利尿通淋之疗效，此病不予。诸药联合使用，具有补肾益精功效。归脾丸具有益气补血，健脾养心之功效。方中黄芪、党参补脾益气，使气旺血生；当归、龙眼肉养血补心；白术、炙甘草补脾益气，助参、芪补脾以资生化之源。佐以酸枣仁、茯苓养血宁心安神；木香理气醒脾，使之补而不滞。使以炙甘草调和诸药。诸药相配，共奏益气补血、健脾养心之功。脾肾得补，气血生化有源，气行则血行，然瘀血仍需少剂量的川芎、桃仁活血化瘀。柴胡为引经药，引入少阳经；合白芷通窍止痛。

第九章　疑难杂病

第一节　肾病蛋白尿

一、诊疗特点

【病名概述】

肾病蛋白尿是由于肾小球滤过膜的通透性增高，致使大量血浆蛋白漏出，超过了肾小管重吸收的能力而排出体外。中医理论中虽无"肾病蛋白尿"的明确定义，但蛋白质作为构成人体的基础物质，与中医学之精气、清气、精微的概念（肾风）类似。《素问·奇病论》曰："有病疣然如有水状，切其脉大紧，身无痛者，形不瘦，不能食，食少，名为何病？岐伯曰：病生在肾，名为肾风。"《素问·风论》中描述了肾风的症状："肾风之状，多汗恶风，面疣然浮肿，脊痛不能正立，其色炱，隐曲不利，诊在肌上，其色黑。"蛋白尿多发生于慢性肾炎（即肾风），且伴有水肿（肾主水）的症状。据中国慢性肾脏病流行病学调查结果显示，我国 18 岁以上成年人群中慢性肾病的患病率为 10.8%。慢性肾病正日渐成为影响公共健康的显著问题。

【学术思想】

林天东教授认为肾病蛋白尿的产生不外乎本虚标实，邪实正虚，且两者相互影响。肾虚封藏失司，固摄无权，精微下流，脾虚不能升清降浊，清气不升反而下泄，加之湿邪、外感风邪、毒邪、瘀血等，导致瘀阻肾络，精气不能畅流，壅而外溢，精微下泄而成蛋白尿；治疗肾病蛋白尿应该是从整体出发，治病求本，固肾健脾补肺以治本，补肾固精，肾气实则封藏有序，脾气健则清气得升，肺气足得以治节有常，精微得藏，尿蛋白得消，以达到治本的目的。治标为祛风除湿，清热解毒，兼活血化瘀。根据"急则治标，缓则治本"的原则，抓住主次，分型论治，以使患者尽早康复。

二、医案赏析

案 1

陈某，男，35 岁。2010 年 5 月 31 日因"肾病，尿蛋白阳性，伴有腰酸、乏力、眠差食少 5 年"就诊。

患者 5 年前因多次晨起小便发现泡沫样尿，同时伴有腰酸、乏力、眠差食少，遂至某市人民医院，查尿常规示尿蛋白（+++）。经多方治疗均无明显好转，辗转四处，经病友推荐，慕名而来求治于余。患者首诊时，精神疲乏，面部及全身无水肿，自诉每日晨起小便后均可见泡沫样尿，伴腰膝酸软、四肢乏力、眠差食少，舌淡红，苔薄白，脉缓。辅助检查：尿常规示尿蛋白（+++），肝肾功能无明显异常。西医诊断：肾病蛋白尿；中医诊断：尿浊。因肝肾阴虚兼脾气虚，清浊不分，下注膀胱。治以补气升阳、填精益髓、利水化浊。

处方：熟地黄 20g，山茱萸 15g，山药 15g，黄芪 20g，茯苓 10g，泽泻 10g，牡丹皮 10g，益母草 15g，蝉蜕 20g，紫苏叶 15g。7 剂，日 1 剂，1500mL 水煎取 200mL，分早、晚温服。

注意事项：低蛋白饮食，多吃蔬菜、水果。

6 月 7 日二诊：服药后患者自诉腰膝酸软、四肢乏力明显缓解，可入眠、纳可，舌淡红，苔薄白，脉沉缓。故效不更方，守方续予 15 剂，如前法服用，并嘱其服药完后，复查尿常规、肝肾功能。

6 月 23 日三诊：患者精神可、表情愉悦，自诉过劳时偶有腰膝酸软、四肢乏力，病情基本好转，纳眠可，晨起泡沫样尿减少，舌淡红，苔薄白，脉滑。复查尿常规示尿蛋白（+），肝肾功能未见异常。续予 15 剂，如前法服用巩固疗效。

7 月 9 日四诊：患者精神好、心情愉悦，晨起无泡沫样尿，余症皆痊愈，复查尿蛋白示阴性。鉴于该患者患病日久，病情复杂，现更改服药方法，隔日服用，调理满 3 个月。经半年后随诊回访诉，尿常规指标正常，未再复发。

案 2

李某，男，28 岁。1 个月前公司体检时查出尿蛋白（++），后在各大医院住院治疗均无明显好转，仍不能使尿蛋白转阴。经医生建议用中医调理治疗，遂来求治。

2013 年 4 月 10 日患者首诊时，精神疲乏，面部及全身无水肿，四肢乏力，眠差纳可，舌红，少苔，脉沉细。西医诊断：肾病蛋白尿；中医诊断：尿浊。因肝肾阴虚兼脾气虚，清浊不分，下注膀胱。治以补气升阳、填精益髓、利水化浊。

处方：熟地黄 20g，山茱萸 15g，山药 15g，黄芪 20g，茯苓 10g，泽泻 10g，牡丹皮 10g，益母草 15g，蝉蜕 20g，紫苏叶 15g。7 剂，日 1 剂，1500mL 水煎取 200mL，分早、晚温服。

注意事项：低蛋白饮食，多吃蔬菜、水果。

4 月 18 日二诊：复诊患者服药后，精神一般，四肢乏力好转，纳眠可，舌淡红，苔薄，脉沉细。遵古训效不更方，续予 15 剂，如前法服用。

5 月 2 日三诊：患者精神可，心情愉悦，四肢乏力痊愈，纳香眠可，舌淡红，苔薄，脉沉细。复查尿常规示阴性。续守前方 1 个月后停服，3 个月后随诊回访诉尿常规正常，未再复发。

案 3

王某，女，43 岁，2018 年 5 月 7 日因"慢性肾功能不全"就诊。

患者自诉 2018 年 4 月在某医院住院被确诊为慢性肾功能不全，不能自主排尿导致双肾积水，双侧输尿管扩张，慢性肾功能不全，血肌酐达 487mmol/L，尿蛋白（+++），并伴有下肢浮肿，全身疲乏，面色黧黑，腰酸，胸闷气短，恶心欲呕，食欲差，难眠，尿少，舌暗有瘀斑、少苔，脉沉涩。西医诊断：肾病蛋白尿；中医诊断：尿浊，辨为肝肾阴虚夹瘀证。治以补益肝肾，活血化瘀。

处方：熟地黄 20g，山茱萸 15g，山药 15g，黄芪 20g，茯苓 10g，泽泻 10g，牡丹皮 10g，益母草 15g，蝉蜕 20g，紫苏叶 15g，田七 10g。共 10 剂，日 1 剂，1500mL 水煎取 200mL，分早、晚温服。

注意事项：低蛋白饮食，多吃蔬菜、水果。

2018 年 5 月 18 日二诊：患者自诉腰酸好转，胸闷气短缓解，双下肢浮肿减经，全身疲乏缓解，复查肾功能：血肌酐 315mmol/L，尿蛋白（++）。舌淡暗有瘀斑、少苔、脉沉。遵古训，效不更方，续予 30 剂，如前法服用。停药 3 个月后复查各项指标均正常，症状消失。

按：肾病蛋白尿是慢性肾炎的常见临床表现，中医学称为"肾风""虚劳""水气病"等，中医学在治疗上具有明显改善症状、降低复发率、缩短病程及毒副反应低等诸多优势。林天东教授认为，慢性肾炎多与肺、脾、肾三脏有关，《医学心悟》云"肾虚败精流注"，说明了蛋白尿的产生与脾、肾两脏的亏虚有关，脾肾亏虚导致精微物质敷布不利及固摄封藏异常，另外风邪侵袭，肺气宣肃通调不利，脾气之精散不得上归于肺而布散全身，故精走膀胱而为蛋白尿，所以林天东教授在治疗上述蛋白尿患者时辨证施治、重视整体观念，以六味地黄丸加减来固肾健脾补肺，往往能够得到较好的疗效，减轻患者的痛苦。方中重用熟地黄填精益髓、滋补阴精；又以山萸肉补养肝肾，并能涩精；山药双补脾肾，既补肾固精，又补脾以助后天生化之源；凡补肾精之法，补必兼泄，故加泽泻利湿泄浊；牡丹皮清泄相火，并能制约山萸肉之温涩；茯苓健脾渗湿，配山药补脾而助其运化水谷精微；加黄芪以补气健脾、益胃固表、利尿消肿；益母草利尿消肿、活血调经；蝉蜕疏散风热、祛散风邪；紫苏叶解表散风、理气和胃。林天东教授通过多年的临床实践证明，以六味地黄丸为补肾填精之基础方，再添加黄芪、益母草、蝉蜕、紫苏叶等药，可以有效减少蛋白尿患者相关症状的发生。

第二节　人工荨麻疹

一、诊疗特点

【病名概述】

人工荨麻疹亦称皮肤划痕症，是荨麻疹的特殊类型，是指搔抓或用钝性物体在皮肤上轻压划过，数分钟后沿抓痕或划线出现的条状风团样隆起，部分患者伴瘙痒，不久即消退。相当于中医学"瘾疹"范畴。瘾疹之名首见于《素问·四时刺逆从论》曰："少阴有余，病皮痹隐疹。"《金匮要略·中风历节病脉证并治》载："邪气中经，则身痒而瘾疹。"《诸病源候论·风瘙痒身体瘾疹》曰："邪气客于皮肤，复逢风寒相折，则起风瘙痒瘾疹。"人工荨麻疹的病因复杂，大部分有慢性迁延性病史，常反复发作，交叉发生，是皮肤科常见病。人工荨麻疹自然人群发病率为 2%～5%，以青壮年多见。

【学术思想】

林天东教授认为"无风不作痒"，其"风邪"是人工荨麻疹的主要病因，即不外乎一个"风"字，但风有内外之分，证有虚实之别。因此，人工荨麻疹的病因病机可概括为"寒、热、湿、瘀、虚"五方面，由先天禀赋不足，卫外不固，风邪乘虚侵袭所致；或表虚不固，风寒、风热外袭，客于肌表，致使营卫不和，外发风疹；过食肥甘、荤腥之品，饮食失宜，脾失健运，或本为脾虚之体，脾湿内生，或蕴湿生热，郁于肌肤而发，且湿性黏滞，可成反复不愈的缠绵之证；或因瘀血阻于经络，营卫之气不宣，风寒或风热与瘀相搏而致；若因七情所伤，冲任不调，肝肾不足，阴血亏虚，血虚生风生燥，肌肤失润而致本病。林天东教授在人工荨麻疹的诊治过程中发现，其以"血虚风燥证"者居多，故而以此证专诉之，以供初识者参考，共勉之。

二、医案赏析

案 1

陈某，男，30 岁，教师。因"全身不定时出现'风团块'2 周"就诊。

患者近 2 周来，无明显诱因全身不定时出现"风团块"，剧烈瘙痒，消退后不留痕迹，双上肢及躯干部明显，午后或夜间加重，口干，手足心热，眠可、饮食稍可，大便干结难解，小便正常。舌质淡红，少津，苔薄白，脉沉细。曾在家自行口服及外用药物治疗无效，慕名而来就诊，经查上肢内侧抓之即出现红色痕迹，且瘙痒剧烈，皮肤划痕试验阳性。西医诊断：人工荨麻疹。中医诊断：瘾疹，辨为血虚风燥证。证属营卫不和，阴血亏虚，内生风生燥。治以养血祛风，润燥止痒。

处方：生地黄 10g，当归 15g，赤芍 15g，川芎 15g，荆芥 15g，防风 15g，白鲜皮 10g，土茯苓 15g，刺猬皮 10g，蝉蜕 5g，蛇床子 15g，地肤子 10g，甘草 10g。3 剂，日 1 剂，1500mL 水煎取 200mL 温服，复渣再煎，水煎服。

注意事项：忌烟酒，及生冷、辛辣等刺激食物。

二诊：患者诉服药第二天瘙痒明显减轻，皮疹基本消退，口干缓解，大便通畅，舌质淡红，苔薄白而润，脉沉细。故效不更方，续予前方 7 剂巩固治疗。3 个月后，经随诊回访，诉不再复发。

案 2

刘某，女，34 岁，公务员。因"上半身不定时出现'风团块'2 年"就诊。

患者形体偏瘦，近 2 年双上肢及前胸部不定时出现大小不等、形状不一的"风团块"，剧烈瘙痒，用手抓皮肤后，沿划痕发生条状隆起，伴有瘙痒，不久即消退，消退后不留痕迹，午后或夜间加重。近 3 个月，月经周期正常，月经量少，两天干净，睡眠饮食一般，大便干结，一日一行，小便正常。舌质红嫩，苔薄白，脉沉细。曾辗转四处求治未痊愈，经朋友介绍，遂求治于林老门诊，经查皮肤划痕试验阳性。西医诊断：人工荨麻疹。中医诊断：瘾疹，辨为血虚风燥证。证属冲任不调，肝肾不足，血虚生风生燥。治以养血祛风，润燥止痒。

处方：生地黄 10g，当归 15g，赤芍 15g，川芎 15g，荆芥 15g，防风 15g，白鲜皮 10g，土茯苓 15g，刺猬皮 10g，蝉蜕 5g，蛇床子 15g，地肤子 10g，甘草 10g。7 剂，日 1 剂，1500mL 水煎取 200mL 温服，复渣再煎，水煎服。

注意事项：忌烟酒，及生冷、辛辣等刺激食物。

二诊：患者诉服药第二天瘙痒明显减轻，大便通畅，舌质淡红而润，苔薄白，脉沉细。故效不更方，今续予前方 15 剂巩固治疗。

三诊：患者自诉皮肤瘙痒基本痊愈，此次月经量较前增多，纳香眠可，大便顺畅，舌质淡红而润，苔薄白，脉滑。故继予前方直至下次月经来临时为止，不再服用。半年后，经随诊回访，诉未曾复发。

按：人工荨麻疹亦称皮肤划痕症，病机为冲任不调，肝肾不足，血虚生风生燥，肌肤失于濡养而发为本病，因此以养血息风润燥为法，故林天东教授选四物消风散加减养血祛风。方中以四物补血活血，疗此证之瘙痒时刻不忘治血，如《医宗必读·卷十·痹》云："治风先治血，血行风自灭。""痒自风来，止痒必先疏风。"《素问·风论》曰："风气藏于皮肤之间，内不得通，外不得泄；风者，善行而数变，风团出没不定时并伴瘙痒，故必兼有风。"用蝉蜕、防风、荆芥祛风止痒；白鲜皮具有祛风止痒之功，《药性论》载其"主治一切热毒风、恶风"。刺猬皮具有活血止痛，收敛止血之功。林天东教授辅以蛇床子、地肤子、土茯苓清热解毒、杀虫止痒；甘草调和诸药。现代医学研究证实，四物汤具有补血抗贫血、调节免疫功能、抗缺氧、改善血循环的作用；荆芥、防风具有抗过敏、止痒的功效；白鲜皮、地肤子具有抗炎与抗过敏作用；土茯苓具有抗肿瘤、抗炎、镇痛、免疫抑制作用。

第三节　肠系膜淋巴结炎

一、诊疗特点

【病名概述】

小儿肠系膜淋巴结炎为肠系膜淋巴结的非特异性炎症，是引起小儿腹痛的常见疾病，多见于 7 岁以下的小儿，多属病毒感染。本病好发于冬春季节，常在急性上呼吸道感染病程中并发，或继发于肠道炎症之后。典型症状为发热、腹痛、呕吐，有时伴腹泻或便秘。目前西医主要采用抗病毒、广谱抗生素、支持疗法及对症治疗，抗生素主要选用甲硝唑、氨苄西林及头孢类抗生素等，对急性肠系膜淋巴结炎效果较好，对慢性肠系膜淋巴结炎效果欠佳，且治疗后患儿抵抗力弱，易致反复易感，病情迁延难愈。而中医药治疗该病具有疗效持久、不易复发、副作用小等优势。腹痛是本病最早出现的症状，临床上易与急性阑尾炎相混淆。该病属中医学"腹痛"范畴。

【学术思想】

小儿肠系膜淋巴结炎病因复杂，林天东教授认为其发病与小儿脏腑娇嫩、肺常不足、脾常不足、肝常有余的生理特点密切相关。小儿乃"稚阴稚阳"之体，其脏腑娇嫩，形气未充的生理特点决定了小儿肺常不足、脾常不足的生理特性。肺为娇脏，肺主皮毛，小儿肺脏娇嫩，卫外功能未固，所以小儿对环境的适应力以及被外感侵袭后的抗病能力均较弱。此外，小儿脾常不足，脾胃运化腐熟能力较弱，所以当外邪侵袭而小儿肺脏不能抵御外邪，加之家长喂养、养护不当损伤脾胃，小儿寒热不能自调，则发为此病。《医方考》曰："泻责之脾，痛责之肝，肝责之实，脾责之虚，脾虚肝实，故令痛泻。"所以，除了要调和寒热、缓急止痛，还要健脾疏肝，以防土壅木郁。

其病机主要为肝郁脾虚，寒热错杂。其治疗主要从肝脾入手，以疏肝健脾、调和寒热、缓急止痛为治则。

二、医案赏析

案 1

周某，男，9 岁。因"不定时脐周腹痛 1 周"就诊。

近 1 周不定时出现脐周腹痛 4 次，疼痛剧烈，每次持续时间约 1 分钟，自行好转，发作间歇期如常人。家长携患儿前来就诊，追问病史，患儿上周感冒发热，体温 38.8℃，现体温正常，查体：扁桃体Ⅱ度肿大。腹痛发作时恶心欲呕，睡眠一般，不欲食，口干口苦，大便溏稀，一日 2 行，小便正常。舌淡红，苔薄白腻，脉弦细。B 超提示肠系膜淋巴结炎。西医诊断：小儿肠系膜淋巴结炎。中医诊断：腹痛，证属寒热错杂、上热下寒。治以缓肝调中，清上温下。

处方：乌梅 10g，细辛 1g，桂枝 5g，黄连 2g，黄柏 3g，当归 6g，党参 10g，椒目 6g，生姜 2 片，制白附片 1g，延胡索 10g，郁金 10g，金银花 10g，厚朴 10g，麦芽 10g。7 剂，日 1 剂。制白附片先煎 1 小时，再纳他药，早晚饭后温服。

复诊：患者症状明显好转，无腹痛，大便成形，守方 15 剂病愈。

案 2

苏某，男，12 岁。因"不定时脐周腹痛 2 天"就诊。

患儿 4 天前扁桃体发炎，发热，体温 38.0℃，现体温正常，咽喉肿痛，近 2 天时而出现脐周腹痛、疼痛剧烈，每次持续数十秒至 1 分钟自行缓解，发作时恶心欲呕，疼痛难忍，睡眠一般，不欲食，食后腹胀，口干，大便溏稀，一日 2 行，小便正常。舌淡红，苔薄白腻，脉弦细。查体：扁桃体Ⅱ度肿大，B 超提示为肠系膜淋巴结炎。西医诊断：小儿肠系膜淋巴结炎。中医诊断：腹痛，证属寒热错杂、上热下寒。治以缓肝调中，清上温下。

处方：乌梅 10g，细辛 1g，桂枝 5g，黄连 2g，黄柏 3g，当归 6g，党参 10g，椒目 6g，生姜 2 片，制附片 1g，延胡索 10g，郁金 10g，金银花 10g，厚朴 10g。7 剂，日 1 剂。制白附片与甘草先煎 1 小时，再纳他药，早晚饭后温服。

复诊：患儿症状明显好转，无腹痛，大便成形，守方 15 剂病愈。

案 3

岑某，男，7 岁。因"右下腹不定时疼痛 2 天"就诊。

家长自述患儿 3 天前高热，体温 38.5℃，现已退热，体温恢复正常。近 2 天右下腹出现阵发性、痉挛性疼痛，发作时面部潮红、呕吐、口唇苍白，疼痛点不固定，每次持续 1～2 分钟。自行缓解，发作间歇期如常人，睡眠一般，不欲饮食，口干口苦，食后腹胀，大便溏稀、日 2 行，小便正常。舌淡红，苔薄白腻，脉弦细。遂来我处就诊。经查体发现扁桃体Ⅱ度肿大，血常规示白细胞升高，腹部 B 超示肠系膜淋巴结炎。西医诊断：小儿肠系膜淋巴结炎。中医诊断：腹痛，证属寒热错杂、上热下寒。治以缓肝调中，清上温下。

处方：乌梅 10g，细辛 1g，桂枝 5g，黄连 2g，黄柏 3g，当归 6g，党参 10g，椒目 6g，生姜 2 片，制附片 1g，延胡索 10g，郁金 10g，金银花 10g，厚朴 10g。7 剂，日 1 剂，制白附片与甘草先煎 1 小时，再纳他药，早晚饭后温服。

二诊：患者症状明显好转，无腹痛、腹胀，大便成形，守方 15 剂病愈。

按：本病患儿因寒邪侵袭，肺脏娇嫩，肺卫不能抵御外邪而至邪陷中焦脾胃。小儿脾常不足，脾胃之体成而不全，脾胃之气全而不壮，外邪侵袭容易损伤脾胃，中焦脾胃为气机升降之枢纽，燥湿相济，升降相因。若脾胃运化失常则会引起受纳、腐熟、精微化生传输的异常，故见呕吐、不欲饮食、食后腹胀、大便溏稀。正如《素问·阴阳应象大论》所云："清气在下，则生飧泄。

浊气在上，则生䐜胀。"此外，患儿咽痛、口干口苦，兼见手足不温、大便稀溏，此乃上热下寒之证，当予乌梅丸加味治之。乌梅丸出自《伤寒论》之厥阴病篇，方中辛热、寒苦之药杂用，有清肝经之热、温脾肾之寒之功，且有升降气机之效；尤在泾云："……若以寒之逆，则寒下转中，或仅投温剂，则必格拒而不入，故以黄连之苦，以通寒格，参姜之温，以复正气而逐阴也。"《素问·脏气法时论》云："肝欲散，急食辛以散之，用辛补之，酸泻之。"《神农本草经》云："梅实味酸平。主下气，除热，烦满，安心，肢体痛，偏枯不仁，死肌，去青黑痣，恶疾。生川谷。"故方中重用乌梅为君，酸收以敛肝息火；并以细辛、桂枝、生姜、附子、花椒等大量辛热之品以助肝气调达，从而防止土壅木郁；配以黄连、黄柏、金银花清热以调和寒热，以人参、当归健脾补虚，以延胡索、郁金行气疏肝止痛，以厚朴行气消满除胀；用麦芽健胃消食，以消食积。小儿易虚易实，易寒易热，常常寒热错杂，虚实并见，乌梅丸寒热并用，攻补兼施，于小儿肠系膜淋巴结炎一病最为恰当。

第四节　三叉神经痛

一、诊疗特点

【病名概述】

三叉神经痛是一种临床上较常见的以急性、阵发性的面部疼痛为特征的神经系统疾病，临床患者发作时常感到三叉神经支配区域内剧烈疼痛，且疼痛发作无先兆，每次持续数秒到数分钟，疼痛呈周期性发作，不发作时同正常人一样。三叉神经痛又称痛性抽搐，发作时患者恶风，不敢擦脸、进食、饮水，即可由于口腔或颜面的任何刺激引起，给患者带来了极大的痛苦。患者以中老年人较为多见，女性多于男性，发病时单侧疼痛比较常见，占发病人群的

95%。中医古籍中无"三叉神经痛"病名，本病可归于"头痛""头风""偏头痛""面游风"等范畴。古籍中有"首风""脑风""头风"等名称记载，如《素问·风论》谓："首风之壮，头面多汗恶风，当先风一日则病甚，头痛不可以出内。"可见古人已知患头风的患者有恶风的表现了。

【学术思想】

三叉神经痛属于中医"面痛"范畴，其疼痛部位主要在额部及面部，主属阳明经和少阳经。由于外风侵袭阳明、少阳经脉，肝胆互为表里，引起肝风内动，上扰于头面经络所致；或肝气郁结，日久化火，炼津为痰，瘀阻于脉络，合阴虚阳亢，肝胆之火升腾太过所致。林天东教授通过多年的临床实践，认识到此病与风、火、痰、瘀这几个致病因素有较为密切的关系，从这几个方面入手治疗，往往能够取得很好的效果，从而缩短患者的病程。经络受风毒侵入而凝滞不行或因气郁痰瘀阻塞而使机体不能得到正常濡养所致面部疼痛，这和中医强调痛的原因有"不通则痛"和"不荣则痛"相对应。而临床上我们见到的大多是既有不通，又有不荣而引起的疼痛，即虚实夹杂的类型。患者有抽搐的表现，我们知道《黄帝内经》有云："诸风掉眩，皆属于肝。""诸暴强直，皆属于风。"所以患者抽搐的原因，皆是由于肝、由于风。总之，肝风内动，经脉瘀滞阻塞失于濡养是本病的主要病机。

从疼痛的性质、特点辨证而言，暴痛、剧痛多属实；骤痛骤止，其痛如灼，痛而抽掣，为风火之象；麻木、痛处固定不移，痛如锥刺，为痰为瘀；头痛连齿，而大便燥结、口渴、心烦，为阳明燥热；口苦、目赤、耳鸣，为肝胆风火；脉象弦涩，为肝风内动，瘀血内阻。林天东教授治疗此病，联系"治风先治血，血行风自灭"这一理论，活血与祛风并用，以祛风通络、活血止痛为主，疗效比较显著，而且费用较低，还可避免西药带来的诸多不良反应，林天东教授的这一治疗方法，值得在临床上推广和应用。

二、医案赏析

案1

王某，男，55岁。因"右侧三叉神经痛3年余"就诊。

患者右侧三叉神经痛3年余，痛楚面容，右侧颜面及下颌处出现刀割样、电击样剧烈疼痛，反复发作，起初持续数十秒后骤停，伴有同侧流涎、面肌反射性痉挛，平素洗脸、说话、进餐等都会引发疼痛，发作时疼痛频率高，迎风痛甚，心烦易怒，睡眠、饮食一般，二便调。舌质红，苔薄白，脉弦涩。血压正常，无头部外伤史。西医诊断：三叉神经痛。中医诊断：偏头痛，证属肝风内动、瘀血内阻。治以祛风活血，通络止痛。

处方：白蒺藜15g，全蝎3g，僵蚕5g，制附片3g，白芍30g，甘草10g，白芷10g，葛根30g，夏枯草15g，菊花15g，丝瓜络15g，鸡血藤30g，延胡索15g，郁金15g，柴胡15g。7剂，日1剂。制附片与甘草同煎1个小时，水煎，早晚温服。

注意事项：饮食规律，多喝五谷粥，忌烟酒及生冷、辛辣等刺激食物。服用7剂后，疼痛明显减轻，发作次数减少。

二诊：右侧面部及下颌处的刀割样、电击样疼痛明显减轻，守上方继续服用1个月后症状解除。

随访1年，未再复发。

按：三叉神经痛，中医学称之为"头痛"等。六腑清阳之正气、五脏精华之血皆会于头，故头乃人体相当重要的一部分。患者发作时面部呈阵发性、短阵性、抽搐样剧痛，疼痛似刀割样，面部有紧束感。本案患者右侧颜面及下颌处出现刀割样、电击样剧烈疼痛，反复发作，伴有面肌反射性痉挛，此属肝经风火上扰头面经络所致。因此，林天东教授用夏枯草、菊花以清肝火；据李东垣"高巅之上，唯风可到，故味薄者，阴中之阳，乃自地升天者也"这一理论，林天东教授用丝瓜络、白芷、白蒺藜此类风药驱散外风；另外，由于患者病程较长，古语云"病久入于络"，所以加全蝎、僵蚕以深入经脉搜痰行血、息风止痉；因口周和面额部均属少阳阳明地带，故用柴胡以清肝胆，用葛根以清阳明；附子走而不守，能温经通络，驱逐经络中的邪气，故有较强的祛风散寒止痛的作用；伍白芍以柔肝息风潜阳，配甘草而为芍药甘草汤，又名弃杖汤，是以体现出酸甘化阴、缓急止痛的良好效果；鸡血藤既能活血通络止痛，又能养血荣筋，为林天东教授治疗经脉不畅、经络不和病症的常用药。因发作时疼痛难忍，严重影响患者生活及精神状态，故加延胡索和郁金两味药以减轻患者痛苦，李时珍说延胡索"能行血中气滞，气中血滞，故专治一身上下诸痛"。而郁金乃肝经气血之药，其性辛散苦泄，故能够解肝经之诸郁、诸瘀。我们在临床观察发现，病机单纯者少之又少，多数患者为寒热夹杂、虚实共存的复杂病机，故临床治疗应寒热同调、攻补兼施，唯有如此，方能切中复杂病情，进一步提高疗效。

案 2

李某，女，53 岁，会计员。因"右侧三叉神经痛 2 年"就诊。

患者已绝经 3 年，右侧三叉神经痛 2 年，右侧面部电击样疼痛 2 年，疼痛部位为右侧眉心，鼻旁口角处疼痛剧烈，每次持续 10 秒，缓解后面部无异常感，未予重视，每 2～3 个月发作一次。近 1 个月，每隔数日发作一次，右侧口角酸胀感，多在白天，伴有同侧流涎，面肌反射性痉挛，不能触碰，说话、进餐等亦可引发疼痛，难以忍受，心烦，急躁易怒，口苦，睡眠、饮食一般，二便调。舌质红，苔薄白，脉弦涩。血压正常，无头部外伤史。西医诊断：三叉神经痛。中医诊断：偏头痛，证属肝风内动、瘀血内阻。治以祛风活血，通络止痛。

处方：白蒺藜 15g，全蝎 3g，僵蚕 5g，制附片 3g，白芍 30g，甘草 10g，白芷 10g，葛根 30g，夏枯草 15g，菊花 15g，丝瓜络 15g，鸡血藤 30g，延胡索 15g，郁金 15g，柴胡 15g。7 剂，日 1 剂。制附片先与甘草同煎 1 个小时，水煎，早晚温服。

注意事项：饮食规律，多喝五谷粥，忌食烟酒及生冷、辛辣等刺激食物。服用 5 剂后疼痛明显减轻，发作次数减少。

二诊：三叉神经痛减轻，继续守方服用 20 天。其后随访半年不再复发，病愈。

按：在中医学中，三叉神经痛隶属于偏头痛、偏头风范畴，表现为阵发性电击样剧烈疼痛，位于一侧的三叉神经一个分支或多个分支的分布区范围内。本病引起的头面部疼痛，与足阳明胃经和足少阳胆经经脉循行部位关系比较密切。《灵枢·经脉》指出："胃足阳明之脉，起于鼻之交頞中，旁约太阳之脉，下循鼻外，入上齿中，还出挟口，环唇，下交承浆，却循颐后下廉，出大迎，循颊车，上耳前，过客主人，循发际，至额颅。""胆足少阳之脉，起于目锐眦，上抵头角，下耳后，循颈……其支者，从耳后入耳中，出走耳前，至目锐眦后。其支者，别锐眦，下大迎，合手少阳，抵于颐下，加颊车……是主骨所生病者，头痛颔痛，目锐眦痛。"是故患者疼痛部位在于眉心和鼻旁口角处，此皆少阳阳明地带。肝胆经脉互为表里，是以肝经风火，常夹胆经火邪上攻。患者心烦、急躁易怒、口苦，皆为肝胆风火的表现；风火之邪煎灼津液为痰，邪阻于脉络，血滞不行，则留而为瘀，风火邪气夹痰瘀阻滞经络，则经脉气血逆乱，疼痛反复发作，故久痛；风火之邪，夹痰夹瘀，其性急动，故发作时持续数秒后骤停，痛如电击，面肌痉挛。林天东教授联系清代王清任头痛从瘀血治疗的经验启示，在"治风先治血，血行风自灭"理论的指导下，活血与祛风并用，方中加入全蝎、僵蚕等以增强祛风通络止痛之功。即治疗运用祛风通络，活血散寒的治疗方法来解除位于经络的风、火、痰、瘀等邪气。

案 3

代某，男，54 岁，个体户。因"右侧三叉神经痛半年"就诊。

患者右侧面部刀割样剧烈疼痛半年，间歇性发作，每次约持续 10 秒，并且伴有面部抽挛不能触碰，缓解后面部与常人无异，洗脸、说话、风吹时疼痛较剧，平素较易心烦暴怒且伴有口干口苦，睡眠、饮食一般，二便调。舌质红，苔薄白，脉弦涩。血压正常，无头部外伤史。西医诊断：三叉神经痛；中医诊断：偏头痛，证属肝风内动、瘀血内阻。治以祛风活血，通络止痛。

处方：白芍 30g，甘草 10g，全蝎 3g，制附片 3g，僵蚕 5g，白芷 10g，丝瓜络 15g，白蒺藜 15g，夏枯草 15g，菊花 15g，柴胡 15g，葛根 30g，鸡血藤 30g，延胡索 15g，郁金 15g。7 剂，日 1 剂。制附片先与甘草同煎 1 个小时，水煎，早晚温服。

注意事项：饮食规律，多喝五谷粥，忌烟酒及生冷、辛辣等刺激食物。服用 8 剂后疼痛明显减轻，发作次数减少。

二诊：患者诉说用药效果较好，又给予前方继续服用 1 个月。随访半年不再复发，病愈。

按：三叉神经痛属于神经内科常见疾病，往往病程较长，给患者带来很大的痛苦。三叉神经痛常常由口角、鼻翼、颊部或口腔某个敏感点引发电击样、刀割样、烧灼样剧烈疼痛，痛感常常令患者难以忍受。本案患者平素较易心烦暴怒，且伴有口干口苦，因其情志失畅，从而肝气郁结，肝郁化火，火热上扰头面部，脉络失养，血脉失畅而反复发病。林天东教授在自拟方中运用白芍柔肝缓急止痛、养血敛阴，并能制约白芷、柴胡，防止其发散太过；用菊花、夏枯草加强清泄肝经之热；全蝎、僵蚕息风解痉；柴胡疏肝理气；葛根退热解肌通络；鸡血藤养血活血；丝瓜络祛风通络；白蒺藜平肝解郁、活血祛风；附子温阳通络散寒；郁金、延胡索活血止痛；甘草调和诸药。林天东教授认为病久者虽无外风之表证，但内风尚在，故息风止痉类药物如全蝎、僵蚕等药应在各种证型中长期使用，这样用药往往会有较好的治疗效果。此外，这种病型还与患者自身情绪有关，林天东教授说"情绪是一切生命活动的指挥棒，善调者，先调肝"，所以临床上碰到这种患者他都会细心开导，耐心聆听，使其不再抑郁，这样也就间接增加了方药的功效，缩短了患者的病程。林天东教授在整个治疗过程中随证治之，分清阴阳，辨证用药，兼顾缓急，疏导气血，往往服完几剂药患者便自觉症状减轻。

第五节 急、慢性腹泻

一、诊疗特点

【病名概述】

慢性腹泻是指排便次数增多（＞3次/日），粪便量增加（＞200g/d），粪质稀薄，水分增加（含水量＞85%），腹泻持续或反复超过4周，是临床上常见的一种病症，有反复发作和缠绵难愈的特点。腹泻属中医学"泄泻"范畴，《黄帝内经》称之为泄，有"濡泄""洞泄""注泄"等。至隋代，《诸病源候论》明确将泄泻与痢疾分论。宋代以后统称为泄泻。在各个年龄层的人群中都多有发生，目前西医学将"泄泻"改称为"腹泻"。

【学术思想】

泄泻与脾胃运化及升清功能失调的关系最为密切，同时与肝、脾、肾联系紧密，《素问·脉要精微论》曰"仓廪不藏者，是门户不要也"；《景岳全书·泄泻》谓"泄泻之本，无不由于脾胃"及"脾虚者，因虚易泻，因泻愈虚。盖关门不固，则气随泻去，气去则阳衰，阳衰则寒从中生"；《灵枢·百病始生》提出"多寒则肠鸣飧泄，食不化"；《素问·风论》曰"胃风之状，颈多汗，恶风……食寒则泄，诊形瘦而腹大"。林天东教授认为急、慢性腹泻的治疗主要以疏肝、温脾、补肾为总的治疗原则，脾虚型泄泻的患者宜益气升清、健脾止泻；若脾阳虚衰、阴寒内盛宜温中散寒止泻；肝郁泄泻型患者以抑肝扶脾为主；肾虚泄泻型患者以温补脾胃、固涩止泻为主。

二、医案赏析

案1

王某，男，73岁。因"反复腹泻3年"就诊。

患者近3年来反复腹泻，大便日3～4次，质稀，有时如水样，没有腹痛、腹胀，无口干口渴，无心慌胸闷，曾自己在药店自购药物服用后症状没有改变，饮食可，睡眠可，疲劳、乏力，舌质淡红，苔白，脉沉滑。西医诊断：慢性腹泻；中医诊断：泄泻。治以疏肝健脾、固涩止泻。

处方：陈皮15g，白芍10g，防风10g，白术10g，石榴皮10g，诃子10g，鸡内金10g。服用本药物7剂后症状缓解，又继服7剂加北芪10g，嘱咐其吃完药后复诊。

二诊：复诊时患者自诉，症状减轻，效果非常好，大便日1～2次，大便成形，疲乏症状改善明显，又守上方10剂，随后随访2个月，痊愈。

案2

邢某，男，43岁。因"腹泻2年"就诊。

患者2年来大便次数增多，日行2～3次，质稀，乏力，纳差，继而出现腹中隐痛，喜温喜按，腹痛即泻，泻后痛减，自服诺氟沙星无效，纳可，眠一般，小便正常，舌淡红，苔白，脉弦滑。西医诊断：慢性腹泻；中医诊断：泄泻。治以疏肝健脾。

处方：陈皮15g，白芍10g，防风10g，白术10g，石榴皮10g，诃子10g，鸡内金10g。

服用上方5剂后症状改善明显，又继服10剂加厚朴10g，砂仁10g，牛蒡子15g。复诊时诉，大便次数恢复为日一行、成形，仍喜温。守前方加桂枝10g，淡附片10g（先煎），10剂。其后1个月随访，诉恢复正常，痊愈。

案3

王某，男，3岁。因"腹泻1周"就诊。

患儿近1周来大便稀，便质呈黄糊状，清冷无臭味，日行3～5次，曾在当地诊所就诊并口服蒙脱石散效果不明显，时腹自痛，纳差，喜温喜热，混合喂养，手足偏凉，小便正常，睡眠质量差。就诊时查双肺正常，腹部平软。舌质淡，苔薄白，指纹淡。西医诊断：急性腹泻；中医诊断：泄泻。治以疏肝健脾、涩肠止泻。

处方：陈皮10g，白芍8g，防风7g，白术8g，石榴皮10g，诃子8g，鸡内金15g，延胡索3g，郁金3g，桂枝3g，远志3g，麦芽6g。

二诊：4剂后症状减轻，大便成形，睡眠改善，手足温，纳可。守上方3剂后嘱咐回来复诊。

三诊：家长代诉大便已恢复正常（成形），日行1次。舌质淡，苔薄白，指纹淡。予守方加减共7剂，随访诉病痊愈。

按：腹泻是临床上常见的一种病症，虽然不会导致患者病危，但却属于难治之病。腹泻属中医"泄泻"范畴，常伴有肠鸣、腹痛、大便色淡质稀、鼻流清涕等症状，林天东教授认为引起泄泻的原因不外是肝郁脾虚、内伤食滞、肾脏虚衰及脾胃虚弱等。中医运用辨证施治之法，分清虚实寒热和证候特点，遵循"泄泻之本，无不在脾胃，但脾胃病者，乃肝所累"这一理论，治疗腹泻者时常运用痛泻要方进行加减，往往能够取得理想的效果，此皆在情理之中。情志抑郁、紧张多致肝气郁结，久而乘脾，脾虚则治面色萎黄，形体消瘦，大便稀溏，舌淡红，苔白，脉沉弦滑。方中白术补脾燥湿而补土虚，白芍养血柔肝而止痛，两药合用，有土中泻木之意。陈皮理气燥湿，醒脾开胃；防风祛风解表，与白芍合用，还可以增强其解痉止痛的作用；石榴皮、诃子涩肠止泻；鸡内金用以健胃消食，顾护脾胃。辨证施治，兼加黄芪、厚朴、砂仁等，林天东教授多年来以此治疗的腹泻患者不胜枚举，均疗效甚佳。

第十章

海南黎医药

　　林天东教授出生在海南省万宁市，万宁市从汉代以来就是黎族、苗族群众生活与生产的聚集区，目前，万宁的长丰镇、北大镇、三更罗镇、礼纪镇和南桥镇仍是黎族、苗族同胞的居住地。林天东的父亲曾为万宁市大茂卫生院院长，擅长总结民间草药的治疗经验并应用在临床中。林天东深受父亲的影响，从小就耳染目睹父亲应用草药治疗患者的行医行为，民间确实有效的诊疗技术和用药经验在林天东教授的脑海里烙下深深的印象。从事中医临床工作之后，他坚持收集和整理海南黎族民间用药经验，据此提出了较为完整的黎族医药理论体系。

一、医药理论模式

（一）凉、热病理论（疾病理论）

　　黎族民间医生将疾病分为凉病和热病，认为凉病、热病是相互对立又存在联系的两类疾病。一般来说，疾病在发生过程中，表现为凉冷、虚弱、功能低下的多属于凉病；表现为灼热、躁动、功能亢进的多属于热病。凉病用热治，热病采用凉治。二病可以单独出现，也可能同时出现。如外热内凉、内热外凉病等。二病在一定条件下，可能相互转化。如某些高热出汗、烦躁不安的热病患者，在出汗过多的情况下，可转变为面色苍白、四肢冰冷、脉弱等凉病症状。

（二）因"毒"致病理论（疾病理论）

　　黎族人将疾病称为 bè、sù-hàu 或 sò，得病或生病叫"mèi-bè、mèi-sò。疾病有多种，近些年来，受中医文化的影响，现代黎族医生在疾病的分类上多参照中医疾病分类法，有些也采用西医疾病分类法，但仍然保留着黎族人自己特有的疾病分类。老草医秉承前人（巫医）的临床经验，认为"毒"是引起疾病的祸首，将引起疾病的一切因素称之为"毒"。根据染"毒"的情形进行疾病分类，具体如下。

1. 根据染何种毒进行疾病命名。

2. 根据染毒的病者性别命名疾病。

3. 根据人体染毒部位命名疾病。

常见的疾病命名：①风毒病：因为受"风"侵入体内而引发疾病，为风毒病。②花、草毒病：该类病又分为花毒病和草毒病，这类病被黎族草药称为热带病。③动物毒病：指人被蛇、虫、鼠、蜜蜂、疯狗等带毒动物咬后中毒所引起的疾病。④老鼠病：为存在于热带雨林中的一种特殊的无名毒的疾病，需要有经验的老草医使用大处方进行解毒。⑤内病：指内脏器官病变，包括肝病、胃病、拉肚子等。⑥外病：指皮肤病与外部创伤，如骨折、带状疱疹等。⑦男病：男性疾病，如阳痿、睾丸肿大等。⑧女病：指月经过多、月经不调、子宫下垂、乳腺肿大等疾病。⑨湿毒病：指体内湿气毒过多导致的疾病，如风湿病、痛风病等。⑩猴子病：小儿的身形瘦小，皱纹多，臀部肌肉少，形状似猴的小儿病。现代医学认为这是小儿营养不良，因消化系统功能紊乱，导致营养吸收障碍。⑪鬼病：该病主要是经各种治疗手段无法治愈，病者表现为神志不清，胡言乱语，疯疯癫癫，被认为是"鬼毒"造成，故被称为"鬼病"，如癫疯病。⑫热病范畴：表现为灼热、躁动、呼吸急促、功能亢进等，如受热风毒入侵引起的感冒。⑬冷病范畴：这类病有时也叫"凉病"，表现为怕冷、虚弱、不愿动、功能低下等，如妇女产后风病等。

（三）立道保健理论

该理论主要认为：人要勤劳多动，面对各种各样的忧愁烦恼，多参加户外活动，保持心情愉快，就不会生病了。

（四）解毒治病理论

"毒"是引起人体疾病的主要因素，染"毒"可发生在生活的各个细节中，如饮食、生产劳累和意外损伤等多个环节。一种疾病有可能有多种"毒"的影响，要仔细分析，方好用药，可采用内服和外治法进行治疗。

二、病因

黎族民间医生认为，造成人体疾病的因素有多种，主要有气候、饮食、劳累和意外损伤等。一种疾病有可能为单一因素影响，也可能为多因素造成，要仔细分析，方好用药。

（一）气候的影响

气候的变化必然会直接或间接影响人体，如酷暑或绵绵阴雨会导致湿邪伤人，引起肠胃不适或关节疼痛等。

（二）饮食不当

黎族民间医生认为，五谷虽养人，若饮食不节制、不卫生会导致人生病。如过食冷牛肉或过夜的冷稀饭，会导致半侧头身疼痛。过度饮酒会导致肝热、肝损伤等。

（三）劳累过度

超强度劳动、房事过度等过度劳累会导致脏腑、筋骨受损，使人患全身性筋骨疼痛、乏力、食欲不振等。

（四）意外受伤

黎族人民生活劳动在深山峻岭或茂密丛林中，常遭受毒虫猛兽或农具、武器等伤害，引起骨折、大出血或中毒等。

三、诊断

黎族民间医生的诊断依据，主要包括望诊、听诊、问诊、摸诊等。

（一）望诊

望诊包括望形态、神志、面色等内容。

1. 望形态

形态与疾病密切关系，机体外形强弱与内脏功能正常与否是有关联的，形态健壮则有病易治，用药不多并且好恢复。与此有关的还有望口腔、望指甲、望病灶、望走路等。

2. 望神志

神志是人精神、意识、思维和意志的体现，从语言、眼神和举动等方面的改变可以观察出来。眼神灵活，其病易治；眼中无神，其病难治。重危患者，神志本衰，若突然容光焕发，多食不腻为临死之兆，其病不可治疗。与此有关的还有望眼脉。

3. 望面色

面青多肝病，面色暗淡而黑多为肾病。面色暗黑，且自上而下延伸，是病情由轻转重，延伸到双颧时，是病危状态。

（二）听诊

听诊是听患者的说话、咳嗽、呼吸、排屁等声音变化。

1. 听声音

声音高亢、语音重浊或声哑，多为热病。若声音低沉细弱或久咳声嘶者，多为凉病。表情淡漠，语无伦次，沉闷少语，哭笑无常者为癫疯病。

2. 听呼吸

呼吸声粗气紧，为热病；呼吸声微弱无力，为凉病。

3. 听咳嗽

咳嗽初起，咳声有力，为热病；咳声低弱无力，或久咳不止，为凉病。

（三）问诊

对患者或家属进行询问，了解病情，包括发病时辰、冷热、疼痛、饮食、睡眠、二便等。

1. 问时辰

根据发病时辰，推测疾病轻重。

2. 问冷热

初病发冷发热，或先热后冷，皆为热病；长期发冷、怕冷或低热者，多为凉病。

3. 问疼痛

（1）问头痛：急性头痛，为热病；久病头痛，为凉病。

（2）问胸痛：前胸痛，多为心肺病；胁肋痛，多为肝胆病。

（3）问腹痛：下腹痛，多为膀胱或妇科病；急性腹痛、绞痛、刺痛，白日发作，喜冷，按痛均为热病；久痛、冷痛、酸痛、隐痛均为凉病。

（4）问二便：大便困难，干如羊屎，次数少为干结；急性干结为热病，长期干结多为冷病。小便黄而灼热，或尿频、尿急、尿痛为热病；小便清冷，量多，失控自遗者，为凉病。

4. 问睡眠

不易入睡或睡而多梦易醒，多为热病；若长期不易入睡，多梦易醒，神疲，或经常不自主入睡者，多为凉病。

（四）摸诊

摸诊即为脉诊，根据脉搏的节律、速率、强弱和有无来诊断疾病。脉诊常用的脉位有手腕脉、头部脉和下肢脉等。头部脉有三处：双耳门前脉、耳后高骨下脉和双下颌下脉。此三处脉快而有力者，为热病；脉慢而无力者为凉病，多为各种慢性病。下肢脉包括三处：内足踝脉、外足踝脉和足背脉。如足背脉消失表重病等。

四、治疗

在长期的临床过程中，黎族民间医生积累了丰富的临床实践经验，将一切疾病纳入凉病和热病两大范畴，总结出凉病热治、热病凉治等原则，并采用内治法和外治法对疾病进行治疗。

内治法主要是口服药物治疗，外治法主要有放血疗法、灯火灸法、药熏法和火疗法等，如图10-1～图10-4所示。

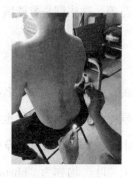

图 10-1　放血疗法

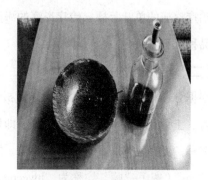

图 10-2　灯火灸法用具

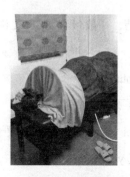

图 10-3　药熏法

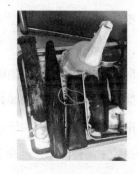

图 10-4　火疗法用具

五、黎族方药

黎族方药是黎族人民数千年来传承至今的宝贵文化财富，具有极强的民族性和地域性。由于黎族无本族文字，黎族药的起源历史、基本理论、用药经验与配伍等多靠口传身教或部分散载在汉书抄本与古本草书籍中。

（一）黎族药物的来源

黎族同胞多聚居于海南亚热带和热带的山区，雨量充沛，自然植被品种繁多，动物种类丰富，形成了黎族药物广泛的来源。黎族药物涉及植物药、动物药和矿物药。其中以植物药居多。根据近几年的调查，黎族医常用的药用植物有 400 种以上，其中一些是中医不用或少用的品种，如治疗肠胃不适的胶果木、治疗疼痛的单叶藤橘、治疗炎症的海南野扇花等，这些都是黎族医常用的药物品种。

（二）黎族药物的命名

根据方言和服饰，海南的黎族分为 5 个不同的支系。黎族药物的名称，多因方言、土话及药用部位的不同而异，即使是在同一县区范围内往往也没有统一的名称。但药物的命名方法基本相同。"药"均称为 "ya"（雅），"草药"均称为 "cai"（塞）、"藤"均称为 "hweengs"（文）、"叶"均称为 "bheuu"（玻欧）、"刺"均称为 "huum"（哼）等。

（1）根据药物生长环境命名：阳面山上的药，一般带有 ghang（岗）；水边生长的药，一般带有 nang（囊）等。

（2）根据草药的形态命名：如刺芹 cai kieugous 等。

（3）根据海南话谐音命名：如刺芹 yang cai（央塞：香菜）。

（4）根据巫术内容命名：如倒扣草 ya zui voei（雅最喔：赶鬼的鞭子）。

（5）根据外来品种的原产地命名：如穿心莲 ya yin du（雅印度），意思为从印度传过来的草药（5 个分支皆同）。

（三）黎族药物的采集和加工炮制

黎族医非常注重用药的时间，所以采药有四季的不同，一般春夏采集花叶类药，秋冬采集茎根类药。长年来，黎族医生总结了一套朴素的采集药物用语：

春用尖叶夏花枝，秋采根茎冬挖薯；乔木多用茎皮果，灌木适可用全株；鲜花植物取花朵，草本藤本全草用；须根植物采地上，块根植物用根头。

黎族多居住在密林山区，有得天独厚的药物基地，用鲜药比较常见，而且就地取材，无须加工、储存。这是黎族医药的一个用药特点之一。但对因季节影响而一时难于采集的药物，则通过采集、洗净、切碎、晒干的方法加以保存。同时，黎族医生根据自己的临床经验，在一些药物组方前要对药材进行炮制，如楹藤子用于妇女习惯性流产的治疗时，必须将楹藤子浸泡并煎煮一天，待楹藤子毒性极小后，将其与老母鸡炖煮服用。到目前为止，黎族用药的方法，除用鲜品外，已发展出对药物进行晒、炒、浸、酒制、醋制等加工炮制方法。

（四）黎族药物的性味功能

黎族医经过长期的临床用药实践，将药物总结为两大类：一类是凉药，一类是热药。药物又分为酸、甜、苦、辣、涩、淡、香七味。用药的基本原则是凉病用热药，热病用凉药。凡甜、香、辣的药物属于热药；酸、苦、涩、淡的药物属于冷药。另外，根据药效又将药物分为祛风药、补药、接骨药、解毒药、止血活血药、止痛药、肝病药、肺病药、排石药等；根据处方内的作用药物分为母药（药首）、公药（辅药）、子药（配伍药）、药引（引路药）4 种。

（五）黎族药物的剂量

长期以来，黎族民间医生根据病情，用药采用"随手抓"，不用称量，遵循大人用量五手指抓（一般为 20 ~ 60g），小孩用量三指抓（一般为 10 ~ 20g）的取药量法。随着医药和公共卫生事业的发展，黎族民间也引入克（g）等国际标准计量单位。

六、黎族医药的临床运用

除对黎族医药理论进行整理外，林天东教授还将提炼出的黎族医用药理论结合临床实际，应用在临床诊治中，特别是在疑难杂症的临床治疗上取得了显著的临床效果。

（一）重症肌无力（痿证）的治疗

重症肌无力（MG）是一种由神经 – 肌肉接头处传递功能障碍所引起的自身免疫性疾病，临床主要表现为部分或全身骨骼肌无力和易疲劳，活动后症状加重，经休息后症状减轻。患病率为（77～150）/100万，年发病率为（4～11）/100万。女性患病率大于男性，比例约3∶2，各年龄段均有发病，儿童以1～5岁居多。在中医学上，重症肌无力属"痿证"范畴，导致痿证的原因非常复杂，如感受外邪、情志内伤、饮食不节、劳倦久病等。本病基本病机是肺、胃、肝、肾等脏腑精气受损，肢体筋脉失养。林天东教授结合民间用药经验坚持"治痿独取阳明"兼补益的方法进行辨证施治，如林天东教授的痿证方就用到五指毛桃。五指毛桃为桑科植物粗叶榕的根，黎族医常用以健脾补肺、行气利湿，用于治肺痨咳嗽、盗汗、肢倦无力、食少腹胀、水肿、风湿痹痛、肝炎、白带等。林天东教授将五指毛桃和炙麻黄加入补中益气汤中，用于治疗重症肌无力和阴吹患者，均收到极佳的效果。

（二）梅尼埃病的治疗

梅尼埃病是指膜迷路积水的一种内耳疾病，以突发性眩晕、耳鸣、耳聋或眼球震颤为主要临床表现，眩晕有明显的发作期和间歇期。患者多数为中年人，无明显性别差异，属于中医"眩晕"范畴。本病是以突发的剧烈眩晕，并伴有耳鸣、耳聋及恶心呕吐为主症，故又称"内耳眩晕症"，常反复发作并有明显的缓解期。究其原因系肝肾不足，肝阳上亢和痰火痰饮等所致。林天东教授认为，眩晕症的患者为虚证，为水湿分布失司，聚湿成痰饮，痰上犯于头，则可见眩晕呕吐，利水消肿、利湿除痰是治疗该病的主线。在海南民间，黎族人常用荔枝草配合猪肝或瘦肉煎服治疗莫名的眩晕。荔枝草能利水消肿、除痰化湿，林天东教授将该药作为单方用于治疗梅尼埃病，临床观察202例，治愈率达90%以上。

（三）运用黎医藤灸疗法技术诊治疾病

黎医藤灸疗法技术是选用于海南岛野生的鬼怕木藤、总管藤和九龙藤作灸具，并浸泡于10多种黎药液中，用传统开光仪式（信息能量）而制成的，是根据《黎医三元六通道图谱》和《藤灸口诀》，并融汇中医经络理论，施灸防治疾病的一种外治技法。

1. 适宜病症

常用于颈、肩、腰腿、关节痛、痿痹、麻木不仁等疼痛病症。

2. 适用人群

筋骨疼痛及亚健康保健人群。

3. 操作方法

（1）藤灸具的制作：藤灸材料选好后，先切成 30 ～ 40cm 长短不等的藤条，即晾晒至七八成干；再浸泡于藤灸液（药液要求浸盖过藤面）中；7 天后，取出藤条制作成灸具。根据黎医临床施灸可制成：切蛇瘀灸（扁形灸）、暗火灸（圆头灸）、明火灸（带药灸）三种专用灸具（传统的黎医制成灸具后，还要举行藤灸具的开光仪式方可用之）。

（2）藤灸液的制作：藤灸液是由老虎藤、丁公藤、丁香藤、七叶莲、鸟不宿、过江龙、木棉胆、蛇树皮、杜仲藤、黑面神、了哥王、鬼针草、榕根等 10 多种黎药熬制浓缩成糊状，再用酒头（40 度以上的白酒）调配，浸泡 7 天即成。

（3）林天东教授选穴特点：凡病属虚寒者，多取背部通道 5、6 区上腧穴。凡病属实热者，多取四肢通道上腧穴。凡病在下部者，选取下肢相应通道上腧穴，再加上藤灸穴如环跳、阳陵泉、太冲、足三里、三阴交等特穴。凡用藤灸治疗上部疾病的，必须在四肢及下部选取配穴灸之，以引热下行，即祛邪外出。

（4）林天东教授选穴方法：循人体六通道取穴，即根据患病部位与其所属的相应通道之间的关系，在相应的通道上选取腧穴进行施灸治疗。可以在患部远处属同一通道处选腧穴，也可在其局部四周选穴，如梅花穴、五朵金花穴等。

阿是穴取穴：以痛点或按之痛之之处为施灸部位。

辨证取穴：在辨证的基础上结合黎医的三元六通道特点进行选穴。

调理预防疾病取穴：先取总开关穴、开背穴、祛蛇瘵穴，再取四肢通道5、6区上腧穴和脐周四穴。

经验取穴：黎医藤灸是在长期的治疗实践中积累的治疗经验，用以发现某些部位对某些病症有特殊的治疗作用。

以上几种选穴方法，在临床上可以单独应用，也可以相互配合应用，视病情而定。

（5）施灸顺序：如果身体上下前后都有病患，先取阳经通道腧穴，再灸阴经通道腧穴，后灸脐周四穴。先灸上部，再灸下部。也就是先背部，后腹部；先头身，后四肢及脐周四穴，依次进行施灸。先取灸阳经，后灸阴经。

（6）施灸时间：施灸时间无严格禁忌，上午、下午均可，一般天气或阴或晴也不必避忌。

（7）施灸体位：藤灸前根据病患情况，选好相应通道腧穴，并按施灸部位，选择仰卧、俯卧、坐位等体位，以患者感觉舒适能坚持较长时间为宜。

4. 禁忌证

凡外感温病、阴虚内热、实热证一般不宜藤灸。咯血、吐血等出血性疾病忌用藤灸。孕妇的腹部和腰骶部不宜施灸。

5. 注意事项及异常反应处理措施

藤灸后皮肤处出现红晕是正常现象。一般无不良反应，如发生口渴、便秘、尿黄等症状，可用调元茶煎服即可。要嘱患者注意精神愉快、心情开朗、精心调养、戒色欲、勿过劳、清淡饮食，以助疗效。施灸后3小时才能洗澡。

第十一章 论文精选

一、男性不育症的分病论治

1. 少精症

少精症属中医"精少""精清""虚劳"等范畴。多因先天禀赋不足，或房劳太过耗伤肾精，或气血亏虚，肾精化生乏源，终致肾精不足而成。精子密度下降的主要原因是由脾肾两虚所致。在临床上，多以补益气血、益肾填精为主进行论治。代表方剂为生精汤（五子衍宗丸＋四物汤＋四君子汤加减）。

符某，32岁。2003年4月11日初诊。主诉：婚后4年余有正常性生活，未避孕而未能生育。妻子生殖功能正常。患者常感疲乏无力，头昏，腰部酸痛。性欲正常，房事时偶有勃起不坚，射精无快感。多次查精液常规，精液量少（少于2mL），液化时间正常，精子密度约在每毫升1000万，精子成活率50%，活动力一般。前列腺液常规镜检正常。血液性激素检测，卵泡刺激素（FSH）增高，其他指标正常。舌质淡苔薄白，脉缓。证属肾精亏虚、气血不足，治宜益肾填精、气血双补。方用生精汤加减：覆盆子15g，菟丝子15g，枸杞子15g，五味子10g，车前子10g，当归15g，熟地黄20g，赤芍10g，党参15g，白术10g，茯苓10g，续断15g，淫羊藿10g，甘草3g。服30剂后自觉症状减轻，性功能增强，精液量增至3～4mL，精子密度为每毫升2000万。依原方去淫羊藿，加金樱子15g，沙苑子15g，以增补肾益精之力。再服60剂，诸症渐除，精液常规检查，精子密度为每毫升6000万，其他指标也恢复正常。嘱继续间断调补，2个月后其妻已有身孕。

本例患者婚前频繁手淫，婚后房事过度，耗伤肾精致肾精亏虚而精少不育。患者疲乏无力，头昏，舌质淡苔薄白，脉缓。故辨证当属肾精亏虚、气血不足。生精汤乃自拟益肾填精、气血双补用以治疗少精症的专方。方中五子衍宗丸补肾填精，当归、熟地黄、赤芍补血生精，党参、白术、茯苓健脾益气，续断、淫羊藿温补肾精，甘草益气并能调和诸药。临床上许多少精症患者除不育以外无其他症状，因而也就无从辨证。对于这类患者，应用本方治疗，能每获效验。只是治疗时间较长，3个月为1个疗程，往往半年以上才能取效。我们曾治疗1例少精症患者，连续用药3年，最终其妻受孕。因此，治疗本症不可急功近利，轻言放弃。

2. 弱精症

弱精子症系指精子活动力低下为主的不育者，即a级+b级<50%，或a级<25%（精子活力分为四级，a级：快速前向运动；b级：慢或呆滞的前向运动；c级：非前向运动；d级：不动）。中医古籍中无"弱精子症"之称谓，似与"精寒""精冷"等相关。多因先天禀赋不足，或房劳虚损，致肾阳亏虚，精血不足，精子失于温煦和营养，而致精子活动力低下。我们据此以温肾填精为大法，自拟强精汤治疗本症，取得了满意的疗效。

陈某，29岁。2003年6月13日初诊。主诉：婚后2年未能生育。妻子生殖功能正常。患者性欲稍感下降，房事时偶有勃起不坚。时有房事后腰酸乏力。无其他明显自觉症状。外生殖器发育正常，睾丸、附睾无肿大压痛，双侧精索静脉无曲张。多次检查精液常规、精液量、液化时间正常，精子密度在每毫升4000万～10000万之间，精子成活率60%左右，活动力a级10%、b级20%、c级30%、d级40%。前列腺常规镜检正常。血液性激素检测，各项指标均正常。舌质淡红，苔薄白，脉平缓。诊断为原发性男性不育，弱精子症。证属肾阳亏虚，精血不足。治以温肾填精之自拟强精汤：枸杞子10g，菟丝子10g，车前子10g，覆盆子10g，五味子10g，韭子10g，沙苑子10g，桑椹子10g，乌药10g，沉香3g，细辛2g，怀牛膝15g，续断10g，紫河车5g，鱼鳔2g，巴戟天10g，肉苁蓉10g，雄蚕蛾6g，桃仁6g，蜈蚣1条。每日1剂，水煎服。服药90剂后查精液常规，精子活动力：a级20%，b级30%，c级20%，d级30%。嘱继续治疗1个疗程（3个月），治疗期间患者配偶已受孕。

该患者除不育、精子活动力低下外没有其他明显的自觉症状。我们根据临床经验，凡无明显症状之弱精症，皆从肾阳亏虚，精血不足论治。在五子衍宗丸的基础上加味而拟成经验方强精汤，应用于本症取得了理想的疗效。

3. 精液不液化

精液不液化是导致男性不育的常见原因，就其表现大致与中医精浊、精热、精寒、淋浊等相关。其病因病机主要有湿热下注、肾阴亏虚、肾阳不足、痰浊内蕴、痰瘀互结等。现代医学认为，精液不液化主要是由于前列腺、尿道球腺、精囊腺等功能失调（主要是炎症）而导致液化因子分泌减少或缺失造成。中医学认为，精液不液化主要是由于各种原因（如嗜食醇甘厚味、性事不节等）导致湿热凝聚，下注于下焦，阻滞阳道，而致精浊混淆精室受蒸而精液难化。湿热阻滞日久，气机不利，而致气血瘀阻，加重了精液不液化。因此，湿热下注兼有气滞血瘀是本症最常见的病机。故其治疗应以清热利湿为主，佐以行气化痛。据此立法，在程氏萆薢分清饮的基础上加减而成促液化汤治疗本症。

王某，30 岁。2003 年 5 月 23 日初诊。主诉：婚后两年半有性生活、未避孕而未能生育。妻子生殖功能正常。患者少腹胀闷、腰骶酸痛、早泄、时有尿频、大便用力时尿道口滴白。男科检查：外生殖器发育正常，睾丸、附睾无肿大压痛，双侧精索静脉无曲张。多次精液常规：精液量正常，液化时间超过 4 小时。肛诊：前列腺稍突隆，质稍硬，无明显压痛，中央沟存在，表面光滑，边界清楚。前列腺液常规镜检：卵磷脂小体（＋），WBC（＋＋＋）/HP。血液性激素检测，各项指标均正常。舌质红，苔黄厚，脉弦数。诊断为原发性男性不育，精液不液化症（慢性前列腺炎）。证属湿热下注兼有气滞血瘀。方用自拟之促液化汤：萆薢 15g，石菖蒲 10g，车前子 10g，莲子心 5g，茯苓 15g，黄柏 5g，龙胆草 8g，土茯苓 20g，黄芩 10g，苦参 10g，赤芍 10g，白茅根 10g，益母草 10g，茜草 10g，乌药 10g，益智仁 5g。每日 1 剂，水煎服，30 剂为 1 个疗程。治疗 1 个疗程后，患者少腹胀闷、腰骶酸痛等症状明显减轻。精液常规：30分钟精液已完全液化，精子密度每毫升6500万，精子成活率70%，精子活动力正常。前列腺液常规：卵磷脂小体（+++），WBC（+）/HP。继服1个疗程巩固疗效。数月后随访，其配偶已怀孕。

该患者有典型的慢性前列腺炎症状，辨证属湿热下注兼有气滞血瘀，故治疗应清热利湿、活血化瘀。自拟促液化汤是在《医学心悟》程氏萆薢分清饮的基础上去白术、丹参，加龙胆草、土茯苓、黄芩、苦参、赤芍、白茅根、益母草、茜草、乌药、益智仁等药而成。本方除用于治疗湿热下注之精液不液化症外，还可用于治疗湿热下注兼气滞血瘀之慢性前列腺炎和死精症，也有满意的疗效。

4. 免疫性不育症

免疫性男性不育是指由于血液或精液中存在抗精子抗体而产生自身免疫反应所导致的男子不育症。中医学认为，本病主要是因各种原因导致肾精亏虚、肺脾气虚、湿热瘀阻、气滞血瘀而引起，其治疗以扶正祛邪为原则。本病临床辨证多属阴虚（肾阴）湿热、精道瘀阻，治疗应滋阴清热解毒、化瘀通络，据此自拟消抗汤治疗免疫性男性不育。

林某，31岁。2003年10月17日初诊。主诉：婚后4年有性生活，未避孕而未能生育。妻子检查生殖功能正常。患者小便灼热不适，时有尿频，无尿痛，小腹拘急，腰骶酸痛。男科检查，外生殖器发育正常，睾丸、附睾无肿大压痛，双侧精索静脉无曲张。多次精液常规，精液量、液化时间正常，镜检：精子密度在每毫升40000～70000之间，精子成活率20%～40%，活动力a级5%、b级15%、c级15%、d级65%。肛诊：前列腺大小质地正常，无明显压痛，中央沟存在，表面光滑，边界清楚。前列腺常规镜检：卵磷脂小体（++），WBC（+）/HP。血清AsAb（抗精子抗体）检测阳性。血液性激素检测，各项指标均正常。舌质暗红，苔少，脉濡数。诊断为原发性男性不育，免疫性不育症（慢性前列腺炎）。证属阴虚湿热兼血瘀。治宜滋阴清热利湿、活血化瘀，方用自拟消抗汤：女贞子 10g，墨旱莲 10g，生地黄 10g，玄参 10g，蒲公英 10g，金银花 10g，柴胡 10g，虎杖 15g，丹参 10g，赤芍 10g，穿山甲 5g，王不留行 10g，田七末 1g（冲服），蒲黄 10g，海马 1 条，党参 10g。每日 1 剂，水煎服，40 剂为 1 个疗程。1 个疗程后，患者排尿灼热、腰骶酸痛等症状减轻。血清 AsAb 检测阴性。精液常规：精子密度每毫升 6000 万，精子成活率 60%，活动力 a 级 20%、b 级 30%、c 级 10%、d 级 40%。前列腺液常规：卵磷脂小体（+++），WBC（+）/HP。继服 1 个疗程后，临床症状基本消失，血清 AsAb 检测阴性，精液常规和前列腺常规均已恢复正常。数月后随访，其配偶已怀孕。

该患者有慢性前列腺炎症状，其抗精子抗体可能是因为生殖系慢性炎症使血 - 睾屏障遭到破坏，精子抗原暴露于全身免疫系统之下，产生抗精子抗体（AsAb），而影响到精子的成活率和活动力，最终导致不育。本例证属阴虚湿热兼血瘀，以自拟消抗汤治之而获效。在临床上用消抗汤治疗无证可辨的免疫性不育也取得了理想的疗效。此外，本方还可用于治疗阴虚湿热兼血瘀证之慢性前列腺炎。

（本文发表于《中医杂志》2005 年第 46 卷第 6 期）

二、扶正通淋法治疗泌尿系结石23例

泌尿系结石相当于中医的"砂淋""石淋"范畴。笔者分别以"益气通淋"和"养阴通淋"的治疗方法涤除砂石，取得满意效果。

1. 一般资料

23 例中，男 14 例，女 9 例。年龄最小 32 岁，最大 58 岁。双肾结石 2 例，单肾结石 3 例（左肾 2 例、右肾 1 例），输尿管上段结石 4 例，输尿管下段结石 6 例，膀胱结石 8 例。23 例均经 X 线腹平片或 B 型超声确诊。结石最小约 0.8cm×0.4cm，最大 1cm×0.5cm。

2. 治疗方法

23 例按中医辨证分为偏气虚、偏阴虚两组进行治疗。

（1）偏气虚型 8 例（肾结石 2 例，输尿管结石 3 例，膀胱结石 3 例）。基本方药：黄芪 30g，党参 15g，菟丝子 10g，金钱草 30g，鸡内金 10g，海金沙 15g，砂牛 5 只（炒熟），大黄 6g，石韦 15g，车前子 15g，滑石 15g，甘草 10g，白芍 20g，牛膝 20g。每日 1 剂，水煎 2 次，分 2 次口服。

（2）偏阴虚型 15 例（肾结石 3 例，输尿管结石 7 例，膀胱结石 5 例）。基本方药：生地 30g，墨旱莲 15g，首乌 15g，黄精 15g，金钱草 30g，鸡内金 10g，海金沙 15g，砂牛 5 只（炒熟），芒硝 5g，石韦 15g，车前子 15g，甘草 10g，白芍 20g，泽泻 15g。每日 1 剂，水煎 2 次，分 2 次口服。

以上两型有血尿者加阿胶 15g，茜草 15g，小蓟 10g；腰腹痛甚者加延胡索 10g；肾绞痛者，临时加服普鲁苯辛片 15mg；合并感染出现高热、寒战、脓尿时，肌内注射庆大霉素等。并在治疗过程中嘱患者每天喝茶水 2000mL 以上。

3. 结果

疗程最长 42 天，最短 20 天。治疗后自觉石从尿道排出，并经 X 线复查结石阴影消失者为痊愈，共 16 例（69.6%）；结石经 X 线复查有下移者为好转，共 4 例（17.4%）；无效 3 例（13.0%）。总有效率 87.0%。

4. 典型病例

陈某，男，35 岁，海南农垦橡胶厂工人。1981 年 4 月 13 日初诊。主诉：下午 1 时许，突发左下腹及左腰部疼痛，甚时向会阴部放射，辗转反侧，无畏寒、发热，尿黄，无尿频尿急，半年前有类似发作史。伴见身疲乏力，自汗，面色㿠白，舌淡胖有齿痕，苔薄白微腻。查尿常规：蛋白（＋），白细胞（＋），红细胞（＋＋＋），上皮细胞（＋），黏液丝（＋＋）。次日腹平片提示左输尿管上段结石，呈 1.0cm×0.5cm 大小。证属偏气虚型，治以益气通淋、涤除砂石，投服该型基本方加延胡索 10g，连服 8 剂后，腰痛、腹痛消失，身疲乏力明显改善，在当地农垦医院复查腹平片，见原结石下降至相当膀胱入口处。再进 12 剂后，突觉排尿不能卒出，窘迫难忍，继而排出 2 粒如大米粒大小的棕褐色碎石。于次日复查腹平片，示结石阴影已消失。

5. 讨论

中医学认为本病多由湿热久蕴，化火灼阴，煎熬水液，溺液凝结，日积月累，聚为砂石。笔者临床收治本病多属虚实夹杂证，治宜攻补兼施、扶正祛邪，运用涤除砂石，助以益气养阴之法，收到较满意的效果。

（本文发表于《中西医结合杂志》1987 年第 12 期）

三、加味颠倒膏外敷治疗男性尖锐湿疣150例临床观察

尖锐湿疣是由人类乳头瘤病毒（HPV）感染引起的疣状增生性疾病，是临床上常见的性传播疾病之一，其发病率在我国性传播疾病中仅次于淋病，占第二位，而且有逐年增高的趋势，因此，对其的防治不容忽视。为了寻求一种疗效理想且安全实用的治疗方法，我们在临床中不断摸索、试验，研制出纯中药制剂外用药——加味颠倒膏。为观察其临床疗效及毒副作用，我们于 1994 年 7 月～1997 年 4 月进行了系统的临床观察，现将结果报告如下。

1. 临床资料

一般资料：本研究观察的 300 例男性尖锐湿疣患者均来自于我院男科门诊及病房，随机分成治疗组和对照组各 150 例。其中治疗组 52 例，对照组 38 例，均经组织病理检查确诊。

两组间的年龄、病程均衡性检验：治疗组患者的年龄为 31.56±7.42 岁（$\bar{x}\pm s$，下同），对照组年龄为 30.38±8.13 岁；治疗组患者的病程为 45.21±18.5 天，对照组病程为 43.56±20.7 天。t 检验结果表明，两组患者在年龄、病程上的差异无显著性（$P > 0.05$）。两组间均衡性较好，治疗前具有可比性。

感染途径及病变部位：300 例患者中，根据患者自述，询知通过冶游感染者 231 例，女朋友传染者 32 例，妻子传染者 5 例，其他途径感染者 32 例。病变部位最常见于冠状沟、包皮系带，其次是包皮、龟头、尿道口、阴茎体、肛门，亦可见于阴阜、腹股沟、会阴等处。

2. 病例选择

诊断标准：①龟头、冠状沟、尿道口、包皮及系带、阴茎、肛门等部位出现乳头样、蕈样或菜花样增生物，逐渐增大增多，伴或不伴局部瘙痒、压迫感；②有接触感染史（有婚外性接触史或配偶患本病，其他间接感染史）；③ 5% 冰醋酸试验阳性；④必要时行病理学检查确诊。

纳入病例标准：①符合本病诊断标准，年龄 18～60 岁的男性；②梅毒血清反应阴性者；③伴有其他性传播疾病者，待其他性传播疾病治愈后纳入；④初次就治，或就诊前 7 日内未使用其他治疗方法者。

排除病例标准（包括不适应证或剔除标准）：①巨大尖锐湿疣（直径≥1.5cm）患者；②伴有生殖器恶性肿瘤者；③梅毒血清反应阳性者；④严重肝肾功能障碍者；⑤伴有其他疾病影响本药疗效观察者；⑥不符合纳入标准，未按规定用药，无法判断疗效或资料不全等影响疗效或安全性判断者。

3. 治疗及观察方法

（1）治疗方法

治疗组：用观察药加味颠倒膏（组成：硫黄 20g，生大黄 20g，板蓝根 30g，土茯苓 30g，海金沙 30g，鸦胆子 30g。本院药厂生产，批号 940623）。患处洗净待干燥后，以加味颠倒膏外涂于疣体上及周围，厚约 1mm，每日中午和睡前各 1 次。7 天为 1 个疗程，共观察 2 个疗程。

对照组：用对照药 5% 5- 氟尿嘧啶软膏（本院药厂生产，批号 940705）。患处洗净待干燥后，以 5% 5- 氟尿嘧啶软膏涂于疣体上，厚约 1mm，每日中午和睡前各涂 1 次。7 天为 1 个疗程，共观察 2 个疗程。

（2）疗效观察：①疣体数目及大小，计算其总面积；②临床症状；③复发情况。

（3）安全性观察：①治疗组药前后各进行 1 次血、尿、大便常规，肝肾功能，心电图检查。②观察两组用药后毒副反应的症状、体征，并做好详细记录。

（4）限定条件：观察期间停用其他有关药物，禁食海鲜鱼腥、牛羊肉及酒，禁止性生活。

（5）统计学方法：组间计量资料比较用 t 检验，等级计数资料用 $Ridit$ 分析。

表 11-1　两组治疗前后病损总面变化情况分析（mm^2，$\bar{x} \pm s$）

组别	例数	治疗前	1 疗程后	2 疗程后
治疗组	150	42.68 ± 14.32	$27.35 \pm 9.65^{*\triangle}$	$11.53 \pm 3.65^{**\triangle\triangle}$
对照组	150	40.85 ± 15.12	$24.47 \pm 11.28^{*}$	$19.97 \pm 6.54^{**}$

与同组治疗前比较，$^{*}P < 0.05$，$^{**}P < 0.01$；与对照组同时间比较，$^{\triangle}P < 0.05$，$^{\triangle\triangle}P < 0.01$。

4. 治疗结果

（1）疗效判定标准

痊愈：所有皮损全部消失，随访 1 个月无复发者；显效：皮损总面积减少 ≥ 70% 者或痊愈后复发者；有效：皮损总面积减少 ≥ 30% 而 < 70% 者；无效：皮损总面积减少 < 30%，皮损无变化或增大增多。

（2）临床疗效：治疗组 150 例患者痊愈 68 例，显效 52 例，有效 28 例，无效 2 例，总有效率 98.67%；对照组 150 例患者痊愈 35 例，显效 45 例，有效 51 例，无效 19 例，总有效率 87.33%。$Ridit$ 分析结果表明，两组疗效差异有显著性（$P < 0.01$）。提示加味颠倒膏治疗男性尖锐湿疣的疗效优于 5- 氟尿嘧啶软膏。治疗组治疗 1 个疗程治愈 18 例，对照组治疗 1 个疗程治愈 13 例。

（3）两组治疗前后病损总面积变化情况分析：加味颠倒膏及 5- 氟尿嘧啶软膏均可使尖锐湿疣病损总面积明显减少（$P < 0.01$），而加味颠倒膏使病损总面积减少更加明显（$P < 0.01$）。

（4）不良反应：观察期间，加味颠倒膏治疗尖锐湿疣未发现全身性不良反应，仅有 4 例患者感觉敷药局部灼热，2 例患者感觉局部有轻微疼痛，均可忍受，未经特别处理。

5. 典型病例

张某，男，45 岁，自由职业者，已婚。1996 年 7 月 16 日初诊。主诉：阴茎包皮及冠状沟内发现无痛性疣状赘生物 45 天。患者 2 个月前曾有冶游史，于 45 天前始发现包皮及冠状沟内有 3 粒菜花样赘生物，无明显自觉症状，数日后去某医院就诊，诊为尖锐湿疣，行激光治疗。半月后又见复发，且发展迅速而来诊。查见：包皮及冠状沟有 12 粒菜花样、表面粗糙之疣状生物，总疣体面积为 62.13mm^2，醋酸试验阳性，诊断为尖锐湿疣，予加味颠倒膏外敷，每日 2 次。7 天后复诊时，疣体仅剩 2 粒，总疣体面积缩小到 15.70mm^2。嘱再用 7 天，疣体全部消失而愈，随访 1 个月未复发。

6. 讨论

中医学认为，尖锐湿疣是因不洁性交感受湿热疫毒，蕴结于下焦，结毒日久，导致气滞血瘀，交阻于阴气之肌肤所致。治疗上应活血化瘀、清热利湿解毒。又因其病位在阴器周围皮肤体表，故临床用药又以外用药直达病处，以求速效。加味颠倒膏是在清代吴谦《医宗金鉴》的颠倒散基础上加鸦胆子、板蓝根、土茯苓、海金沙等药而成。颠倒散功具活血化瘀，并能解毒，本是用于治疗酒渣鼻的外用药。由于尖锐湿疣与酒渣鼻皆因感受湿热毒邪引起经络阻塞、气血瘀滞而病发于肌肤之表，所以我们将其试用于治疗尖锐湿疣。为了加强其清热利湿解毒的功效，在颠倒散的基础上加用了板蓝根、土茯苓、海金沙。又加入鸦胆子腐蚀赘肉去其疣体。使本方能标本兼顾，组方科学严谨。本临床研究结果表明，加味颠倒膏外用治疗男性尖锐湿疣取得了理想的疗效，150 例患者痊愈 68 例，显效 52 例，有效 28 例，无效 2 例，总有效率 98.67%。其疗效明显优于对照药 5– 氟尿嘧啶软膏（$P < 0.01$）。且观察期间未发现明显的毒副反应。因此，本药具有疗效满意、药简价廉、无毒副作用、使用安全方便等优点，具推广应用价值。

（本文发表于《中医杂志》2002 年第 43 卷第 11 期）

四、龙胆泻肝汤加减治疗急性附睾炎

急性附睾炎相当于中医的急性"子痈"，最近我们根据中医学经络学说，运用龙胆泻肝汤加减治疗急性附睾炎，收到较满意的疗效。

1. 方剂组成及用法

（1）方剂组成：龙胆草四钱，栀子三钱，车前子五钱，泽泻四钱，木通三钱，甘草二钱，黄芩三钱，生地五钱，当归三钱，柴胡二钱；加减法：痛甚者加乌药三钱，川楝子三钱，肿硬甚者加海藻四钱；碰伤后续发者加赤芍四钱，桃仁三钱。

（2）服法：每日 1 剂，放水过药面煎服，复煎药渣，分别于上、下午各服 1 次。

2. 效果

用本方治 15 例患者均治愈。14 例服 3 ～ 4 剂（其中 9 例服 4 剂、5 例服 3 剂）附睾红、肿、痛、热，恶寒发热、口苦、溺黄均消失。1 例因伴原发疝气，服至 6 剂才获愈。

3. 病例介绍

李某，男，42 岁，装卸工人，1975 年 5 月 28 日到门诊就诊。患者 2 天前自觉微恶寒、发热，第二天发现右侧睾丸肿痛，诊时如鸡蛋样大，痛剧，局部灼热，触痛明显，质坚，右侧腹股沟淋巴结可触及数粒花生米大，滑动，无粘连；口苦、咽干欲饮、小便黄；舌质红、苔薄黄，脉弦数。诊为右侧急性附睾 – 睾丸炎（肝经湿热型）。方以龙胆泻肝汤加川楝子三钱，海藻四钱，乌药四钱，日服 1 剂，复煎药渣分别于上、下午各服 1 次；服药后第二天明显好转，连服四剂，以上症状全部消失痊愈。

4. 体会

《灵枢·经脉》说："肝足厥阴之脉，起于大指丛毛之际……循股阴入毛中，过阴器……"故睾丸为足厥阴肝经所过之处，肝经湿热流注阴器，则发本病。肝经蕴热之邪与正相争而出现恶寒、发热、口苦、舌红、苔黄、脉弦数等肝经郁热之候。因之治以龙胆泻肝汤泻肝火、清利湿热之意。经治 15 例证实龙胆泻肝汤治疗急性附睾炎有良好的效果。

（本文发表于《海南卫生》1975 年第 3 期）

五、调整气化功能治淋经验举隅

笔者临床上通过调整气化功能治淋，收到满意的疗效。兹援引数案请教于同道。

1. 疏解太阳化气通淋法

吕某，女，30 岁，住海口市。患者恶寒发热、头痛、尿频、尿急、小便刺痛，下腹胀痛，时有恶心呕吐，体温 39.4℃，尿常规检查示尿蛋白（++），脓球（++），红细胞（++），白细胞（+++），上皮细胞（+++）。初经西医诊断为急性泌尿道感染，口服呋喃咀啶、百炎净治疗，历时三天疗效不理想。于 1986 年 3 月 27 日转中医治疗。症见头痛，发热恶寒，虽加厚被仍寒战不已，恶心呕吐加剧，渴欲饮水，水入则吐，尿频急涩痛不畅，面白、唇紫、舌质正常，苔薄白，脉络浮弦。《伤寒论》第 74 条云："中风发热，六七日不解而烦，有表里证，渴欲饮水，水入则吐者，名曰水逆，五苓散主之。"第 71 条亦云："若脉浮，小便不利，微热消渴者，五苓散主之。"

综合证情，与上引经文颇多吻合，其病机为风寒外袭，膀胱气化不利，治以疏散风寒，化气行水，方用五苓散加吴萸、生姜，服药一剂，第二天即见恶寒发热消除，饮水不吐，唯稍感恶心，小便好转，仍依前方再进一剂，翌日起头痛及恶心症状消失，小便通利，尿常规化验转阴，病情痊愈。

2. 两阳并治化气通淋法

符某，女，50岁，海口市人。患者平素身体羸弱，1986年2月18日始见恶寒发热，头痛，尿频、尿急、排尿刺痛不利、下腹胀急，尿常规检查：尿色黄浊，蛋白（+++）、红细胞（+）、白细胞（++++）、脓球（+++）、上皮细胞（+），诊断为急性泌尿系感染。前医采用清热、利湿、通淋之治法，药用八正散加减，历二诊服药4剂而病无进退，症状依旧，尿常规仍示尿蛋白（++）、红细胞（+）、白细胞（+++）、脓球（+++）、上皮细胞（++），2月22日转笔者治疗。症见尿频尿急，小便刺痛不利，寒热往来，头痛，口苦，大便干秘难行，腹鸣、矢气、脘腹胀痛，气短声低，纳善，舌淡，苔白，脉沉细。合而参之，为三阳合病，而以太阳居首。本病的病理机转，表现为以下几方面：其一，邪袭太阳之表，循经入腑，故初起见恶寒发热，头痛，排尿涩痛不利；其二，由于病源未究，又为尿常规客观指标所影响，未能用解表、化气、通淋治之，而用寒凉之品，致使阳气郁遏，气机郁滞，津液不布，从而出现大便秘结难行的阳明病脾约证；其三，患者平素身体虚弱，患病之后复伐寒凉，病邪乘虚传入少阳，故见寒热往来、口苦、不思饮食。本例之证虽属三阳合病，然治法不必三经同治，只需治太阳、少阳二经。因太阳为一身之藩篱，少阳为一身之枢机，太阳一解，少阳一运，则气化水行，津液四布，由津液约减所引起的便秘亦会随之而解。药用小柴胡汤合五苓散加减化裁：党参15g，柴胡10g，桂枝10g，茯苓15g，猪苓15g，泽泻15g，黄芩10g，栀子10g，甘草10g，木香5g。服药2剂，寒热消失，小便通利，大便得解，时有矢气，诸症大减。

唯感心下疼痛，气短，舌淡，苔白略厚，依前方去桂枝、猪苓、泽泻、栀子、黄芩，加延胡索、白蔻，健脾理气和胃而自觉症状消失，尿常规化验转阴，病情痊愈。

3. 轻宣化湿宣肺通淋法

钟某，女，43岁，海口市人。1986年5月15日始见发热、头痛，数天后见尿频、尿急、滴沥刺痛，5月19日到医院诊治。尿常规：蛋白（±）、白细胞（+）、红细胞（+）、脓球（+）、上皮细胞（+）。诊断为急性泌尿系感染。经西医注射庆大霉素，口服呋喃咀啶，连续治疗四天效果不佳，5月23日转中医治疗。症见身热无汗，头痛，夜里发热，口渴多饮，小便涩痛不利，尿色红，肾区叩击痛，脉细数。其病乃为外感阴湿之气，不能及时宣散，致使表气郁闭，肺气失宣。"肺为水之上源"，肺失宣降，则水道不通调而小便不畅利，湿郁化热伤阴，故见夜里发热。治以轻宣化湿，宣肺通淋。药用麻黄连翘赤小豆汤合麻黄杏仁薏苡汤化裁：麻黄5g，连翘10g，薏苡仁20g，赤小豆20g，杏仁10g，栀子10g，竹叶10g，生地20g，木通15g。服药2剂而上述症状消失，尿常规转阴。

4. 益气养阴化气通淋法

梁某，男，63岁，海口市人。有肺结核病史，体瘦，阴虚多火。1周前自觉小便不适，尿频且急，排尿淋沥无力，眼睑略有浮肿，腰痛，少腹有胀迫感。尿常规：蛋白（±）、红细胞（±）、白细胞（±）、脓球（±）、上皮细胞（±）、尿酸结晶（+）。经西医诊断为泌尿系感染，注射庆大霉素，口服呋喃咀啶，连续治疗7天效果不佳。尿常规：蛋白（+）、红细胞（+）、白细胞（+）、上皮细胞（+）、脓球（+）、尿酸结晶（+）、非晶形尿酸（++），且自觉症状加重。于1986年7月31日转中医治疗。自诉症状同前，兼见眩晕、气短、乏力，舌红少苔，脉细数无力，病属气阴两虚、气化无力，治以益气养阴、化气通淋。药用黄芪25g，太子参20g，生地20g，沙参30g，甘草10g，墨旱莲10g，白术10g，乌药5g，菟丝子10g，上方连服4剂后自觉小便正常，症状消失，尿常规转阴，依前方去白术，加玄参 15g，连服 5 剂巩固疗效。

5. 体会

上述淋证医案，皆为泌尿系感染。本病临床表现，大多属于中医下焦湿热病变，故治法上亦多从清利下焦湿热着手。此为其常，然亦有其变，知常达变，方能施治无误。而尿频、尿急、小便滴沥刺痛是急性泌尿系感染的主要症状，笔者认为，这些症状实质上也是一种小便不利的病变，而导致小便不利的原因，关键在于"气化不利"。因此，中医治疗急性泌尿系感染，思想上切不可被尿常规客观指标所束缚，动辄使用清利湿热的治法，而应该从整体观念出发，从调整人体的气化功能着眼，才能取得满意的疗效。以上四例说明，不管是疏解太阳法、两阳并治法、轻宣化湿法、益气养阴法，治法虽各有不同，而作用则一，使"气化"通利而已。治淋证如此，治其他疾病或许也须如此。

（本文发表于《海南卫生》1987 年第 1 期）

六、妇产科疾病的中医治疗

（一）胎产疾病

1. 不孕症

古人论述了不孕的原因，是因为"男人的阳气不足，女人的阴血亏虚"，但笔者觉得这种理论只是相对的，以下方药的运用可说明这一点。

（1）桂枝茯苓丸：对没伴有附件炎且体质壮实之妇女不孕症是有效的，一般服后 3 个月到半年内取效，短则 2 周内取效。假如服药半年以上仍不怀孕多是药症不符。另外，常有便秘而体强之人则用桃核承气汤，如见右下腹有紧张压痛者可用大黄牡丹皮汤。体稍虚之人，则加入生姜。甘草的甲字汤较好，也可与人参汤合方。另外，如不适宜使用大黄茯苓汤的患者，则选用桂枝茯苓丸加当归 4g 或与当归芍药散合方也佳。

（2）当归芍药散：本方是最常用之方，但服药时间要长，一般用本方半年至一年受孕者较多，亦有服药二年受孕者。兼见面色青白或晦暗，下眼睑浮肿，头晕，腰痛，头痛为主症的寒证加炮附子。

（3）温经汤：在日本京都一些诊所，温经汤治疗不妊症是首选方。这个方类似桂枝茯苓丸和当归芍药散合方，疗效甚佳。桂枝茯苓九、当归芍药散是较常用的处方，一般皮（肌）肤干燥者选用温经汤，有水饮见症者则用当归芍药散。

（4）当归四逆加吴茱萸生姜汤、大建中汤、十全大补汤、人参汤：上述方药适用于虚寒证。近年来，临床所见属虚寒证型者有增多趋势，使用前述药方完全无效的情况也随着增加，虚寒证一旦形成，严重者可造成闭经。体虚之人，则应以月经初潮为依据，进行激素治疗。其经治疗虽有月经来潮，但大多数很快停经，如体质增强则月经大多数就会正常来潮。如症见脉细弱、手足冷甚的寒证，可在选用的本类药方中加入附子服用。且对本证宜禁食冷饮、水果和生菜，否则是没有效果的。

2. 习惯性流产

本症虽是中医中药治疗的好对象，但要快速取效是困难的，故应及早快速治疗。

（1）当归芍药散：本方是最常用的，适用于血虚、虚寒证。症见眩晕、腰痛、腹痛等。如腹痛较剧，本方也是首选方。如手背热，口唇干燥者则可选用温经汤。

（2）当归四逆加吴茱萸生姜汤：寒证较甚时选用本方。由于服用当归芍药散造成便秘时仍可用。

（3）桂枝茯苓丸：本方临床上也用于治疗习惯性流产，但笔者还未验于临床，体强壮实者虽说能取效，但也有引起流产的危险。

（4）芎归胶艾汤：本方在出血不止的情况下使用有效。对于大出血者则力微，而对漏血淋沥不止者是很有效的。

195

3. 妊娠恶阻

（1）小半夏加茯苓汤：此方对身体壮实者尤有效，是本病的首选方，主要以胃内停水为特征，但是有人担心法半夏有致畸的副作用，笔者认为是不必要担心的。

（2）五苓散（四苓汤）：本组方适用于妊娠恶阻合并膀胱炎和肾盂肾炎之症，或并见因感冒而轻微发热者。本组方与小半夏加茯苓汤同治呕吐，前者用于食后即吐，后者用于食后不时呕吐，因此不难鉴别。

（3）人参汤、干姜人参半夏丸：本组方适用于寒证和虚证（脾虚纳呆）效果较佳。病属虚寒若热服容易引起呕吐的话，可候冷再服，也可与小半夏加茯苓汤合用。干姜人参半夏丸：干姜、人参各 1g，半夏 2g 研为粉末，加入生姜汁以米糊丸，每次 3 丸，一日 3 次。

（4）吴茱萸汤：其适应证虽不太多，但对平素头痛，食后呕吐者有效，以面部有热感是其特征。

4. 妊娠肾病

（1）妊娠浮肿是指未出现蛋白尿，血压不高，仅有浮肿者。

对本症的治疗用当归芍药散的适应证多；而体质好有口渴者用五苓散；妊娠期最好是服用从五苓散中去桂枝的四苓汤，由于桂枝有抑制副交感神经的作用；在口干和发热时，服用五苓散是适当的。

（2）妊娠肾病出现蛋白尿，其程度轻、血压不高时也和妊娠水肿同样处理。

对以蛋白尿、尿沉渣见管型、血压高、尿素清除率低下和非蛋白氮增高为指征者的治疗分述如下。

1）实证选用下方：①分消汤是实证的常用有效方，但必须是体质壮实者用之，体虚弱者忌用。方由白术 5g，茯苓 2.5g，陈皮 2g，厚朴 2g，香附 2g，猪苓 2g，泽泻 2g，枳实 1g，大腹皮 1g，砂仁 1g，木香 1g，生姜 3g，灯心草 2g 组成。②小柴胡汤加五苓散：如见胸胁苦满，纳呆，嗳气，尤其持续低热者服用本方。也可用小柴胡汤加分消汤合方使用。

2）虚证选用下方：①当归芍药散适用于虚弱而面色苍白无华者，较佳。如为预防妊娠肾病，宜从妊娠初期开始服用。②补气建中汤用于虚肿，按之复原者佳，可不需考虑其他条件而使用。药由白术 6g，茯苓 5g，陈皮 3g，人参 3g，麦冬 3g，黄芩 2g，泽泻 2g 组成。③八味丸常用于腹证（日本人认为），尤其见蛋白尿、高血压、下肢浮肿显著者最宜。而脾虚，有下痢见症者则不宜用。

5. 子痫

本病在发作稍微停止时，服用熊胆 0.2～0.5g 效果佳。体虚者可服用羚羊角汤；分娩后常反复发作，呕吐，头痛，烦躁，手足凉者也可服用。方由当归 3g，钩藤 3g，川芎 3g，茯苓 4g，白术 4g，柴胡 2g，羚羊角 2g，甘草 1.5g 组成。

（二）妊娠合并症

笔者认为在本合并症中，以前有梅毒、结核、淋病等，但在今天已少见，中医也少有记载，现将常见之合并症分述如下：

1. 泌尿系感染

本合并症使用抗生素，疗效是肯定的，但在妊娠早期运用，其异议较多，医生用药存在困难，因此可考虑在安全期服用中药，中医治疗有以下一些方法。

（1）实证：选用猪苓汤，本方用以治疗血尿者效最佳，但应以尿频、淋沥不畅、尿赤、尿浊（热）等为主要特征，寒证忌用。

（2）虚证：选用清心莲子饮，本方用于具有上述症状的阴虚有热患者，尤以胃肠虚弱者最宜。虚证不甚而仅见血尿时，则用猪苓汤合四物汤效果较佳。此外，合并肾盂肾炎及膀胱炎者，用小柴胡汤合猪苓汤；不并发膀胱炎而仅有肾盂肾炎者，则用柴胡桂枝汤；如伴见呕吐、口渴时，则用小柴胡汤合五苓散，还可随证选用柴胡桂枝干姜汤或补中益气汤。

2. 非代偿性心功能不全

病情危重者，应做人工流产，而轻症可选用茯苓杏仁甘草汤（茯苓 6g，杏仁 4g，甘草 2g）。而血压高、脉浮数时可用木防己汤，但体质较差者应慎用，另外也可和洋地黄合用。二方中茯苓杏仁甘草汤较安全，且用生药末调服效果较好；而木防己汤仅能在症状严重时用之。

3. 肾病

身体壮实者，肾病初起就服用小柴胡汤合五苓散，或单用五苓散。伴血尿、浮肿不甚者宜猪苓汤。在虚证中肾变病型，则用当归芍药散为佳，因其兼有安胎的作用。但在高血压时宜充分注意，伴见头痛时钩藤散较有效，尤以拍动性头痛为指征，而见目眩、耳鸣等症时则用钩藤散，确是有效的对症治法，但也应切忌对中药过分地依赖。实证而血压高者，可用分消汤，其疗效佳，但体弱者忌用。虚证而有尿毒症体征者，选用桂枝加术附汤每多有效，此虚证而血压高者更为适宜。

4. 羊水过多症

此属于水气病，因而是中医较好的适应证。如实证则用五苓散，虚证用当归芍药散，虚甚而见下肢浮肿者选用八味丸加减。

5. 胎死腹中

胎死腹中的原因较多未能一概申述，但临床也有及早处理防止发生死亡的可能。如寒证，有腰、腹部寒冷，尤其下腹部冷甚（似用扇子扇一样寒战），是为附子汤（茯苓 4g，芍药 4g，白术 5g，人参 3g，炮附子 3g）证之主症，投服附子汤或者当归芍药散加附子是可以预防的。

6. 宫缩乏力

如体质虚，羊水出而胎儿头部已显现，但宫缩无力时，为增强元气可使用独参汤（人参 8g）。面色苍白、神疲者，如无高血压，宜在宫缩前就续服人参汤（必用高丽参中的佳品）。此外，如既往有宫缩无力史的体弱者，可选用芎归汤（一名佛手散：川芎 4.5g，当归 6g）可望顺产，但应从产前 1～2 个月开始服用，到临盆期如果轻易使用本方，就会有早期破水的危险。若分娩时有早期破水征但还没有明显发生时，实证则用麻黄汤加附子（少量，在 0.5g 以下），虚证则用五积散加附子，这对胸胁苦满者效果是肯定的。

7. 弛缓性子宫出血（功能性子宫出血）

笔者认为本症用中药治疗大多难以取效，但予大量独参汤，能起到补气培本的作用。其他如加服三七、人参也有止血效果。笔者尚认为黄连解毒汤和芎归胶艾汤，对本病几乎是难以取效。病情危重，有心功能不全者，可试用茯苓四逆汤（茯苓 4g，甘草 2g，干姜 2g，人参 2g，炮附子 10g），但必以手足逆冷、冷汗出、脉微弱为指征。脱险后，贫血甚者用加味归脾汤或归脾汤，气弱者用十全大补汤以培本。若大出血已基本停止但还有淋沥血漏时，无口唇苍白者用芎归胶艾汤，有口唇苍白者用归脾汤。

8. 胎盘残留

身体壮实并因胎盘残留而出血不止时，用桂枝茯苓丸加大黄，或用桃仁承气汤，可使胎盘迅速排出（浸膏剂加倍量）。体质虚弱而不能完全排出胎盘者，服用川芎调血饮（当归 2g，川芎 2g，地黄 2g，白术 2g，茯苓 2g，陈皮 2g，乌药 2g，香附 2g，丹皮 2g，干姜 1.5g，益母草 1.5g，大枣 1.5g，甘草 1g）。

9. 乳汁缺乏症

（1）葛根汤：本方是治疗乳汁缺乏但汁质尚好的首选方，且以肩胛酸痛为指征。

（2）芎归调血饮：本方用于体虚而又恶露不尽者，能使乳汁排出畅通，是最常用方。

（3）十全大补汤：体虚乳汁分泌不足者服之，能使体质增强，乳汁分泌增加，是目前临床常用之方。若合用蒲公英汤（蒲公英 8g，当归 6g，香附 3g，丹皮 3g，怀山药 4g）效果更佳。

另外可服用大塚家方：以白僵蚕为粉末，加入寒梅粉或合以糯米粉，为丸，每次约服 4g，早晚各一次用酒送服，连服 10 天，有效率为 70%。

（三）乳腺炎

本病多用抗生素治疗，但中西结合疗效更佳。可随证选用下列方药：

（1）葛根汤加桔梗石膏：为最常用方，应早期应用，以肩背僵硬为指征。

（2）小柴胡汤加桔梗石膏：发病 4～5 天后出现口黏者改用本方。

（3）十味败毒汤：用于脓肿已成，周围肿胀不甚者。

（4）排脓散：用于周围肿胀，疔疮已经形成者，不论汤及散都有效。

（5）托里消毒饮：排脓不畅者投服本方，但虚证而不甚痛者是很难治愈的。

（6）千金内托散：用治体略虚而脓未排出者，以其脓液稀薄少黏为特征。

（本文分别发表于《国医论坛》1987 年第 1 期和第 2 期）

七、"心开窍于耳"小议

"心开窍于耳"，指耳窍为心所主。《素问·金匮真言论》曰："南方赤色，入通于心，开窍于耳。"此说今已少人问津，尽管有很多人不自觉地运用其理实践于临床，而取得较好的疗效，但鲜有云"心开窍于耳"者。

《黄帝内经》中关于耳窍所主之脏记载有二，即心与肾。如《素问·阴阳应象大论》曰："肾主耳……在窍为耳。"《素问·金匮真言论》则认为："南方赤色，入通于心，开窍于耳。"王冰在心"开窍于耳"下注说："舌为心之官，当言于舌，舌用非窍，故云耳也。"张介宾有"舌本属心，耳则兼乎心肾"之说;《医贯·耳论》亦有"心为耳窍之客"的论述，但当今的教科书在藏象学说篇章中及《中医大辞典》中均只讲肾而不讲心。久而久之，"心开窍于耳"之说也就无人提及了。笔者认为"心开窍于耳"对临床有重要的指导价值，是长期医疗实践的产物，在中医藏象学说中应存其说。

1. 从经络循行病候看心与耳的关系

在经脉学说中，十二经脉分别络属于相应的脏腑，从而构成脏腑阴阳的表里相合关系，脏经属里，腑经属表。凡《内经》中五脏所主之窍，如肝开窍于目，肺开窍于鼻，脾开窍于口，肾开窍于二阴，心开窍于耳。其开窍和所主之脏的经脉并非直接相连，而是分别和相应的表经脉直接相连，并表现其该窍的病候，实有表里脏腑和窍之意。如《灵枢·经脉》曰："大肠手阳明之脉……上挟鼻孔。……所生病者……鼽衄……"因肺与大肠相表里，大肠经脉与鼻孔相联属，有病则表现在肺窍而为鼽衄。"胃足阳明之脉……入上齿中，还出挟口环唇，……所生病者……口㖞、唇胗……"指胃之经脉与口相连，生病则表现在脾窍。"小肠手太阳之脉……却入耳中，……所生病者，耳聋……"心与小肠相表里，小肠经脉入耳中，生病也当然表现在心窍的耳上。可见耳的病候与小肠经、心经关系十分密切，说明"心开窍于耳"的论断是以经脉为基础的。

2. 从临床实践看耳与心之关系

临证所见耳疾虽与肾脏有关，但与心的关系更为密切，常见的耳鸣、耳聋、脓耳及脓耳变症（如耳源性化脓性脑炎）等，都与心密切相关。就耳鸣为例，近代医学认为耳鸣是一个症状，不是独立的疾病，多由耳本身疾患、药物中毒、细菌毒素及内科病中的神经衰弱、高血压、贫血等所引起。神经衰弱、贫血所致的耳鸣多伴有心悸、怔忡、多梦、失眠、心烦等心阴阳气血亏虚之证；或表现为心脾两虚、心肾不交之见症。故《临证备要·耳鸣》曰："怔忡患者，耳内轰轰作声，其声与心脏跳动相应，入夜更为清晰，妨碍睡眠，多与心脏有关，宜在养血安神方内加入菖蒲、远志以通心气。"《医碥杂证·耳》亦曰："耳鸣……午后甚者，阴血虚也，四物加白术、茯苓。"可见耳疾与心关系密切。当然临证所见，肾虚之证也不少，治耳疾虚证从补肾入手，也多获愈。

笔者认为肾虚补肾可愈，心虚补肾亦可获愈，是心主血，肾藏精，精血同源之故。脓耳实证以肝胆火盛，湿热浸淫者多见，但也有心火上炎之证者，尤其脓耳变证出现壮热，或憎寒，头痛，项强，神昏谵语等症时，则属于火毒循耳内攻，邪犯心包。由此可见，耳疾不论实证和虚证，都与心经紧密相联；而肾经仅与虚证有关者多。

所以说，"心开窍于耳"有着丰富的理论渊源，权衡耳窍所主，应以"心开窍于耳"，或遵张介宾"耳兼乎心肾"之说，"心开窍于耳"之说，决不可废弃。

（本文发表于《北京中医杂志》1986 年第 5 期）

八、《金匮》百合病误治方证之浅见

张仲景在《金匮要略·百合狐惑阴阳毒病证治》中，载百合病误治方证凡三条，即误汗后的百合知母汤证、误下后的滑石代赭汤证（《外台秘要·卷二》作百合滑石代赭汤证），以及误吐后的百合鸡子汤证。笔者综前贤之经验和临床体会，认为救误三方，在临证时宜不拘误治，灵活运用，取效尤能随心应手，临床效用更能扩大，百合病临床辨治才得完善。本文拟就此作一初步探讨。

1. 不应拘泥误治，宜"各随证治之"

《金匮要略》和《伤寒论》本是仲景一手之作，而《伤寒论》载误治条文约占全书的1/3。近人刘渡舟氏认为《伤寒论》"记载的误治'变证'，有的（不是全部）是著者借用它来讲另一个病的，因而未必都实有其事……只属于著者精心安排的。不可能是临床误治的巧合"。《金匮要略·百合狐惑阴阳毒病脉证治》原文曰："百合病，发汗后者，百合知母汤主之。""百合病，吐之后者，用后方主之。"（笔者注：后方即百合鸡子汤）而本病误治三方证，是否属于著者精心安排，也难以否定；但细玩其意，有数人认定百合病系心肺阴虚，兼有内热的疾患，不宜误用伤津耗液之法治之。同时或有防其人因百合病见症中有"如寒无寒，如较无较"而误为表证用汗法；"意欲食复不能食"，而视为邪热入里之实证用攻下法；"或有不用闻食臭时""得药则剧吐利"等错认为痰涎壅滞而用吐法，犯虚作实治之戒。且乃有借用汗、下、吐误治之词，伤及仅列方名，寓证于方，说明百合病阴虚津伤尚有不同见证，然而见证有异，须"各随证治之"之旨。笔者认为上述种种，或是仲师安排三条误治方证之意的省笔法。

再说后世医家也多用救误治三方，以治未经误治之证，而取效如桴鼓，如有报道用百合知母汤治愈一名 13 岁学生。其因看解剖尸体时受惊吓后跌倒，颈项不能竖起，头向左右转动，不能说话，脉浮数，舌无苔。经镇静剂治疗无效而服百合知母汤获效。临证类似之验，实不乏其例，故救误治三方，不必受误汗、吐、下后之用的限制，勿"守株待兔"。只要病机相符即可选用，这才不失仲景之旨。

2. 救误治三方可作为百合病兼证加减方

张仲景笔下的百合病见症为"意欲食复不能食，常默默，欲卧不能卧，欲行不能行，饮食或有美时，或有不用闻食臭时，如寒无寒，如热无热""诸药不能治，得药则剧吐利，如有神灵者，身形如和"之精神不定和神志恍惚的见症，以及"口苦小便赤""其脉微数"的阴虚内热之象。仲师以百合地黄汤为百合病主方，但因百合病为百脉合病，症状百出，故仍难应其变幻多端的临床见症；根据陆渊雷氏之见，认为百合病"其实是神经衰弱之一种"，故笔者临证治疗神经官能症患者，大多在百合地黄汤基础上，如兼汗多津伤、口渴者加用川贝，阴伤胃气上逆者加用代赭石，小便赤涩或低热者加滑石，虚烦不眠者加鸡子黄，临床可收满意效果。笔者 1968 年曾用百合地黄汤合百合滑石代赭汤治愈一胃肠神经官能症患者：陈某，女性，48 岁，农民，症见胃脘嘈杂 3 年，有灼痛感，嗳气，时肠鸣，干呕，纳少，心悸，眠不佳，身体消瘦，脉细数，舌红苔少。经服西药 1 月余未效，改服上述中药 2 剂而愈。

临证尚有根据证情标本缓急不同，而分别以救误治三方和百合地黄汤先后交替治之。如有资料报道先用百合鸡子汤 3 剂，后继服百合地黄汤 18 剂治愈 1 例肝硬化腹水并肝昏迷之验案。可见救误三方可作为百合病兼证加减方，此乃仲景"用药之法，全凭乎证，添一证则添一药，易一证亦易一药"的一贯思想。而仲景治百合病，多只以清灵平淡的二味药立方，且主药百合则一，各方药多仅一味之异，实用各方以随证加减之义。

3. 可合用诸方，以治"悉治其病"

百合病为心肺阴虚为主之患，由于心主血脉，肺主治节而朝百脉，由于心肺功能失常，百脉俱受累，影响人之整体，似乎无所不病，故仲景曰："百合病者，百脉一宗，悉致其病也。"因此，临床医家多合用救误治三方，甚则百合病所载的全部七方，以治"悉致其病"，往往收效更佳。如近人谭日强有验案以百合地黄汤、百合知母汤、百合滑石汤、瓜蒌牡蛎散合为一炉，治愈一妇人神经官能症。该患者曾遍尝西、中药而不效，连进上药 20 余剂，诸症悉平。可见"悉致其病"宜合用诸方以治之，临床就能应如桴鼓。

综前贤之经验和笔者的亲身体会，关于百合病的临床治疗，只要配合本病篇中的诸方，灵活运用救误治三方，临证对"悉致其病""诸药不能治"为特点的百合病，其施治自然就能左右逢源了。

（本文发表于《陕西中医函授》1988 年第 5 期）

九、尖锐湿疣的中医外治法研究进展

尖锐湿疣是最常见的性传播疾病（STD）之一。在我国，其发病率在STD 中仅次于淋病，且有日益增高的趋势。近十年来，中医外治法治疗尖锐湿疣的临床研究十分活跃，积累了丰富的临床经验。现综述如下。

1. 中药外治

（1）敷贴：崔氏用清疣散（雄黄、冰片、狼毒、硫黄各等分）、蒜泥、香油、调敷病损处，治疗 25 例尖锐湿疣患者，痊愈 16 例，有效 5 例，4 例无效。赵氏用苍术、黄柏、土槿皮、百部、白鲜皮、紫草、鸦胆子、生马钱子、雄黄、狼毒研末，凡士林调敷，每日 1 次。10 例患者，治疗 7 天，9 例痊愈，1 例好转。张氏用白胡椒、薄荷冰、五倍子研末敷局部，9 例患者全部治愈，治疗时间 10～30 天。阳氏用蛇床子、硼砂、川椒、血竭、蜈蚣、黄柏、雄黄、枯矾、轻粉、冰片研末，醋调敷患处，38 例女性患者经 5～15 天治疗，痊愈 32 例，有效 6 例。马氏用新鲜萝藦茎叶的液汁涂搽疣体，每日 1 次，59 例全部治愈。阎氏用补骨脂、丹参、白花蛇舌草、红花研末，75% 酒精 200mL 浸泡 1 周后取滤液，用时加 1/3 的 2% 普鲁卡因封闭疣体基部。然后用鸦胆子、五倍子、白矾、冰片、乌梅共研为泥，醋调外敷，治疗 36 例，治愈 32 例。王氏用疣灵搽剂（板蓝根、苦参、香附、木贼、露蜂房煎液 200mL，入陈醋 500mL），外涂病损，每日 3～5 次，43 例患者治愈 41 例。

（2）熏洗：周氏用由白花蛇舌草、土茯苓、苦参、香附、木贼、薏苡仁组成的解毒除湿汤煎汁熏洗，然后坐浴，每日 1 剂，治疗 32 例患者，痊愈 28 例，好转、无效各 2 例。蒯氏用马齿苋、板蓝根、白芷、桃仁、露蜂房、甘草、木贼、细辛煎水先熏后擦洗，经 3～15 次治疗，36 例全部治愈。高氏以黄柏、板蓝根、紫草、木贼、香附、薏苡仁、桃仁、红花、当归、川芎、牡蛎水煎熏洗，治疗 55 例，5～30 天后全部治愈。

（3）熏洗加敷贴：黄氏用鸦胆子仁碾碎，米酒调敷于疣上，2～3 日疣体脱落后，用鸦胆子、黄柏、苦参、公英、冰片煎水外洗，隔日 1 次，共 4～8 次，治疗 5 例患者，全部治愈。杨氏用苏叶、香附、木贼、蛇床子水煎熏洗坐浴，外搽平疣散（苍术、黄柏、月石、大黄、白蒺藜、木贼、青黛、冰片、苦参、白鲜皮）治疗 20 例肛门尖锐湿疣，其中 12 例治愈，8 例面积较大者配合电灼治愈。

（4）成药外涂：禹氏用中成药神油涂于病损处并稍加压，每日 2 次，治疗

6 例男性尖锐湿疣患者都在 7 天内治愈。廖氏以希露 V 号复方中药酊剂（内含鸦胆子、老鹳草、紫草、百部、鱼腥草、虎杖等药的提取物）外涂治疗 14 例尖锐湿疣患者，1 个月后痊愈 11 例，有效 2 例，1 例无效。姜氏用复方苦楝素涂剂治疗尖锐湿疣 12 例，痊愈 10 例，有效 2 例。杨氏用五妙水仙膏原汁点涂疣损，共治疗 6 例，均一次治愈。

2. 内外兼治

司氏辨证治疗 40 例。肝经湿热者用龙胆泻肝汤加减；热毒炽盛者用六味地黄汤合三黄汤加减；瘀血阻滞者用桃红四物汤加减；脾虚湿浊者用除湿胃苓汤加减。各型在内服同时应用熏洗方：狼毒、蒲公英、地肤子、透骨草、藤梨根、黄柏、明矾、冰片，结果：治愈 28 例，有效 10 例，2 例无效。施氏以板蓝根、大青叶、败酱草、薏苡仁、茵陈、白鲜皮、地肤子、紫草水煎内服，外用板蓝根、白鲜皮、枯矾、木贼、香附、鸦胆子煎水熏洗，40 例治愈 39 例，1 例加用冷冻治愈。叶氏用龙胆泻肝汤内服，明矾煎液湿敷治疗 102 例，7～20 天后痊愈 81 例，显效 14 例，好转 5 例，无效 2 例。邓氏用解毒祛疣汤（土茯苓、昆布、海藻、夏枯草、蚤休、炮山甲、赤芍、丹皮、木通、红花、白芥子、全蝎、蜈蚣）内服，合中药坐浴（土茯苓、地丁、白鲜皮、百部、大黄、苦参、贯众、黄柏、蛇床子、龙葵、枯矾），酌情选用 5-FU 乳剂、酞丁胺霜，治疗 13 例，12 例痊愈，1 例显效。雏氏用板蓝根、大青叶、金钱草、大黄煎水，一半内服，一半和药渣熏洗湿敷，治疗 28 例，痊愈 14 例，好转 12 例，无效 2 例。

3. 中西结合外治

于磊采用对照研究观察中药熏浴（苦参、豆根、木贼、桃仁、丹皮、重楼、莪术）、抗疣液疣根注射（地塞米松、聚肌胞）及中药熏浴加抗疣液注射三组的临床疗效。中西结合组 37 例，痊愈 33 例，有效 4 例，明显优于中药组和西药组。傅氏用改良无痛酚（晶体酚、冰片、升汞、无水乙醇、甘油、利多卡因）涂满皮损，至疣体变白为止，1 天后用中药（板蓝根、大青叶、艾叶、莪术、百部、苦参、白鲜皮等）煎水坐浴 15～20 分钟，每天 1 次，治疗 76 例均愈，随访 32 例，2 例复发，再用而愈。李氏用板蓝根、马齿苋、土茯苓、黄柏、蜂房、蜈蚣等药，每日 1 剂，第一、二煎口服，第三煎局部熏洗 20 分钟，干燥后用 2.5% 5-Fu 涂搽患处，治疗 44 例。2 周痊愈 38 例，显效 5 例，无效 1 例。李氏用 3% 硼酸液坐浴，30% 甲醛液涂及中药熏洗浴（白芷、菊花、大黄、黄芩、黄柏、蒲公英、金银花、苦参、蛇床子），17 例患者全部治愈且无复发。罗氏用 0.4g 吗啉胍碾粉调入 2mL 板蓝根注射液中外涂，日 3 次，治疗 23 例，用药 20 天，痊愈 18 例，好转 2 例，3 例无效。赵氏用金银花、黄芩、连翘为主药煎水坐浴配合外涂抗疣灵膏（主要成分为环胞苷）治疗女性尖锐湿疣 36 例，痊愈 28 例，优于单纯用抗疣灵组（37 例治愈 26 例）。朱氏用三种方法：抗疣灵外涂、中药坐浴（黄芩、金银花、板蓝根等）加抗疣灵外涂、双黄注射液静滴加抗疣灵外涂，分别治疗 37 例、46 例、30 例，治愈率分别为 70.3%、85.7%、93.3%。王氏采用复方马齿苋汤（马齿苋、芡实、黄柏等）水煎坐浴，同时用 2% 利多卡因、金霉素软膏局部点涂，治疗 12 例女性患者，其中 11 例痊愈，1 例好转。庞氏用马齿苋、板蓝根、大青叶、苍术、川椒等煎汤外洗，以 50% 三氯醋酸和 20% 福尔马林外涂治疗 126 例患者，其中痊愈 118 例，有效 6 例，无效 2 例。

4. 结语

尖锐湿疣发于阴器肌肤之表，且较为局限，故其治疗常以外治法为主，外治之法可使药物直达病所，力透肌肤。《理瀹骈文》说："外治之理，即内治之理；外治之药，即内治之药。"因此外治也要同内治一样进行辨证施治。综合十余年来的研究成果，尖锐湿疣的病机关键在于湿毒瘀血，治疗多从清热利湿解毒、活血化瘀着手，临床上已经取得了较为理想的疗效，极大地丰富了中医外治法。

目前存在的问题是大多数文献属于回顾性的临床疗效总结，缺乏严谨的临床设计，没有设立对照组，没有统一而严格的诊断标准和疗效判定标准，缺乏先进的检测指标。动物试验更是一个空缺。因而，未来的工作重点，就是通过系统严格的临床和试验研究，探索出一种疗效较为理想的中医药外治法，发挥中医在防治尖锐湿疣上的优势。

（本文发表于《海南医学》1995 年第 3 期）

十、林天东"补肾疏通法"治疗输尿管结石经验

林天东教授对输尿管结石有独到的临床辨治思路，善用"补肾"和"疏通"两法治疗，特别是在疏通法中重用海南当地黎药鸡矢藤，明显提高了排石率，降低肾绞痛，疗效显著。

1. 补肾为本

（1）补肾的理论来源：输尿管结石属于中医学"淋证""石淋"范畴，其病因病机与肾和膀胱最为密切。《素问·经脉别论》云："饮入于胃，游溢精气，上输于脾，脾气散精，上归于肺，通调水道，下输膀胱，水精四布，五经并行。"《素问·逆调论》云："肾者水脏，主津液。"说明肾通过对胃"游溢精气"，调控推动着脾、肺、三焦、小肠的功能，使它们稳定发挥津液输布的作用。另外，肾本身也直接参与水液的代谢，即由脏腑产生的浊液通过肺气肃降下输到膀胱，再经肾气的蒸化升腾，将其中清者重新吸收而参与全身代谢，将其浊者化为尿液排泄，这一升清降浊作用对整个水液代谢平衡协调有重要意义。而隋代巢元方在《诸病源候论·诸淋病候》中更是对淋证的病机作了高度概括，"诸淋者，由肾虚而膀胱热故也"，明确提出肾虚、膀胱热是淋证形成的主要病因，这也成为后世多数医家诊治淋证的主要依据。

（2）肾与膀胱同病：肾与膀胱因经脉的相互络属构成表里关系，生理上肾为主水之脏，膀胱为津液之腑，病理上若肾气虚弱，蒸化无力，水结膀胱，酿

成湿热，湿热蕴结，久蕴熬尿成石，使肾与膀胱气化无力而导致石淋，其病位在肾与膀胱。故石淋是肾与膀胱同病，为本虚（肾虚）标实（膀胱湿热）证。林天东治疗石淋在通利膀胱湿热的同时注重补肾，加强肾的气化蒸腾，促进水津四布而排石，药选核桃仁、九香虫、胡芦巴、淫羊藿、补骨脂等。

2. 疏通为用

（1）通利膀胱湿热为基本治疗：林天东认为，石淋是膀胱湿热的病理产物，结石内结，阻碍膀胱气化功能而致淋，故通利膀胱湿热为基本治法，药用广金钱草、石韦、海金沙、萹蓄、车前子等清热通淋排石。

（2）重用鸡矢藤为其通利治法的主要特色：林天东认为，因结石这一实质性病变存在，故治疗以促排结石为主要目的，其重用海南原产黎药鸡矢藤为这一特色的体现。鸡矢藤为茜草科植物鸡矢藤的全草或根，在海南民间常作止痛药使用，是海南民间的常用黎药。海南是我国鸡矢藤的主要分布地，药理研究表明其具有镇痛解痉、对抗乙酰胆碱的作用，可用于胆、肾、胃肠绞痛及手术后疼痛治疗。其有效成分为鸡矢藤环烯醚萜苷，有明显止痛作用，且连续用药无成瘾性。林天东在临床中观察到，除止痛作用外，鸡矢藤对输尿管结石有比较好的排石作用，能提高排石率，缩短排石时间，降低肾绞痛的发作。这与其解痉、对抗乙酰胆碱，进而松弛输尿管平滑肌、降低其张力的功能有关。并认为其松弛输尿管平滑肌的作用比传统通淋排石药更强，且作用时间短、药用安全性高，可大剂量用至 30～60g。

3. 辨病辨证相结合

（1）辨病治疗

①辨结石大小：林天东基于长期临床研究，以补肾通利结石为其治疗大法，排治结石，而结石的大小与排石有极大关系。他认为，一般横径＜4mm的结石大多数可通过多饮水（3000～3500mL）和跑步运动（每次大于半小时，每日2次）排出，横径＞8mm以上的结石需配合体外冲击波碎石

（ESWL）、微创输尿管镜取石或手术治疗，中医药最适合治疗横径＜8mm、长径＜10mm 的结石。对此范围内的结石治疗，多数患者均可服药排出结石。

②辨结石位置：输尿管在解剖上是一对长 25～30mm、横径约 5mm 的扁圆柱状管道，连接肾与膀胱，有 3 个生理狭窄，直径为 1～2mm，临床上将其分为三段，即上段（骶髂关节上缘以上）、中段（骶髂关节上下缘之间）及下段（骶髂关节下缘以下），临床上结石可停留在上、中、下三段。林天东认为，结石停留于输尿管阻滞气机，使尿管痉挛，膀胱气化不利而致淋，在治疗上常用鸡矢藤、延胡索、赤芍、葛根解挛拘，通利结石。输尿管结石无论上、中、下段均可用之，其中鸡矢藤重用，既可解痉止痛又可通利结石，与临床常用中药无配伍禁忌。而葛根含多种异黄酮、大豆黄素，有抗乙酰胆碱、解除内脏平滑肌痉挛作用。黎药鸡矢藤配葛根治疗输尿管结石为林天东治疗输尿管结石的一大特色。而临床上，输尿管下段结石靠近膀胱，影响膀胱气化，在清热通淋排石基础上选加沉香、乌药、川楝子理气导滞，中段结石选加川芎、川牛膝、枳实活血导滞，上段结石可选加赤芍、王不留行、皂角刺、丹参散瘀导滞，促使结石排出，这也是他辨证治疗的具体用药体现。

③辨肾积水：输尿管结石因梗阻输尿管，绝大部分患者可引起不同程度的肾积水，而积水梗阻可不同程度地影响肾功能。林天东教授认为，肾积水已提示梗阻上段肾内正向压力不足，不能推动结石下行，这可看作是肾虚的客观指标，并始终把补肾贯穿于整个输尿管结石治疗中。有报道称，温补肾阳能使肾内正向压力增加，推动结石下行。林天东认为肾积水在 10～25mm 为轻度，一般排出结石后积水即可消失，对肾功能影响不大，临床上补肾通利排石即可奏效。肾积水在 25～35mm 为中度，梗阻积水对肾功能有不同程度损害，对此类患者常重用温肾药，药可选用胡桃仁、九香虫、黄芪、白术、淫羊藿、补骨脂等，以激发肾之气化功能，升清降浊，排浊（石）于外。肾积水在 35mm 以上为重度，梗阻已对肾功能造成严重损害，且结石停留时间过久，与输尿管

粘连甚至已有肉芽组织与结石包裹，这类患者非药物所能奏效，主张用微创输尿管镜下碎石或取石，或开放性手术取石治疗。

（2）辨证治疗：林天东基于长期的临床实践，在"肾虚"而"膀胱湿热"的理论指导下，结合海南当地的黎药用药经验，以补肾疏通排石汤治疗输尿管结石：鸡屎藤 30～60g，葛根、海金沙、车前子各20g，胡桃仁、金钱草各30g，淫羊藿、石苇、萹蓄各15g，九香虫、甘草各10g。血尿者加小蓟、白茅根各15g凉血止血；疼痛甚者再加白芍、延胡索各15g缓急止痛；合并肾绞痛者配合西医抗炎、对症支持治疗；恶心者加法半夏15g，藿香10g和中止呕；腹胀者加苏梗、枳实各10g理气消胀；若合并感染，下焦湿热重者，暂去胡桃肉、九香虫、淫羊藿，加蒲公英、野菊花各15g清热解毒；纳差者加神曲15g，砂仁5g健胃消食。一般肾绞痛患者宜予抗炎、对症、支持治疗，恢复食欲后再给予中药治疗。患者用药期间鼓励其多运动、多喝水。排石后患者因通利排石、损伤气阴，故林天东主张滋补气阴，常用六味地黄汤加太子参、麦冬、天冬、五味子、枸杞子、白术等滋阴补气，调理善后。上方在辨证结合辨病基础上，灵活加减治疗，选择适宜的治疗病例，多数患者均能奏效排石。

4. 典型验案

李某，男，38岁，2007年7月6日因左中下腹牵引左腰部疼痛、尿频急、恶心1天就诊。患者自诉日前凌晨3点开始左中下腹疼痛、不适并伴血尿1次，疼痛可向左腰部反射，当时到急诊就诊。B超示左输尿管中段结石9mm×6mm大小，左肾积水20mm，因体外冲击波碎石B超无法定位而求治于林天东。症见左上腹隐痛，可向左腰部放射，腹闷胀不适，舌质淡红，苔薄黄腻，脉弦滑。血常规：WBC $9.8×10^9$/L，NEU 66%，NEU $6.4×10^9$/L。尿常规 BLD（++），PRO（-），WBC（+）。诊断为石淋（左输尿管结石并左肾积水），证属膀胱湿热下注、肾气不足，治以补肾通利排石。方药：胡桃仁、鸡矢藤、金钱草各30g，葛根20g，车前子、海金沙各20g，石韦、萹蓄、川牛膝、枳实各 15g，九香虫、淫羊藿、川芎、甘草各 10g。7 剂，每日 1 剂，复煎取汁 1000mL，分 2 次温服，并嘱咐患者多运动、多饮水。胡桃仁每次服 15g，直接嚼服。

二诊（7 月 13 日）：患者精神改善，疼痛已缓解，饮食正常，小便频急，小便时欲大便感，舌质淡红，苔腻薄，脉弦滑。B 超示左输尿管下段膀胱入口处结石 9mm×6mm 大小，左肾积水 16mm，血、尿常规正常，结合辨病治疗，故在前方基础上减川芎，加乌药、川楝子各 15g 理气导滞，促进结石排出，每日 1 剂，复煎，分 2 次温服，并嘱患者药后 40 分钟多运动、多喝水。

三诊（7 月 20 日）：患者于 7 月 18 日晚服药运动后排下 1 枚结石，约 8mm×6mm 大小，次日 B 超复查示双肾、输尿管、膀胱、前列腺未见异常，饮食、二便自调，微感腰酸、口干、乏力不适，舌质淡红，苔薄白，脉细数。此乃排石通淋后肾阴不足、津气虚弱之征，治宜滋阴补气，方药为六味地黄汤加味：熟地、茯苓、山药、太子参、麦冬、天冬、枸杞各 15g，山萸肉、泽泻、丹皮、白术、五味子各 10g。共 5 剂，每日 1 剂，复煎分 2 次温服。患者服 5 剂症状消失，疾患告愈。

5. 结语

林天东根据《诸病源候论·诸淋病》中"诸淋者，由肾虚而膀胱热故也"的病机概括，指出石淋是以肾虚为本、膀胱湿热为标，其病位在肾与膀胱，治以补肾和通利膀胱湿热，并根据多年的临床经验，在通利膀胱湿热的治疗中，重用海南当地黎药鸡矢藤，明显提高排石率，降低肾绞痛的发作。补肾舒通排石汤中，胡桃仁、淫羊藿温肾助阳；九香虫补肾、理气止痛，三药合用补肾壮阳，促进肾的气化功能，升清降浊（石）于外；金钱草、石韦、海金沙、车前子、萹蓄清热利水、通淋排石；鸡矢藤、葛根舒解输尿管挛拘、止痛排石。鸡矢藤本是海南当地散瘀止痛的黎药，林天东基于其能松弛输尿管平滑肌的药理作用，在治疗时重用其解痉排石，葛根助鸡矢藤解除输尿管挛拘，促进排石，诸药合用，共奏补肾解痉、通淋排石之功。

林天东在中医学辨证论治的前提下，注重对输尿管结石的辨病治疗，其体现在辨结石的大小、位置、肾积水方面，并始终贯穿于整个治疗过程中。就结石位置而言，体现在对输尿管上中下段不同位置、用药加减不同的辨病论治，充分体现了他辨证与辨病相结合的临床经验和辨证思路，其学术思想源于古而又不拘于古，结合现代药理大胆创新，疗效显著，这种临床诊疗思路是非常值得我们后学学习和借鉴的。

（本文发表于《中国中医基础医学杂志》2015 年第 1 期）

十一、林天东分期辨治慢性乙型肝炎经验

慢性乙型肝炎系因乙型肝炎病毒（HBV）持续感染所引起的肝脏慢性炎症性疾病，其病机错综复杂，病情极易反复，并有一定传染性，临床上较难治愈。慢性乙型肝炎属于中医学"胁痛""黄疸""积聚"等范畴。聂红明等从"伏邪学说"理论提出慢性乙型肝炎当从肾论治，并用补肾法取得满意的临床疗效。陈良金认为慢性乙型肝炎的病理基础可概括为郁、湿热、毒、痰、瘀、虚，病位在肝，涉及脾、肾二脏。陈华东等认为乙型肝炎急性期以湿热疫毒为主，热尤重于湿；慢性期则因失治、误治、久治不愈而致毒邪滞留，治疗以湿为主，以清热利湿为法。

林天东教授为第三批全国老中医药专家学术经验继承工作导师，享受国务院政府特殊津贴专家，海南省突出贡献优秀专家。林教授临证经验丰富，尤其擅长论治慢性乙型肝炎，他根据慢性乙型肝炎病情缠绵难愈的特点，总结出分期辨证施治的治疗方法，获得满意疗效，现将其经验介绍如下。

1. 慢性乙型肝炎各期论治的病因病机特点

林天东教授认为慢性乙型肝炎的发病为正气不足，感受湿热疫毒，或饮食不洁，或先天胎毒而致。病机特点为湿热羁留，肝胆不疏，脾胃受损，久病则

瘀血阻络。他强调乙型肝炎发病的内因为正气不足，外因为湿邪疫毒。体内正虚邪实并存，虚实夹杂，两者互为因果，影响疾病的发展、变化与转归。

林教授常指出慢性乙型肝炎病程大致可分为3个阶段：初期大多数乙型肝炎患者因湿热疫毒未清、迁延不愈，导致湿热毒邪困遏脾胃，损伤肝体，脾失健运之职，肝失疏泄之能，而为湿热气滞；中期湿热羁恋中焦，损伤肝脾气血生化之源，肝失所养，造成肝郁脾虚之证；后期则因脾土衰败，久病入络，瘀血内着而为积聚。因此，治疗慢性乙型肝炎需结合各期不同的病因病机特点辨证施治。

2. 慢性乙型肝炎的分期论治

（1）初期：多见于轻度慢性活动型和慢性迁延型肝炎患者。此期湿热毒邪未除，正气充足，正邪交争，辨证属湿热蕴结，肝气郁滞。临证常见纳差、乏力、身黄、目黄、小便黄，舌红苔黄腻，脉弦滑数。故辨证要点需抓住患者身目黄染及湿热的体征，治宜清热利湿、疏肝理气。林老常以茵陈蒿汤合四逆散加减：绵茵陈30g，栀子10g，大黄10g，柴胡10g，枳实10g，赤芍15g，炙甘草10g。若湿热明显可酌加白花蛇舌草、半边莲、半枝莲、鸡骨草、田基黄等清热利湿解毒之品。

林教授强调仲景制定茵陈蒿汤时明确指出其病机乃"瘀热在里"，而历代治疗湿热黄疸者皆以本方为基础加减化裁。茵陈为清热利湿退黄之要药，栀子引湿热从小便而出，大黄导湿热、瘀热由大便而下，三者合用，前后分消，给邪以出路。现代药理研究显示，茵陈蒿汤主要药理作用为促进胆红素代谢，抗肝细胞损伤，抑制肝细胞凋亡，抑制肝脏星状细胞（HSC）活化和胶原合成等，充分体现了经方配伍的严谨，经方作用的多环节、多途径等优势。

林教授指出慢性乙型肝炎患者性情多急躁，肝气疏泄太过，多横逆冲击于脾土，导致通过三焦达到四肢末梢的元气减少，故而出现"四逆"。他常引用张锡纯的理论："盖人之元气，根基于肾，萌芽于肝。"意即人生之元气虽然发源在肾，但萌芽在肝，其升腾布达全身，要靠肝气的升发疏泄，所以张锡纯才有"补肝气"一说。林教授指出用药如用兵，针对肝气疏泄太过不可一味讨伐，应当顺其疏泄之性情，设法分散横逆之肝气，四逆散恰有此功能。四逆散包含小柴胡汤及枳实芍药散之方义，彰显治疗肝病应取"辛、苦、酸、甘"味的鲜明特色。柴胡辛散升提，枳实苦降，芍药酸敛，炙甘草甘缓，四药合用共奏疏肝理气之功。林老在治疗慢性乙型肝炎初期，结合人体正气充足，抵抗力尚可的情况，提出在清热利湿的基础上应疏肝理气，而疏肝的目的在于疏散肝气的过亢、过盛，应做到疏肝而不伐肝。

（2）中期：多见于中度慢性活动型和慢性迁延型肝炎患者。此期毒邪困阻脾胃中焦，正气不足，脾失健运，肝失疏泄而出现肝郁脾虚、肝脾失和之证。临床常见纳呆食少，口苦、口淡无味，困倦乏力，腹胀午后明显，健忘失眠，两胁胀闷不适，大便溏烂，舌淡胖，边有齿印，苔薄白稍腻，脉弦细。故辨证要点即需重视患者纳差乏力、两胁胀闷的典型肝郁脾虚的症状，治宜疏肝理气、健脾运化。林老常用逍遥散、六君子汤加味：柴胡10g，当归10g，白芍15g，茯苓10g，白术10g，炙甘草10g，木香10g，吴茱萸10g，陈皮5g，法半夏10g，党参10g。若纳差明显，常加砂仁行气和胃，并加用扁豆、薏苡仁、山药等淡渗利湿健脾之品，强调在脾虚之时不可妄加消食之品。

林教授指出慢性乙型肝炎初期尚未合并血虚，发展至中期因气结郁久影响血行，造成血郁，加之肝气郁结，不能帮助脾胃运化，影响气血生化之源，进而导致血虚，故常见失眠健忘。肝藏血，主疏泄，体阴而用阳，即肝以阴血为本，而能调节一身之气机为用。因其体质血虚，故需用当归补血，因其"木不疏土"而致脾虚纳呆，故用白术、茯苓健脾，逍遥散当为对证之方药。陈丹丹等在研究逍遥散对"肝郁脾虚证之肝病"的干预作用时认为其药理机制可能与改善细胞膜通透性，促进肝细胞再生、合成蛋白及加快肝细胞修复有关，从药理学角度佐证了逍遥散对肝郁脾虚型慢性乙型肝炎的治疗作用。

（3）后期：多见于重度慢性活动型或慢性恢复期肝炎患者。此期毒邪久耗阴血，患者证属气阴两虚，络脉瘀阻，临床症见短气乏力、自汗、面色萎黄、口苦口干、心烦易怒、两胁隐痛，舌暗红苔少津，脉弦细弱。故辨证要点需把握患者气阴两虚及瘀血阻络的证候特点，治宜补气养阴、疏肝通络。林老常用旋覆花汤合一贯煎加减：沙参 10g，麦冬 15g，枸杞子 10g，旋覆花 10g，茜草 10g，当归 10g，桃仁 10g，柏子仁 10g，郁金 10g。若阴虚明显者可加用女贞子、墨旱莲；若气虚明显者可加用党参、五味子；若瘀血合并血热征象者可加用赤芍、牡丹皮。

林教授在治疗慢性乙型肝炎后期患者过程中常引用叶天士的观点"初病在经，久痛入络"。他指出慢性乙型肝炎属于中医"肝着"范畴，肝着之"着"字，乃附着之意，即络脉瘀阻时肝脏气血郁滞附着在肝经所循行的胸胁部位，故出现胸胁隐痛。若疏肝不效，要考虑络脉瘀阻。慢性乙型肝炎发展至后期，患者体质渐弱，瘀血亦久耗成干血，不可一味用虫类药活血化瘀，应当注重用叶氏辛润通络之法。林老喜用《金匮要略》中的旋覆花汤，因《神农本草经》谓旋覆花主治结气，胁下满。而新绛这味药是茜草汁染丝绸而成，具有润滑的特点。在慢性乙型肝炎病程后期，切不可大肆攻逐，犯下虚虚之戒，伤及人体正气，而瘀滞于细小络脉的干血未必能祛。故加用当归、柏子仁、桃仁等具有辛香行气、油润滑爽的药物先溶释干血，从而利于在气机的推动下祛除干血。

3. 病案举例

卓某，男，26 岁，2004 年 8 月 10 日因"间断右胁隐痛、纳呆、乏力 1 年余，加重半月"就诊。患者自诉约 1 年前无明显诱因出现右胁隐痛、乏力、纳呆等症状，在外院检查乙肝六项，结果提示"大三阳"。2004 年 8 月 8 日查肝功能：丙氨酸氨基转移酶（ALT）118U/L，天冬氨酸转氨酶（AST）136U/L，总胆红素（TBIL）25.04μmol/L。肝胆 B 超提示肝实质回声增强。就诊时症见右胁隐痛，乏力，纳呆，口淡无味，腹胀，失眠，大便溏烂、每日 2 行，舌淡边有齿印，苔薄白水滑，脉弦细。既往有慢性乙型肝炎病史多年，诊其为胁痛（慢性活动型乙型肝炎），证属肝郁脾虚证。治宜疏肝理气、健脾运化。具体方药如下：柴胡 10g，当归 15g，白芍 15g，党参 10g，白术 10g，茯苓 10g，甘草 10g，木香 10g，吴茱萸 10g，陈皮 5g，法半夏 10g。每日 1 剂，水煎服，共 7 剂。

二诊（8 月 17 日）：患者诉右胁隐痛缓解，乏力减轻，胃纳改善，但睡前心烦腹胀明显，影响睡眠，大便偏烂，舌淡苔薄白，脉弦细。患者症状减轻，但胃不和则卧不安，故守原方基础上加入栀子厚朴汤，每日 1 剂，水煎服，共 7 剂。

三诊（8 月 24 日）：患者诉右胁隐痛、乏力明显缓解，胃纳可，腹胀明显减轻，已无心烦，睡眠较前改善，大便成形、每日 1 次，舌淡苔薄白，脉弦细。患者症状明显改善，故治疗同前，去前方栀子厚朴汤。每日 1 剂，水煎服，共 7 剂。

2004 年 9 月 6 日复查肝功能：ALT 55U/L，AST 43U/L。症状基本消失，守方服用 7 剂，症状无反复。

按：患者不慎受毒邪侵犯，损伤肝体，肝失疏泄，脾失健运而成此病。治疗上以疏肝健脾为主，方选逍遥散加减。林老常解释逍遥散乃和解方，以养血为主，调气为先，是调和肝脾、培土疏木之主方，有和血解郁、疏达肝气之意。古人制方遵"木郁达之，以遂其生生之气"之意，是故治肝郁首要顺其条达之性，开其郁遏之气。肝之病必先实脾，并宜养肝血以健脾土，此方配伍精当，当归、白芍、柴胡治肝，包含和血养血解郁。当归、白芍养血以补肝之体，柴胡通心腹胃肠结气，芳香疏散，使木郁达之。茯苓、白术、炙甘草治脾，醒脾实脾。如此则肝木得脾土之培育而调节有度，脾土得肝木之疏泄则运化有常。林老特别强调肝气乘脾的根源并不在肝而在于脾，需抓住脾虚不运而寒湿内阻的主要病机，若脾虚明显可合用六君子汤加味。另外加入木香温中理气消胀以止痛，吴茱萸、白芍以温肝、柔肝。辛散与酸敛结合，以恢复肝气的正常疏泄。故林老常强调古人制方思虑入微，用心良苦，吾辈当发扬光大。

本例患者二诊出现心烦腹胀，影响睡眠，此属虚胀，正印仲景"心烦腹满，卧起不安者，栀子厚朴汤主之"之意，故合栀子厚朴汤。三诊心烦腹胀、睡眠改善后林老即去栀子厚朴汤，强调肝为元气萌芽之脏，易于伤损，要慎用开破之药，治疗肝病需时时注意顾护元气。

林老通过多年临证辨治慢性乙型肝炎，总结出其病因病机特点是正气不足，感受毒邪，初则湿热羁留、肝胆不疏，迁延不愈则脾胃受损，久病则瘀血阻络。他根据慢性乙型肝炎病程发展中各个阶段的不同特点、病情的变化、机体正邪盛衰的转化，将慢性乙型肝炎分为3个阶段辨证论治。即初期以清热利湿、疏肝理气为主，中期以疏肝理气、健脾运化为主，后期以补气养阴、疏肝通络为主。治疗过程中虽以疏肝贯穿始终，但强调重视养肝、护肝，切勿一味开破攻伐，其经验值得临床推广应用。

（本文发表于《广州中医药大学学报》2014 年第 2 期）

十二、林天东教授寒热并用黄连药对的经验

寒热并用是指将寒性中药与热性中药同用在一张方剂中，使之能够各自发挥性味功效，用于治疗寒热错杂证的一种常用配伍方法。该法起源于《黄帝内经》，《素问·至真要大论》曰："奇之不去则偶之，是谓重方。偶之不去，则反佐以取之，所谓寒热温凉，反从其病也。"方剂配伍首见于《伤寒杂病论》，金元及明清后世医家对此又有许多充实及创新。

林天东教授是全国老中医药专家学术经验继承工作导师，从医数十年，临床经验丰富，临证擅长寒热并用治法。他认为临床某些疾病的病机往往不是单一因素所主导，而是寒热虚实互见。病因的寒热双重性决定了处方之中寒性药物与热性药物并用的情况，可以利用药物的寒热偏性纠正人体病变的寒热偏

胜。此观点源于清代何梦瑶《医碥》所述："又有寒热并用者，因其人寒热之邪夹杂于内，不得不用寒热夹杂之剂，古人每多如此，昧者訾为杂乱，乃无识也。"他在寒热并用治法中运用黄连药对经验颇丰，临证加减运用于诸多病症，疗效满意。笔者有幸随林老学习，现将自己跟师学习寒热并用黄连药对的体会进行总结阐述，并与同道共享。

1. 黄连配干姜

干姜味辛、性温，入心、肺、脾、胃、肾经，功擅温中消食、燥湿化饮，为理中之佳品。《长沙药解》谓之："燥湿温中，行郁降浊，下冲逆，平咳嗽，提脱陷，止滑泄。"黄连为苦寒泻火、清热燥湿之药。两药并用，苦辛相合、寒热相协，为林老临证治疗胃痞、泄泻，如慢性胃炎、功能性胃肠病等中焦寒热错杂之证的常用药对。

林老常用"补土派"李东垣的观点作为黄连、干姜配伍运用的理论依据。李氏认为"内伤脾胃，百病由生"，他在《脾胃论》中说："相火与元气不两立，脾胃气虚，下流于肾，阴火得以乘其土位。"治疗则云："惟当以辛甘温之剂，补其中而升其阳，甘寒以泻其火则愈矣。"林老认为胃痞一证多演绎为寒热错杂者，盖因其病位在中焦脾胃，胃为阳明之腑，多热多实；脾为太阴之脏，多寒多虚。故脾胃功能失调则易导致亦寒亦热的病理改变。用药多为消痞丸加减：黄连、干姜、枳实、半夏、党参、白术、陈皮、砂仁、神曲、炙甘草等。

《兰室秘藏》所载枳实消痞丸实为典型的针对中焦寒热错杂之证的寒热并用之法。方中黄连苦寒降泄，清热燥湿；干姜辛热，温中散寒，二药合用辛开苦降、寒热并调，配合诸药，共奏通补阳明、降逆和中之功。

林老运用连姜药对治疗泄泻亦多见于寒热夹杂之证，他指出理中汤虽为治疗中焦脾胃虚寒泄泻的要方，但若脾胃虚寒兼夹湿热则当参入苦寒泄降之黄连，与辛温开通的干姜配用，寓开于泄，亦通亦降，且温且清，使非辛不开、非苦不降的中焦湿热之邪得以潜化,脾升胃降之功能得以斡旋,方能吻合寒热错杂的病机。他总结脾胃虚寒兼夹湿热的泄泻患者虽有一派中阳不足之象,但其所泄之物必为色黄臭秽。应用《张氏医通》之连理汤加减治疗方为对证:黄连、干姜、党参、苍术、茯苓、炙甘草、木香、砂仁等。若口干不欲饮加葛根;手足畏寒不温加补骨脂、山茱萸。

林老特别指出连姜药对的运用应当留意两者用量的轻重,如胃痞一证,重在寒热并调,恢复脾胃升降功能,两者用量宜轻灵,若量大则黄连有损中阳,干姜反助邪热。而泄泻之脾胃虚寒兼夹湿热者,辨证时需掌握以虚寒为主证,湿热为兼证,处方应重用温而轻用清,必调配得宜方能恰到好处。

2. 黄连配厚朴

厚朴味苦、辛,性温,入脾、胃、肺、大肠经,功擅行气降逆、燥湿除满、运脾宽中,合黄连清热、解毒、泻火、燥湿之效,共奏清热燥湿、开泄中焦之功。林老常用于临床见湿热留连中焦、阻滞肠胃导致泄泻、痢疾者,如溃疡性结肠炎等。他总结前人经验,指出连朴联用,当为久痢成积之证。用厚朴之辛散通导,黄连之苦泄清肠,祛除肠间浊垢,除积则久痢可瘥。临床常用厚朴、黄连、赤芍、阿胶、石榴皮、赤石脂、乌梅、茯苓、泽泻、炙甘草等。他非常认同叶天士《临证指南医案》中所说"痛利必有黏积",认为溃疡性结肠炎久痢是因肠中浊垢未除,当先祛积止泻,再考虑用温补之法。

林老临证擅长男科和妇科,在治疗阳痿、不孕属湿热壅遏中下焦者,也常用连朴药对以辛开苦降、调畅气机。他认为缘于湿热内蕴,导致宗筋弛纵,男子阳痿不起者亦有之。临证处以王氏连朴饮加味,功能泄降有余之湿火,湿热除则宗筋自复,阳痿则愈。妇女中有属木郁土壅,胃中湿热流注带脉、阻滞冲任,导致肾经失养,气血失调,任脉不通,不能按时盈溢而为不孕者。方用连朴饮加味以升清化湿,则血脉调,气机顺,冲脉盛,任脉通。概因妇人经水俱由脾胃所生,可疏其气血,令其调达,以致和平。

3. 黄连配吴茱萸

吴茱萸味辛苦、性大热，入脾、胃、肝、肾经，功擅疏肝解郁、温中下气、散寒止痛。与黄连合用，苦泄清热，辛通达郁，寒热并用，既能折肝火、降冲逆，又能止呕清肠。林老临证常用于肝气郁结化火所致吐酸，如胃食管反流病、胆汁反流性胃炎等。吐酸者常伴见胃脘痛、嗳气频作、急躁易怒、舌尖红苔黄、脉弦数等一派肝胃不和之象。林老临证常用左金丸以泄肝安胃，他认为气郁化火之证，但用苦寒之品既恐郁结不解，又怕折伤中阳，故少佐辛热之吴茱萸，一则疏肝解郁，以使肝气条达，郁结得开；二则反佐以制黄连之寒，使泻火而无凉遏之弊；三则取其下气之用，以和胃降逆；还可引领黄连入肝经，如此一味而功兼四用。若肝火伤阴，脘腹隐痛者，临证可加白芍以达清热柔肝止痛之效，为戊己丸之变通。他还强调吐酸证中还有寒湿阻滞者，可用反左金丸，方中吴茱萸用量大于黄连或倍于黄连，偏重吴茱萸之辛热，辛则开通气机，热可温中散寒、除水利湿，少佐黄连之苦降。左金丸与反左金丸虽然组方用药相同，且都可用治呕吐、吞酸等病证，但二者证型截然不同，左金丸主治肝火犯胃者，反左金丸主治肝寒犯胃者，这是方随证改、方证相关在临床运用的体现。

4. 黄连配肉桂

肉桂味辛甘、性热，入肝、肾、脾经，功擅补益肾阳、温营助气、通脉散寒。黄连泻心火，解热毒。两药参合，泻心温肾，调理阴阳。林老临证常用于心肾不交型失眠、遗精等病证。

林老分析心肾不交型失眠多因心阳亢奋，心肾不交则有入睡困难，临睡兴奋。若合有肝阳上亢，阴不敛阳，上扰心神则入睡易醒，醒后难入眠。临证常用交泰丸加珍珠母、灵磁石平肝潜阳安神，加茯神、夜交藤、合欢皮以养心安神，共奏交通心肾、潜阳安神之功。若合痰热上扰，心烦不寐，胆怯易惊，失眠多梦者，加用黄连温胆汤。交泰丸的创制，开辟了中医治疗失眠的新思路。

季氏统计了治疗失眠证方 183 首，其中 48 首有黄连出现，占总数的 26%，应用肉桂 32 次，占总数的 17%，而黄连与肉桂同时出现的则为 16 首，且大多出自交泰丸之后。方中黄连泻心火，肉桂入肾经以蒸动肾水，水升火降，水火既济则神安寐至。故韩懋谓之连、桂并用，能使心肾交于顷刻。

林老在治疗男科病时曾强调，凡属心阳与肾阴脏腑功能关系失调者，皆可予交泰丸加减。如血精之精囊炎、前列腺炎者，林老指出血精有因阴精亏损，房劳过度或素体肾阴不足，导致虚火扰动精室，迫血妄行，血随精溢者。用交泰丸合补肝肾阴之品，如生熟地、女贞子、墨旱莲、麦冬等，使阴精得填，虚火得降，心肾互交，血循常道则精液恢复正常。治疗遗精患者属心肾不交时，林老分析指出患者多为相火妄动，心火亢盛于上，肾阴亏乏于下，心肾不交，精关不固。可用交泰丸合知柏地黄丸泻南补北、治本清源，清火而无苦寒之弊，固肾而无凝滞之碍，水火相济则梦遗可止。

5. 体会

温习林老使用黄连药对的经验，意在临证使用寒热并用法时达到举一反三之效。针对病程迁延、病机复杂的病证，治疗应面面俱到，用药不要顾忌寒热混杂，重要的是要针对具体的病证、病机，有是证用是药，总以治法周密、处方严谨为目的，这也是林老临证用药的特点之一。寒热并用，并行不悖，各得其所，寒热两种药性并不相互抵消，相反取药性之反激逆，从而发挥更大的作用。寒热并用治法的运用，当须审察证情的寒热主次，决定热药与寒药的孰轻孰重，切忌本末倒置。无论从用药理论还是临床实践上讲，寒热并用是中医方剂配伍的重要法则，体现了中医辨证论治的独到之处，探讨和掌握寒热并用药对及其临床应用，对继承和发扬方剂配伍理论和用药经验有重要的临床意义。

（本文发表于《海南医学》2014 年第 23 期）

十三、林天东教授治疗内伤发热验案举隅

林天东教授是全国名老中医药专家，出身中医世家，幼承庭训，嗜好岐黄，尽得家传之秘，其治学严谨，不拘一格，方征博采，上溯《黄帝内经》《伤寒论》《金匮要略》，旁及《易经》和傅青主、秦伯未、邓铁涛、王琦等后世医家，临证善用经方，擅长于男科、妇科、老年病等杂症。笔者有幸侍诊于侧，现与读者分享林天东教授治疗内伤发热验案一则。

1. 病案简介

王某，女，43岁，海南省澄迈县金江镇农民，于2013年12月10日以"低热年余"前来就诊。

患者1年多前无明显原因出现体温升高，并伴有微恶风、鼻塞等症，无咳嗽咯痰，无咯血，无盗汗，无明显体重减轻，就诊于当地诊所，予抗感染治疗后未见好转（具体药物不详）。此后每日仍发热，夜间尤甚，体温波动于37.0～37.5℃，伴有五心烦热、盗汗，未予特殊处理。1个月前患者因发现闭经2个月，遂就诊于某三甲综合医院。查妊娠试验（－），排除妊娠，门诊拟"发热待查"收入院后行血常规、尿常规、便常规、C反应蛋白（CRP）、降钙素原、血沉、呼吸道病原学九项、结核抗体、血培养、抗核抗体、抗核抗体谱、抗中性粒细胞胞浆抗体（ANCA）、免疫五项、肿瘤标志物检测、胸腹CT等检验检查，均未见明显异常，后以"发热待查"而出院。刻下症：神志清楚，精神疲倦，夜间低热，体温37.2℃，五心烦热，盗汗，口干，闭经，乏力，纳可，眠差，小便可，大便干。既往月经规律，初潮年龄不详，末次月经为2013年9月8日，育2子1女，于2008年顺产最后一子，末次产育前经行5天，周期规律，经量正常，无血块。末次产育后周期仍规律，但经行3天，经量减少，无痛经史。查体：形体消瘦，全身皮肤无皮疹、斑块，全身浅表淋巴结无肿大，心肺腹均无明显异常，关节无肿大。舌暗红少津，中有裂纹，苔

少，脉细数。辨病：闭经。辨证：阴虚骨蒸夹瘀。治以滋阴清热祛瘀，方以秦艽鳖甲汤加减。

处方如下：秦艽 10g，鳖甲 15g（先煎 30 分钟），地骨皮 15g，银柴胡 10g，青蒿 10g（后下），当归 15g，知母 10g，乌梅 10g，红花 10g，桃仁 10g，酸枣仁 10g，柏子仁 10g。7 剂，每日 1 剂，水煎，早晚各 200mL。

2013 年 12 月 17 日二诊：大便已不干，余症同前，守上方去柏子仁，加葛根 10g。7 剂，每日 1 剂，水煎，早晚各 200mL。

2013 年 12 月 24 日三诊：诉已来月经，正值经期，量少色暗，仍有低热，守二诊方去桃仁、红花、酸枣仁。7 剂，每日 1 剂，水煎，早晚各 200mL。

2014 年 1 月 4 日四诊：诉无发热，无乏力感，守三诊方加茯苓 20g。

2. 案例分析

患者低热 1 年余，从病史及体温趋势判断，应属中医"内伤发热"范畴，林天东教授认为患病之本在于阴血亏少。患者末次产育后阴血亏耗，导致经量减少、经期缩短。"正气存内，邪不可干"，现阴血不足，正气虚弱，肌腠疏泄，抗病能力低下，不足以抵御邪气，且风为百病之长，故易感受外风，因素体阴虚，感邪后邪从热化，故低热、微恶风、鼻塞，应从滋阴与解表双方入手，若独滋阴而不发表则邪气不除，若但解表而不滋阴则邪易复炽，滋阴解表两端兼顾，方能鼓邪外出。然病家患病之初，给予抗生素治疗，一般认为抗生素之属与中药石膏、方剂白虎之类相似，同为清热之品，对气分证效果甚佳，至于本病，则阴未补、卫分之邪未解，两端均未涉及，故效果不佳。久病失治，病邪入里，阴精损伤愈甚，无以制约阳气，出现夜间低热、盗汗自干、形体消瘦、舌暗少津、中有裂纹、苔少、脉细数等一派阴虚内热之象；另"血尤舟也，津液水也，水津充沛，舟才能行"，现阴津耗损，不能载血，血行不畅，塞而成瘀，故出现闭经、舌暗等血瘀之象。故辨证为阴虚骨蒸夹瘀，治以滋阴清热祛瘀，方以秦艽鳖甲汤加减。秦艽鳖甲汤出自元代罗天益《卫生宝鉴》，全方养阴和泄热并用，并偏重于退热。林老认为本方中秦艽、柴胡、青蒿、地骨皮、乌梅用以泄热，鳖甲、当归、知母用以滋阴。"无风不作骨蒸"，风邪，阳气也，风可生热，而热亦可生风，二者互化，在表则表热，在里则里热，附骨则骨蒸潮热，久蒸则肌肉消瘦。秦艽"疗风，不问新久"，柴胡"除虚劳烦热，解散肌热"，二者驱风外出；青蒿"能引骨中之火，行于肌表"，乌药"能引诸药入骨而收其热"，地骨皮"能清骨中之热，泻火下行"，从外、内、下三个方向共奏清骨之效。"益水之源，以制阳光"，鳖甲、知母滋阴，当归和血，补益亏耗之阴血。林老认为阴虚日久致瘀，故出现闭经，加桃仁、红花以活血化瘀；在辨证基础上，注意改善患者次症，提高生活质量，如加柏子仁润肠通便，酸枣仁养心安神，葛根升津止渴；且遵患者的生理周期，在月经来潮时去桃仁、红花等化瘀药，防止血出太过，加重阴虚之证，去酸枣仁等酸涩之品，以防瘀血排出不尽，体现中医个性化治疗的特点；脾为气血生化之源，加茯苓益气健脾以善后，未病先防。

3. 临床启示

发热一症于临床常见，多见于感染性疾病、结缔组织病、免疫性疾病。但仍有大约 10% 的发热是不明原因的，原因不明则现代医学束手无策。中医对发热的治疗经验丰富，仍有可取之处。

（1）辨清内外：辨清发热的外感与内伤归属是本案辨治的基础。辨别外感和内伤通常从以下几方面进行鉴别：①病因病机。外感发热由感受外邪所致，卫阳被遏，营卫失和，正邪相争而起；内伤发热多因饮食、七情、劳倦所伤导致气血阴阳亏虚或气火瘀血痰郁，脏腑功能失调而成。②发热特征。外感发热多为高热，常见恶寒发热、寒热往来、壮热几种热型，内伤发热多为低热或自觉发热。③伴随症状。外感发热多伴有恶寒恶风、头身疼痛、鼻塞流涕、咳嗽、脉浮等表证；内伤发热多不恶寒，或畏寒，得衣物则温，头晕，神疲，自汗，盗汗，脉弱。

林天东教授强调内伤发热需注意与湿温病相鉴别。湿为阴邪，旺于阴分，故表现为午后身热；湿邪郁遏，其热难达于表故低热，津气难于上供故口干，所以常误认为阴虚发热，若治以芍、地、归等柔润阴药，则二阴相合，遂有固结不可解之势；另湿邪阻遏气机，阻于中焦则脾胃升降失常，脘闷少气，体沉乏力，常误认为气虚发热，若以补中益气汤等甘温除热，则气机郁滞愈甚，湿热更加不能宣化。

（2）厘别虚实：内伤发热分为虚、实两类，以虚证多见。虚证为气、血、阴、阳亏虚，治以补益气血阴阳；实证多为气火、瘀血、痰郁，治以行气、活血、化痰。分别虚实，以定补泻。对虚实夹杂者，应分清主次，适当兼顾，正如本病案以阴虚发热为主，兼夹瘀血发热，治疗在透热补阴的基础上适当活血疗效益佳。

（3）调理脾胃：脾为后天之本、气血生化之源，脾的功能强弱与否是疾病向愈的关键。然内伤低热，耗气伤津，脾胃已弱，误用苦寒，伤脾败胃，影响疾病转归，对于内伤久病之体，适当加用健脾药，多有裨益。

（本文发表于《海南医学》2016 年第 4 期）

十四、易黄汤结合辨证加味治疗慢性前列腺炎690例临床报告

慢性前列腺炎是男性病患者的多发病、常见病，在男性病中占有极其重要的位置。由于临床表现复杂、病程迁延，大多伴有神经衰弱症状，治疗较难，给患者带来难以忍受的痛苦，而且它还是造成男性不育、性功能障碍的重要原因之一。西医至今仍未找到理想的治疗方法。笔者采用《傅青主女科》治黄带下方——易黄汤结合辨证加味治疗慢性前列腺炎 690 例，临床应用 7 年，疗效满意，总有效率 96.8%，治愈率 66.2%，现报告如下：

1. 临床资料

（1）一般资料：690 例均为男科门诊患者，其中年龄在 20 ～ 40 岁 406 例，

41～60岁274例，60岁以上者10例；未婚211例，已婚479例：病程2～6个月234例，7～12个月405例，13个月以上51例。

（2）诊断标准：①临床表现：大小便末尿道口有乳白色分泌物排出，尿意不尽及尿道口有黏液或黏丝，会阴及肛门等部位有不同程度的疼痛和坠胀感，引及睾丸、少腹和腰部疼痛，全身症状有神经衰弱或阳痿、早泄、遗精、射精痛、不育等性功能及生育功能障碍。②肛门指诊：前列腺液实验检查：前列腺体增大、压痛、质地变硬、表面光滑、中央沟变浅或消失。③前列腺液实验检查：卵磷脂小体减少或消失，白细胞数＞10个或脓细胞每高倍视野"+"以上。上述症状不必皆具备，只要大小便末尿道口有滴白现象，前列腺体和前列腺液有上述异常改变者便可确诊。

2. 治疗方法

以上病例均以易黄汤为治疗专方，药用：怀山药15g，芡实15g，黄柏10g，车前子10g，白果10枚。结合辨证加味，会阴、睾丸及少腹痛甚者加川楝子10g，荔枝核10g，橘核10g，乌药10g，会阴部刺痛加急性子5g，延胡索10g；会阴坠胀感，腰痛酸软加北芪20g，菟丝子10g；少腹胀加莱菔子10g，槟榔10g，甚则加服西沙必利片5mg，每日3次；尿道口流黏液或黏丝较多者加萆薢10g，石菖蒲10g；情绪低沉、顾虑重重、眠差等神经衰弱见症者加枣仁15g，远志5g，石菖蒲10g，龙骨20g，牡蛎20g；射精后痛加甘草10g，灯心草2扎；血精加小蓟10g，藕节10g，茅根10g，仙鹤草15g；遗精、早泄加服金锁固精丸6g，日服3次；性功能减弱，功能性阳痿加服自拟振痿胶囊（柴胡、白芍、甘草、枳壳、蜈蚣、蜂房、蛇床子、海马等组成）口服4例，日服3次。服法：将上药水煎服，渣复煎，早晚分服，日服1剂。2周为1个疗程。

3. 治疗结果

（1）治疗前后临床症状对比（表11-2）

表 11-2　治疗前后临床症状对比

症状	治疗前例数（n）	治疗后缓解例数（n）	有效率（%）
大小便末尿道口有乳白色分泌物	646	642	99.4
尿意不尽	340	334	98.2
会阴、肛门疼痛	400	300	75.0
睾丸疼痛	160	147	91.9
肛门胀坠感	350	345	98.6
少腹胀	340	250	73.5
射精后痛	90	80	88.9
血精	10	10	100.0
功能性阳痿	120	108	90.0
遗精	200	200	100.0
早泄	300	250	83.3
眠差、情绪低沉、顾虑重重	210	126	60.0

（2）疗效与病程关系（表 11-3）。

表 11-3　疗效与病程的关系

病程	例数	治愈（n）	显效（n）	好转（n）	无效（n）	总有效率（%）
2～6个月	234	45	84	103	2	99.0
7～12个月	405	30	120	245	10	97.5
13个月以上	51	8	10	30	3	93.9

从表中可看出本治法对病程短者优于病程长者。

（3）总体疗效分析

痊愈：临床症状消失，直肠指诊：前列腺肿大消失、无压痛、中央沟恢复正常，前列腺液检查：每高倍视野白细胞数低于 10 个、脓细胞消失、卵磷脂小体恢复正常基数。其中最短治愈时间为 1 个疗程，最长治愈时间为 4 个疗程。

显效：临床症状基本消失，或明显减轻，前列腺液常规检查接近正常，前列腺无明显触痛，B超检查示前列腺较治疗前明显缩小、回声尚均匀。

好转：自觉症状消失或显著减轻，直肠指诊。前列腺肿大基本消失、无压痛或仅有轻微压痛，前列腺液常规检查：白细胞数较前明显减少，卵磷脂小体随之增加或基本恢复正常。

无效：服药20剂以上，症状无明显改善，直肠指诊及前列腺液无变化。

结果：治愈者457例，治愈率为66.2%；显效170例，占24.6%；好转41例，占5.9%；无效22例，占3.2%。

4. 讨论

慢性前列腺炎，徐福松认为似与中医的"精浊"相类。病程较长，多成本虚标实之证，肾虚是本，湿热是标，也是发病之端。多因肾亏于下，封藏失职，且相火偏旺，湿热偏盛，扰乱精室，清浊混淆，精离其位，而成精浊，临床表现为虚实夹杂，以肾虚兼湿热者为多，故笔者经30年有余的临床实践筛选具有补肾清热、祛湿止带之功用的易黄汤，结合辨证加味治疗本病，方中重用山药、芡实补脾益肾，固涩肾精为主药；白果收涩止精兼除湿热为臣药；用少量黄柏苦寒入肾、清热燥湿，车前子甘寒、清热利湿为佐药。诸药合用，重在补涩，辅以清利，使肾虚得复，热清湿祛，精浊自愈。

易黄汤为傅青主用以治黄带之方，傅氏说："夫黄带乃任脉之湿热也。"而任脉起于中极之下会阴部，张介宾《类经》注"中极之下，即胞宫之所"，为男子贮藏精气、女子维系胞宫之处，而中极之下亦为男子前列腺之居，可见前列腺所居处乃任脉所起之始，湿热又是精浊发病之端，因此精浊亦为任脉之湿热所致，可见男子之湿热精浊和女子之湿热带下相类，是同因异果；用治黄带之易黄汤治精浊，方证如一，故能取效。

（本文发表于《男科医学杂志》1997年第3期）

十五、应用林天东教授经验方振痿汤治疗阳痿临床研究

林天东教授乃全国第三批老中医药专家学术经验继承工作指导老师，也是全国著名的中医男科专家，在治疗男科病方面具有丰富的临床经验，且疗效显著，余随师临诊，每睹其验。恩师常用自拟"振痿汤"治疗阳痿（勃起功能障碍，简称 ED），获效颇佳。为了系统地观察其疗效，于 2003 年 6 月至 2004 年 3 月对该方进行了前瞻性的临床试验研究，现将结果报告如下。

1. 资料与方法

（1）病例选择

1）诊断标准：性交时阴茎不能勃起或勃起不坚，不能进入阴道；或虽能进入，却不能持久，以致有 75% 以上的机会不能完成正常性交。

2）中医辨证标准：肾阳不足、肝郁血瘀证：具备下列主症二项、次症二项及舌脉者。

主症：阳事不举，或举而不坚，或坚而不久；腰膝酸软；畏寒肢冷。次症：精神郁闷或萎靡，面色㿠白，夜尿频数，性欲减退，精液清冷，胸胁胀闷，舌淡或暗有瘀斑，苔白，脉沉细或弦、涩。

3）纳入标准：①符合上述诊断标准和中医辨证标准；②病程在 3 个月以上；③年龄在 20 ~ 70 岁；④有固定性伴侣；⑤勃起功能障碍国际指数问卷评分（IIEF-5）≤ 21 分。

4）排除标准：①年龄在 20 岁以下，或 70 岁以上；②分居或配偶有严重疾病不宜性生活者；③酗酒、吸毒或有其他药物依赖者；④有严重的心血管、肝脏、呼吸及造血系统疾病，精神病患者；⑤近 10 天内已使用其他方法治疗阳痿者。

（2）一般资料：按标准选择 80 例性功能障碍患者，均为 2003 年 6 月至 2004 年 3 月间门诊收治的患者，年龄最小者 26 岁，最大者 68 岁，平均 46 岁；

病程短者 6 个月，长者 5 年。随机分为振痿汤治疗组和男宝胶囊对照组，两组各 40 例。t 检验结果表明，两组患者在年龄、病程、病情程度、IIEF-5 评分及中医证候积分上的差异均无显著性意义（$P > 0.05$）。说明组间均衡性较好，治疗前具有可比性。

（3）治疗方法

治疗组：中药复方振痿汤（组成：淫羊藿 15g，仙茅 10g，巴戟天 15g，肉苁蓉 15g，阳起石 10g，锁阳 10g，海马 1 条，蚕蛾公 6g，柴胡 10g，赤芍 15g，枳壳 10g，蛇床子 10g，蜈蚣 1 条，蜂房 10g，川牛膝 10g，丹参 10g），日 1 剂，水煎分 2 次温服，21 天为 1 个疗程。

对照组：口服男宝胶囊，每次 2 粒，每日 3 次，21 天为 1 个疗程。

（4）临床疗效观察指标：①中医证候评分：主症、次症按由轻到重（无、轻、中、重）四级分别评为 0、2、4、6 分和 0、1、2、3 分，其中舌脉不参与评分。②勃起功能障碍国际指数问卷评分（IIEF-5）：由患者回答关于勃起功能问卷上的 5 个问题得出总分，若 IIEF-5 ≤ 21 分则为 ED 患者，分值越低病情越重：轻度 12 ～ 21 分，中度 8 ～ 11 分，重度 5 ～ 7 分。评分表略。

（5）疗效判定标准

西医疗效标准：①近期治愈：主症消失，IIEF-5 > 21 分；②显效：主症基本消失，IIEF-5 评分跃升 2 级；③有效：主症改善，IIEF-5 评分跃升 1 级；④无效：主症无明显变化，IIEF-5 评分未升级。

中医证候疗效标准：①临床痊愈：中医临床症状、体征消失或基本消失，证候积分减少 ≥ 90%。②显效：中医临床症状、体征明显改善，70% ≤证候积分减少 < 90%。③有效：中医临床症状、体征均有好转，30% ≤证候积分减少 < 70%。④无效：中医临床症状、体征均无好转，甚或加重，证候积分减少 < 30%。

（6）统计学方法计量资料两均数间的比较用 t 检验；等级计数资料两者比

较用 *Radit* 检验。

2. 结果

（1）两组间临床（IIEF-5）疗效比较（表 11-4）

表 11-4 两组间临床（IIEF-5）疗效比较［ *n*（%）］

n	近期	治愈	显效	有效	无效	总有效率（%）
治疗组	40	15（37.5）	10（25.0）	14（35.0）	1（2.5）	97.5
对照组	40	6（15.0）	8（20.0）	21（52.5）	5（12.5）	87.5

Ridit 分析结果表明，治疗组与对照组疗效差异有显著性意义（ *P* < 0.01），提示振痿汤治疗 ED 的疗效优于男宝胶囊。

（2）两组中医证候疗效比较（表 11-5）

表 11-5 两组中医证候疗效比较［ *n*（%）］

n	临床	痊愈	显效	有效	无效	总有效率（%）
治疗组	40	10（25.0）	16（40.0）	12（30.0）	2（5.0）	95.0
对照组	40	5（12.5）	8（20.0）	17（17.5）	9（22.5）	77.5

Ridit 分析结果表明，治疗组与对照组在改善中医证候方面的疗效差异有显著性意义（ *P* < 0.01），提示振痿汤在改善 ED 患者的中医证候方面的疗效优于男宝胶囊。

（3）两组间治疗后 IIEF-5 增加分及中医证候减少分的比较（表 11-6）

表 11-6 两组间治疗后 IIEF-5 增加分及中医证候减少分的比较（ $\bar{x}\pm s$ ）

	n	IIEF-5 增加分	中医证候减少分
治疗组	40	7.43 ± 3.15	6.10 ± 3.42
对照组	40	4.61 ± 2.37	3.22 ± 2.48
P		< 0.01	< 0.01

两组间治疗后 IIEF-5 增加分及中医证候减少分的比较，差异均有显著性意义（$P < 0.01$）。

3. 讨论

阳痿即勃起功能障碍（ED）是男科常见病之一，尤其在中老年男子中发病率极高。在美国有调查表明，40～70 岁男性的 ED 发病率为 52%；我国有研究报告，40 岁以上城市男性 ED 发病率更高达 73.1%。中医学认为，阳痿之病以虚证居多，但亦有实证者。虚证多因房劳过度伤精、思虑忧郁伤脾、悲哀惊恐伤肾及先天禀赋不足等所致，证型有命门火衰、肾阴亏虚、心脾两虚等；实证多由六淫内侵、饮食不节、情志不舒、跌仆损伤等所致，证型有湿热下注、肝气郁结、瘀血阻滞、寒凝肝脉、痰湿阻络等。而在临床上，又多表现为虚中夹实或实中夹虚之证，单纯虚证或实证者较少。在治疗上，温肾壮阳法仍最为常用，但亦必须因证施治，方可获功。

恩师林天东教授认为，阳痿之病，临床表现每每虚实夹杂，且多为虚中夹实。虚乃肾阳亏虚（命门火衰），实则为气郁（肝气郁结）、血瘀。肾阳亏虚兼夹气郁血瘀为临床最常见之证型，居阳痿患者的十之八九。故恩师从补肾壮阳，疏肝活血立法经长期摸索，创拟治疗阳痿之验方振痿汤。方用淫羊藿、仙茅温肾壮阳为君药；巴戟天、肉苁蓉、阳起石、锁阳、蛇床子、海马、蚕蛾公补肾助阳为臣药；柴胡、枳壳疏肝理气，川牛膝、赤芍、丹参活血化瘀并能引血下行，六药为佐；蜈蚣、蜂房疏通经络为使。诸药合用，共成补肾壮阳、疏肝活血通络之剂。

本试验结果显示，按 IIEF-5 评分判定疗效，治疗组 40 例患者近期治愈 15 例（37.5%），显效 10 例（25.0%），有效 14 例（35.0%），无效 1 例（2.5%），总有效率 97.5%；对照组 40 例患者近期治愈 6 例（15.0%），显效 8 例（20.0%），有效 21 例（52.5%），无效 5 例（12.5%），总有效率 87.5%。两组差异有显著性意义（$P < 0.01$）。按中医证候积分评判，治疗组显效率

65.0%，有效率 95.0%；对照组显效率 32.5%，有效率 77.5%。治疗组与对照组在改善中医证候方面的疗效差异有显著性意义（ $P < 0.01$ ）。提示振痿汤治疗肾阳不足、肝郁血瘀证阳痿具有较好的临床疗效并优于对照药男宝胶囊。

（本文发表于《中医药通报》2005 年第 5 期）

附录一　林天东主要学术著作汇录

　　林天东教授主编《黎族医药概论》《海南黎药》《实用肿瘤病临床手册》《中风脑病诊疗全书》《糖尿病诊疗全书》《康复科诊疗全书》《黎族常用草药图本》《兴奋剂、毒药、性药》《国际中西医结合学术论文集》《老年医学新进展》等，参与编写《内分泌病诊疗全书》《世界医药学术社团大全·中国卷》《21世纪教师健康手册》《中西比较医学史》《亲献民间验方与特色疗法》《伤寒论思维与辨析》《中国医药文化遗产考论》《唯象中医精粹》等多部著作，详情请扫描二维码。

附录一

附录二　个人荣誉汇录

　　详情请扫描二维码。

附录二

附录三　林天东传承人谱系（部分）

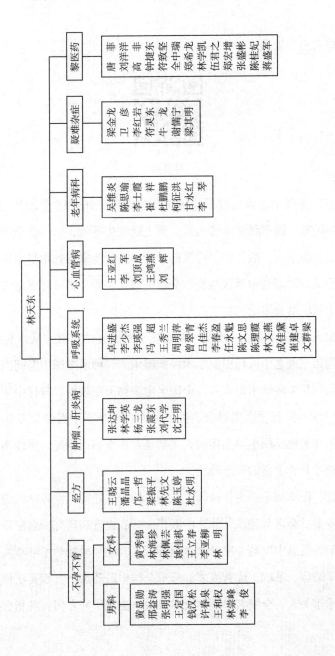

林天东

黎医药
唐菲
刘洋洋
高捷东
钟致坚
符致坚
全中瑞
郑希龙
林学凯
伍君之
郑岌增
张桂妃
陈盛彬
蒋盛军

疑难杂症
梁金龙
卫彦
李红岩
符灵东
牛龙
谢端宁
梁其明

老年病科
吴维炎
陈思瑜
李士霞
崔祥
杜鹏鹏
柯征洪
甘永红
李琴

心血管病
王亚红
李军
刘顶成
王鸿燕
刘辉

呼吸系统
卓进盛
李少杰
李瑛强
冯超
王秀兰
周明泽
曾翠青
吕佳杰
李春盈
任永魁
陈文思
陈理霞
林文燕
成佳黛
崔建草
文群梁

肿瘤、肝炎病
张达坤
林学英
杨三龙
张震东
刘代学
沈宇明

经方
王晓云
潘晶晶
邝一哲
梁振平
林先文
陈玉婷
杜永明

不孕不育 — 女科
黄秀馆
林海珍
林佩芸
姚佳祺
王立春
李亚柳
林明

不孕不育 — 男科
黄显勋
邢益涛
张明强
王定国
钱汉松
许春泉
王和权
林崇峰
李俊

附录四 林天东传承人简介（部分）

注：排名不分先后

附录四

卓进盛，主任中医师、教授。1990 年毕业于广州中医药大学，现任海南省中医院副院长、肺病科学术带头人，硕士研究生导师，第三批全国老中医药专家学术经验继承人，兼任中华中医药学会肺病分会常委，中华中医药学会内科委员会委员，海南省中西医结合学会常务理事等职。擅长呼吸系统疾病、急危重症的中西医结合诊治。

黄显勋，主任中医师，教授。现就职于海南省中医院，从事男科临床医疗。为全国第三批老中医药专家学术经验继承人，师承全国中医药杰出贡献奖获得者、黎医药学科学术带头人、全国名中医林天东教授。曾任中华中医药学会理事，中华中医药学会男科分会委员，中国性学会中医性学专业委员会委员。擅长治疗男性泌尿生殖系疾病，尤其是对慢性前列腺炎、男性不育、性功能障碍的治疗具有丰富的临床经验。

王亚红，医学博士，主任医师，教授、博士生导师。世界中医药学会联合会温病专业委员会常务理事，北京中医药大学心血管病研究所名家研究室负责人，国家第四批老中医药专家学术经验继承人郭维琴教授学术继承人，第四批全国中医（临床、基础）优秀人才，师承全国中医药杰出贡献奖获得者、黎医药学科学术带头人、全国名中医林天东教授。主攻研究方向：高脂血症与动脉粥样硬化的临床与实验。重点研究领域：中西医结合冠心病支架置入术后心脏康复。

李军，主任医师，硕士生导师，昆明市中医医院心血管内分泌科副主任，第四批全国中医临床优秀人才，美国内分泌学会会员，中华中医药学会糖尿病分会常委，中国民族医药学会内分泌分会常务理事，世界中医药学会联合会糖尿病专委会理事，中国中西医结合学会内分泌专委会青年委员，中国医师协会中西医结合医师内分泌专委会委员。云南省中医药学会中医糖尿病专委会常务副主任委员，云南省中西医结合学会内分泌专委会副主任委员、甲状腺专委会副主任委员，云南省医师协会内分泌医师分会常委。

林海珍，硕士研究生，中医师，于1998年1月师从全国老中医药专家学术经验继承工作指导老师林天东，跟师学习中医经方临床诊疗经验，曾为海南省中医院医师，现任海南省卫生健康委员会科教处副调研员。

李少杰，主任医师。毕业于广州医学院，硕士生导师，现为南方医科大学附属珠海医院、广东省珠海市中西医结合医院副院长。从事呼吸疾病诊疗工作20余年，擅长呼吸系统疾病的诊治。

卫彦，主任医师，珠海市中西医结合医院针灸科、治未病科主任。从事针灸中医临床、教学、科研工作。擅长用针药结合的手段预防和治疗脑脊髓神经病、各种内科疾病及疑难杂症。尤其在针灸治疗中风病及其后遗症、真假性延髓麻痹、脊髓损伤、脊髓炎、面瘫、三叉神经痛、颈椎病、腰椎间盘突出、头痛、眩晕、失眠、抑郁症、痤疮、单纯性肥胖症等神经系统病变方面，疗效甚佳。

冯超，男，副主任中医师，就职于海南省中医院肺病科，从事临床、教学及科研工作10余年，对肺部危重症、肺部肿瘤及支气管镜诊疗有一定经验，师承全国中医药杰出贡献奖获得者、黎医药学科学术带头人、全国名中医林天东教授，以及全国名老中医药专家杨华教授，并顺利出师。参与海南省卫生厅课题 1 项，参与出版专著 1 部，在国内期刊发表论文 4 篇。

周明萍，副主任中医师。1998 年毕业于浙江中医学院（现浙江中医药大学），后在海南省中医院工作至今。2008 年于广州中医药大学就读研究生，2011 年至广州呼吸病研究所重症监护室进修学习。擅长治疗呼吸系统疾病。

王秀兰，医学硕士，副主任医师、副教授，2007 年毕业于天津中医药大学，师承《内经》大家王玉兴教授、全国名中医林天东教授，主研肺病证型源流，精于肺病脏腑辨证。现就职于海南省中医院肺病科。

张达坤，医学博士，副主任医师，就读于北京中医药大学及广州中医药大学，现就职于海南省中医院脾胃肝病科，主要从事中西医结合治疗消化系疾病的研究。早年拜师于全国老中医药专家学术经验继承工作指导老师林天东教授，学习中医药理论，并应用于指导个人实际工作。

王晓云，主任医师。海南省中医药学会经方专业委员会副主任委员兼学术秘书，海南省中西医结合学会泌尿外科专业委员会常委。从事中西医结合内科临床工作 30 年，师从南京中医药大学黄煌教授，全国第二批老中医药专家学术经验继承工作指导老师、山西名老中医畅达教授，全国中医药杰出贡献奖获得者、黎医药学科学术带头人、全国名中医林天东教授。立足临床，重视经典，善于内科心脑血管、呼吸、消化、肝胆泌尿结石、亚健康等的治疗。

姚佳祺，从事中医不育不孕临床 20 年，立足临床，重视经典，善用经方，师承全国中医药杰出贡献奖获得者、黎医药学科学术带头人、全国名中医林天东教授，研究不育不孕、男科、妇科病的中医治疗；擅于诊治盆腔炎、附件炎、子宫功能性出血、月经不调、带下病、输卵管堵塞、子宫内膜异位症、子宫内膜炎、子宫肌瘤、乳腺疾病、内分泌失调、甲状腺疾病、人工荨麻疹、三叉神经痛、更年期综合征。

唐菲，副研究员。长期从事南药、黎药的研究与开发。2000 年以来，重点进行黎族医药抢救性发掘与资源开发，其间多次走访海南省各地黎族草医和药工，从民族医药学角度将收集的资料整理成册，愿能对黎族医药起到抛砖引玉的作用；同年拜师全国名中医、中国黎医药学会会长林天东教授，主编《海南黎药》共四部。

刘洋洋，博士，副研究员，北京协和医学院中药学硕导。现就职于中国医学科学院、北京协和医学院药用植物研究所海南分所，主要从事南药、黎药的品质评价、质量标准和院内制剂研究。2015年9月被国家中医药管理局选拔为全国中药特色技术传承人，师从全国中医药杰出贡献奖获得者、黎医药学科学术带头人、全国名中医林天东教授，学习中医药理论、黎医药及其实践技术。

郑希龙，博士，副研究员，硕士生导师。2010年毕业于中国科学院华南植物园。主要从事南药、黎药资源分类及鉴别研究。

高非，博士，副研究员。现就职于中国热带农业科学院热带作物品种资源研究所，硕士生导师，有机化学博士，新加坡国立大学博士后。主要从事南药化学成分分析与天然产物活性筛选。师从全国中医药杰出贡献奖获得者、黎医药学科学术带头人、全国名中医林天东教授，继承和学习黎医黎药及其实践技术，并应用于实际科研工作中。

全中瑞，主管中药师，制药工程师。国家南药开发基地项目主持人，海南黎族医药联盟创始人，海南国瑞堂中药制药有限公司负责人。长期从事海南民族医药文化整理保护，海南南药资源的利用及品质评价和质量标准研究工作，师从全国中医药杰出贡献奖获得者、黎医药学科学术带头人、全国名中医林天东教授，学习传统中医理论、黎医黎药及实践技术，用于指导新药的开发研究工作。参与多种海南南药、海洋药物、海南黎药地方标准的研究和制定工作。

邢益涛，住院医师，硕士研究生，毕业于云南中医药大学，导师系云南省名中医秦国政教授，师从全国中医药杰出贡献奖获得者、黎医药学科学术带头人、全国名中医林天东教授，主要从事泌尿外科、男科临床，擅长运用经方、时方诊治不孕不育、慢性前列腺炎、阳痿早泄、肾结石、输尿管结石、月经不调、多囊卵巢综合征、子宫肌瘤、痤疮、梅尼埃综合征。

林学英，住院医师，硕士研究生，毕业于湖南中医药大学，师从湖南省肿瘤医院王云启教授及全国名中医林天东教授，爱好中医，推崇经方，主要从事中西医结合防治肿瘤研究，擅长运用中西医诊治肺癌、乳腺癌、胃肠癌、肝癌等。

张明强，住院医师，医学硕士，毕业于云南中医药大学，导师系云南省名中医秦国政教授。现师从全国中医药杰出贡献奖获得者、黎医药学科学术带头人、全国名中医林天东教授研究中医男科、不孕不育，主要从事男科专业，擅长诊治不孕不育、慢性前列腺炎、阳痿早泄、肾结石、输尿管结石、月经不调、多囊卵巢综合征等。

王定国，住院医师，在读硕士研究生，本科毕业于海南医学院，现就读于云南中医药大学中医外科学专业，导师系秦国政教授。师从全国中医药杰出贡献奖获得者、黎医药学科学术带头人、全国名中医林天东教授，跟师学习中医经方临床诊疗经验。

王和权，字加雄，号信德，别号苓淮。副研究员、副主任医师，全国基层优秀名中医。现任《中华中西医杂志》《美国中华医学进展杂志》常务编委，中国经济管理研究院学术委员会特约研究员。

钱汉松，副主任医师，副教授。1991年海南医学院本科毕业，一直在海南省文昌市人民医院从事泌尿外科、男科临床工作。从2012年2月起至今一直跟随全国名中医、主任医师林天东教授学习中医男科，深得林天东教授精髓，擅长运用经方诊治不孕不育症。

牛龙，住院医师，2012年毕业于海南医学院中西医临床专业，本科学历，毕业后热衷于中医药相关工作。于2018年1月师从全国名中医林天东教授，现为林天东教授学术思想传承人之一。

吴维炎，中医全科专业，高级保健按摩师、高级营养师，师承全国中医药杰出贡献奖获得者、黎医药学科学术带头人、全国名中医林天东教授，继承挖掘黎医药；师从全国老中医药专家学术经验继承工作指导老师张汉洪教授。现从事中医全科、老年病科、男科的研究，立足临床，重视经典，擅用经方、时方诊治肺系疾病、阳痿早泄及慢性病的预防和诊治，家传善于瘿瘤、瘰疬的内外诊疗，小儿肠系膜淋巴结炎、乳腺增生症、风湿性关节炎的贴敷疗法。

刘辉，主治医师，二级健康管理师，现就职于海口市人民医院放射介入科。海南省医师协会介入医师分会委员，海南省抗癌协会肿瘤介入专业委员会委员，海南省保健养生协会健康管理专业委员会秘书长。于2005年师从全国名中医林天东学习中医诊疗肿瘤经验，并且将中药与介入结合治疗子宫肌瘤等相关疾病；擅长肿瘤性病变、肝硬化门脉高压症、血管性病变、子宫肌瘤、不孕症等介入治疗。

王鸿燕，主治医师。毕业于陕西中医药大学，学士学位。在读广州中医药大学硕士研究生。现就职于海南省中医院重症医学科。曾赴中国医学科学院北京心血管病医院进修学习。师从全国中医药杰出贡献奖获得者、黎医药学科学术带头人、全国名中医林天东教授，擅长中西医结合诊治心血管和急危重症的各种常见病、疑难病。

李红岩，博士，教授，东京医科大学特别研究员，东京福祉大学客座教授，中国民族医药学会黎医药分会常务副会长。现为海南医学院中医学院推拿教研室主任，主要从事脊柱相关疾病治疗的临床教学研究工作。2015年9月拜师于全国老中医药专家学术经验继承工作指导老师林天东，学习中医药理论、黎医药及其实践技术。

刘顶成，副主任医师。海口市人民医院放射介入科主任。从事介入诊疗工作30余年，在省内率先开展了多项介入治疗的新技术、新业务，对诸多疾病的介入治疗有丰富的临床经验，尤其擅长肿瘤、门脉高压症、血管性病变、子宫肌瘤、不孕症的介入治疗。其中，肝硬化门脉高压症并消化道大出血的双介入治疗及肝内门体分离术（TIPSS）达国内先进水平。

黄秀锦，副主任医师。中医世家第五代传人。毕业于广州中医药大学。曾于北京中医药大学进修学习。现就职于海南医学院，曾任中医妇儿教研室秘书。擅用中西医结合治疗不孕症、月经失调、卵巢早衰等妇科疾病。

李士霞，博鳌一龄生命养护中心山东区服务中心院长、超级中医院山东东营市分院院长；山东省琉璃时光一龄健康管理咨询有限公司总经理；师承全国中医药杰出贡献奖获得者、黎医药学科学术带头人、全国名中医林天东教授，传承经方辨证思路，结合民族医药黎药应用及现代化科技手段，致力于古中医的后现代传承与临床实践的有效融合。

崔祥，毕业于江苏医科大学，现就职于博鳌一龄生命养护中心，师承全国中医药杰出贡献奖获得者、黎医药学科学术带头人、全国名中医林天东教授，传承挖掘中医药、黎医药及其实践技术。主编出版《未病先治》一书。

杜鹏鹏，古中医学者，2005 年毕业于山西中医学院，执业中药师、中西医结合执业医师，现就职于博鳌一龄生命养护中心、博鳌超级中医医院，师承全国中医药杰出贡献奖获得者、黎医药学科学术带头人、全国名中医林天东教授，传承经方辨证思路，结合民族医药黎药应用及现代化科技手段，致力于古中医的后现代传承与临床实践的有效融合。

梁金龙，山西孝义人，主任医师，毕业于北京中医药进修学院，师从中国工程院院士、国医大师石学敏教授，并为国医大师"石学敏传承工作室"负责人；师承全国中医药杰出贡献奖获得者、黎医药学科学术带头人、全国名中医林天东教授。现任国家核工业七九二医院副院长，北京汉唐四明医学研究院院长，保健委专家组专家，中华中医药学会会员。长期以来承担并参与多项科研项目，中医基础功底扎实，临证力求辨证论治与经旨合拍，立法严谨，以法统方，用药重脉，师古而不泥古，主张中西结合、取长补短。以针灸和中药治疗各种内科杂症、难症、怪症；用手法治疗颈、肩、胸、腰椎和骶椎等病症。临床三十多年靠一双手，三根针，一把草，悬壶京粤等地，医人无数。2014年荣获"时代楷模"第十届爱心中国十大杰出人物。

杨三龙，自学中医，后毕业于成都中医药大学，于2006年拜入全国老中医药专家学术经验继承工作导师林天东门下，学习中医中药理论，尤其见习了对经方的运用和对经典的解读。

杜永明，副主任医师，毕业于广州中医药大学。现任海南省中西医结合学会急诊专业委员会委员、海南省急诊专业委员会委员、海南省灾难医学委员会委员和海南省输血专业委员会委员。师承全国老中医药专家张汉洪教授，为第六批全国老中医药专家学术经验继承人，师从全国中医药杰出贡献奖获得者、黎医药学科学术带头人、全国名中医林天东教授。从事急诊科、中医全科，立足临床，重视经典，善用经方，中西结合，擅于急诊内科常见病、多发病的诊治及急危重症的抢救，具有丰富的临床经验。

沈宇明，云南中医学院本科毕业，主治医师，出身中医世家。从事中医药、民族医药临床及科研工作20余年。参与编写医学专著2部，在国家级、省级医学杂志发表论文20余篇。主持及参与多项科研课题。现就职于云南省中医中药研究院，师承全国中医药杰出贡献奖获得者、黎医药学科学术带头人、全国名中医林天东教授，以及国家名老中医药专家李军教授、殷克敬教授，是云南省首批及第四、六批老中医药专家学术继承工作导师沈家骥学术继承人，沈家骥全国名老中医传承工作室成员。云南省中医药学会名医分会委员，中国民族医药学会佤医药分会会员。擅长治疗不孕不育症、性功能障碍（阳痿、早泄）、前列腺疾病、泌尿生殖系感染，在内科、妇科、儿科、皮肤科疑难杂病的治疗方面均有建树。

李琴，医学硕士，主治医师，本科就读于陕西中医药大学，硕士就读于云南中医药大学。现就职于云南省中医中药研究院，是第四、六批老中医药专家学术继承工作导师沈家骥学术继承人，沈家骥全国名老中医传承工作室成员。师承全国名中医林天东教授，以及国家名中医李军教授、殷克敬教授，江苏省名中医胡铁诚教授。在国家级、省级医学杂志发表论文 10 余篇。云南女医师协会中西医结合老年病分会委员。擅长中西医结合治疗不孕不育症、老年病、心血管疾病。

林文燕，主治医师。2008 年毕业于海南医学院，一直从事临床工作，2014 年在中国人民解放军总医院、北京 301 医院呼吸内科专业进修学习 1 年，擅长中西医结合治疗呼吸系统疾病及肺功能的检测。

潘晶晶，住院医师，医学硕士，毕业于云南中医学院中西医结合专业。曾师从云南省名中医李庆生教授门下。2016 年 10 月拜师于全国老中医药专家学术经验继承工作指导老师林天东，学习中医药理论及处方用药。现就职于海口市人民医院康复医学科。现为海南中医药学会中医治未病专业委员会委员，海南中医药学会经方专业委员会委员。

陈桂妃，住院医师，在职研究生，本科毕业于安徽医科大学。现就职于海南医学院附属第二医院病理科。师承全国中医药杰出贡献奖获得者、黎医药学科学术带头人、全国名中医林天东教授，继承和学习黎医黎药及其实践技术。

王立春，住院医师，在读硕士研究生，本科毕业于海南医学院，现就读于安徽中医药大学中医内科学专业，导师系查安生教授。2016 年 7 月拜师于全国老中医药专家学术经验继承工作指导老师林天东，跟师学习中医经方的临床诊疗经验。

陈思瑜，中医全科专业，高级保健按摩师、高级营养师，师承全国中医药杰出贡献奖获得者、黎医药学科学术带头人、全国名中医林天东教授，继承挖掘黎医药；规培责任导师为全国老中医药专家继承人卓进盛教授。主要从事中医全科、老年病科、妇科，立足临床，重视经典，擅用经方、时方、针灸诊治肺系疾病、消化道疾病、月经不调、中医美容、糖尿病、高血压等慢性病。

伍君之，高级资产评估师、国际高级策划师，马斯特里赫特管理学院管理硕士，现任中国海洋大学出版社海南分社副社长，并兼任中国民族医药协会海南黎医药分会副秘书长、海南省现代教科文发展研究院院长、海南省生态策划研究院副院长、湖南大学设计研究院海南分院策划规划负责人、海口市区块链协会秘书长等社会职务。致力于地方文化、民族文化，尤其是黎族、苗族医药文化的研究、挖掘、整理工作。师从医林大家林天东教授，以传承中华优秀民族医药文化为己任，参与编辑《黎族医药》《黎族医药概论》《全国名中医林天东诊疗思想集萃》《黎族医药理论与实践》《中职生心理健康案例》《黎族汉族民间童话比较论》《黎族民间童话校本课程开发研究》等多部著作。

邝一哲，男，本科学历，主治医师，现就职于海南大学医院中医科，从事中医临床工作 20 余年。擅长治疗颈椎病、腰椎病及风湿、慢性劳损引起的筋骨疼痛、面瘫、中风偏瘫及上下肢体麻痹、脑梗死等病症，以及呼吸系统疾病、消化系统疾病、更年期疾病、老年病等。

谢儒宁，住院医师，2009 年本科毕业于湖北中医药大学。现就职于海口市第三人民医院急诊科。2010 年拜师于全国名中医林天东教授，学习中医药理论及其实践技术，并应用于个人实际工作。曾在海南省农垦总医院急诊科、心血管内科进修学习 1 年。擅长心血管急症、内科常见病、多发病的诊治。

符灵东，毕业于广西中医药大学中医学专业。中国民族医药学会黎医药分会理事。师承全国中医药杰出贡献奖获得者、黎医药学科学术带头人、全国名中医林天东教授，继承林天东教授的学术思想和诊疗经验，挖掘和探究继承黎医药，擅用经方、时方治疗男科、妇科、不孕不育、肿瘤等疾病的预防诊疗。

马天鹏，住院医师，毕业于海南医学院中西医临床专业，现就职于海南汉唐国医馆。于 2018 年 4 月始，跟随全国老中医药专家学术经验传承工作指导老师林天东学习中医经方临床诊疗经验。

林佩芸，就读于辽宁中医药大学杏林学院，跟师全国老中医药专家学术经验继承工作导师林天东，学习中医经方临床诊疗经验。

林学凯，就读于西京学院医学影像技术专业，师承全国中医药杰出贡献奖获得者、黎医药学科学术带头人、全国名中医林天东教授，推崇经方，继承挖掘黎医药。

郑宏增，西医临床专业，仁之堂创始人，南京同仁堂海南分馆负责人。长期从事黎族医药研究与开发，师承全国中医药杰出贡献奖获得者、黎医药学科学术带头人、全国名中医林天东教授，学习传统中医理论、黎医黎药及实践技术。

陈玉婷，住院医师，硕士研究生，毕业于贵州中医药大学中西医结合临床专业，就职于海南省澄迈县中医院。师从首届全国名中医林天东教授弟子王鸿燕，从事中医内科、老年病科、脑病科工作，立足临床，重视经典，擅用经方、时方诊治肺系疾病、心脑血管疾病、糖尿病、高血压等老年慢性病。

林明，毕业于湖北中医药大学，主治医师，中国针灸学会基层适宜技术二级分会理事，中国中医药研究促进会灸疗专业常务理事。2010年至2015年期间就业于广东省珠海市人民医院骨二科，从事骨科骨关节复位，术后康复治疗。2015年至今参与开设海南玉蟾宫道医馆中医诊所，为外聘中医专家，从事中医内科诊疗。师从甘肃省名中医魏清琳学习火针以及针灸技术治疗，以及全国中医药杰出贡献奖获得者、黎医药学科学术带头人、全国名中医林天东教授，博采各家之所长。擅长治疗各类骨关节疼痛、失眠等疾病，以及各类胃肠道疾病、妇科疾病以及男科疾病等。

林先文，男，万宁市中医院国医堂科室主任。师承全国中医药杰出贡献奖获得者、黎医药学科学术带头人、全国名中医林天东教授，以及全国名老中医、妇科名家刘云鹏教授。擅长用经方治疗习惯性流产、月经不调、盆腔炎、不孕不育症、乳腺增生、男科病以及内科杂病等。

李亚柳，中医执业医师，本科毕业于广西中医药大学赛恩斯新医药学院中西医结合临床专业，擅长运用中药治疗感冒、咳嗽、哮喘、鼻炎、高血压、心脏病、中风、头晕、头痛、腹痛、便秘等内科常见疾病，及月经不调、痛经、绝经前后诸症等妇科疾病。

文群梁，中医执业医师，2016 年毕业于河南省中医药大学，师承全国中医药杰出贡献奖获得者、黎医药学科学术带头人、全国名中医林天东教授。擅长治疗呼吸、心血管及神经内科系统疾病。现就职于万宁市中医院综合大内科。

刘代学，中医执业医师，毕业于长春中医药大学中医学专业。现就职于万宁市中医院。师承全国中医药杰出贡献奖获得者、黎医药学科学术带头人、全国名中医林天东教授。擅长治疗男科病、月经病、不孕不育症、郁证等。

张盛彬，临床医学执业医师，师承全国中医药杰出贡献奖获得者、黎医药学科学术带头人、全国名中医林天东教授。主要负责湖南省武警总队医院、湖南湘雅医院远程医疗等的运营及管理工作，现任海南和京生殖医院副院长。

陈震东，湖南隆回人，医学博士，副主任医师，师承全国中医药杰出贡献奖获得者、黎医药学科学术带头人、全国名中医林天东教授。曾就职于广州军区总医院，现任广州市岐黄中医院院长，广东药科大学、广州涉外学院特聘教授。擅长痛证、痛风、不孕不育症等的治疗。

崔建卓，主任医师，男，硕士研究生，毕业于甘肃中医药大学，师承全国中医药杰出贡献奖获得者、黎医药学科学术带头人、全国名中医林天东教授。曾跟随河南中医研究院名老中医石冠卿学习《伤寒论》及内科杂病的治疗，后拜河南针灸名医毕福高潜心学习针灸，尽得真传。读研期间还曾拜全国名老中医张世卿及西北针王郑魁山为师。先后曾在重庆江北区中医院、河南三门峡市中医院以及广州骨科医院针灸科工作，发表论文 16 篇，临床工作 20 余年。擅长运用中医中药、针灸、针刀、艾灸、埋线、刺血拔罐、无痛整脊等传统疗法治疗颈肩腰腿痛、痛风、肩周炎、顽固性头痛等疼痛病症，对中医儿科贴敷疗法及中医鼻炎相关疾病的治疗具有独特的经验。

　　蒋盛军，中国热带农业科学院副研究员，海南大学硕士生导师，北京中西医结合肿瘤治疗联盟常务理事，海南黎医药协会常务理事。预防医学博士后，导师高守一院士；预防兽医学博士后，导师陈焕春院士；中医师承全国中医药杰出贡献奖获得者、黎医药学科学术带头人、全国名中医林天东教授等中医名家。擅长胃肠道疾病和呼吸道疾病的治疗，在男科和妇科疾病治疗方面也有较丰富的临床经验。共发表文章 50 多篇，主编著作 1 部，发表 SCI 论文 5 篇，获发明专利 6 项授权。2005 年获第八届北京青年优秀科技论文三等奖；2013年获海南省博士协会优秀论文三等奖。

　　李俊，硕士研究生，副主任医师，第六批全国老中医药专家学术经验继承人，师承全国中医药杰出贡献奖获得者、黎医药学科学术带头人、全国名中医林天东教授。擅长用经方辨治糖尿病、头痛头晕、慢性咳嗽、过敏性鼻炎、月经不调，以及用浮针治疗顽固性面瘫、颈肩腰腿痛等病症。